betaListe
Schmerz & Palliativ

Lexikon

Teil 1: Überblick

Alle Stichworte nach Kategorien sortiert

Teil 2: Sozial & Recht

Sozialrechtliche, sozialmedizinische
und psychosoziale Stichworte zur
Schmerz- und Palliativversorgung von A–Z

Teil 3: Adressverzeichnis

Adressen von Selbsthilfeorganisationen,
Palliativ- und Hospizeinrichtungen
alphabetisch und nach Postleitzahlen sortiert

2. Ausgabe

Impressum

Herausgeber
betapharm Arzneimittel GmbH
Kobelweg 95
86156 Augsburg
Telefon: (0821) 74881-0
Telefax: (0821) 74881-420
www.betapharm.de
E-Mail: info@betapharm.de

Verlag
MMI
Medizinische Medien Informations GmbH
Am Forsthaus Gravenbruch 5-7
63263 Neu-Isenburg
Telefon: (06102) 502-0
Telefax: (06102) 537-79 oder 502220
www.mmi.de
E-Mail: info@mmi.de

Redaktion
beta Institut gemeinnützige GmbH
Institut für angewandtes Gesundheitsmanagement, Entwicklung und Forschung in der Sozialmedizin
Kobelweg 95
86156 Augsburg
Telefon: (0821) 45054-0
Telefax: (0821) 45054-9100
www.beta-institut.de
E-Mail: info@beta-institut.de
Sabine Bayer, Dipl.-Sozialpädagogin
Birgit König, Daten-Management
Sandra Kolb, Sozialwirtin
Carina Kutzsche, Dipl.-Sozialpädagogin
Andrea Nagl, Journalistin
Jürgen Wawatschek, Volljurist
Anja Wilckens, Adress-Expertin

Druck
Parzeller Druck- und Mediendienstleistungen, Fulda

ISBN 978-3-87360-014-0

Stand 1.1.2009

Printed in Germany 2009

Soweit in diesem Buch eine Dosierung oder eine Applikation erwähnt wird, darf der Leser zwar darauf vertrauen, dass Autoren, Herausgeber und Verlag große Sorgfalt darauf verwendet haben, dass diese Ausgabe dem Wissensstand bei Fertigstellung des Buches entspricht. Für die Angaben über Dosierungsanweisungen und Applikationsformen kann vom Verlag jedoch keine Haftung übernommen werden. Jede Dosierung oder Applikation erfolgt auf eigene Gefahr.
Die Titel der Selbsthilfeorganisationen wurden teilweise redaktionell gekürzt.

Inhaltsverzeichnis

Vorwort des Herausgebers betapharm

Liebe Leserin, lieber Leser,

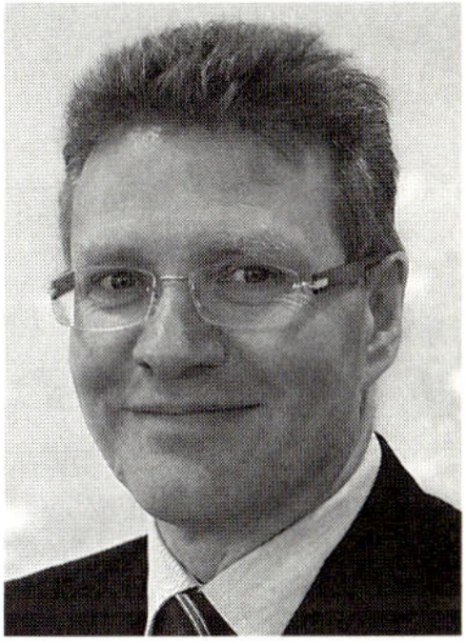

Die besonderen Anforderungen bei der Versorgung von Schmerz- und Palliativpatienten rücken immer mehr ins Bewusstsein von Medizinern und Apothekern: Nur ganzheitliche Ansätze sind erfolgreich, die neben Medizin und Pharmazie auch auf die psychosoziale Situation und sozialrechtliche Probleme eingehen.
Es existieren aber kaum Angebote, die das notwendige sozialmedizinische Wissen kompakt zur Verfügung stellen.

Die vorliegende betaListe Schmerz & Palliativ - jetzt in ihrer 2. Ausgabe - schließt diese Lücke. Sie ist einfach und übersichtlich aufgebaut und macht so notwendige Informationen schnell zugänglich.
Eingebunden ist die betaListe in das betaCare Wissenssystem, das Ihre Fragen auch auf anderen Wegen schnell und aktuell beantwortet, zum Beispiel telefonisch oder via Internet.

Für uns als Herausgeber ist die betaListe Schmerz & Palliativ ein weiterer Schritt auf dem Weg hin zu einer menschlichen und gleichzeitig effizienten Patientenversorgung. Das betapharm-Motto lautet: „Im Mittelpunkt steht der Mensch." Wir bieten einerseits preisgünstige und hochqualitative Generika für alle Stufen der Schmerztherapie, andererseits unterstützen wir die innovative und ganzheitliche Patientenversorgung.

Wir wünschen dieser betaListe viele Leser und Nutzer - zum Wohle der Patienten, die Sie behandeln, betreuen und begleiten.

Michael Ewers
Geschäftsführer betapharm Arzneimittel

Vorwort des beta Instituts

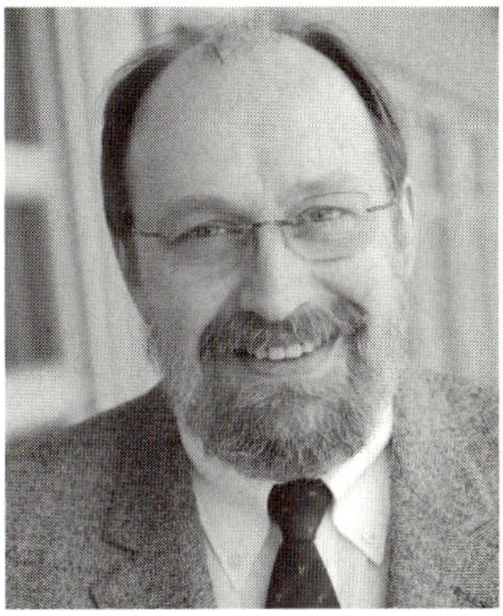

Liebe Leserin, lieber Leser!

Sie halten die 2. Ausgabe der „betaListe Schmerz & Palliativ" in Händen. Sie ist aus einem Anliegen heraus entstanden, das uns im beta Institut schon seit der Gründung vor zehn Jahren berührt und begleitet: einen Beitrag zu einer verbesserten palliativen Versorgung zu leisten.

Die erste Ausgabe im Frühjahr 2007 war schnell vergriffen: Das bestätigte uns und unsere Partner betapharm und MMI Verlag, eine komplett aktualisierte und im Adressteil deutlich erweiterte 2. Ausgabe zu publizieren.

In der Palliativversorgung hat sich in den vergangenen zehn Jahren viel getan: Die Palliatividee ist in Deutschland angekommen. Die Zahl der Palliativstationen und Hospize nimmt laufend zu, in immer mehr Regionen gibt es entsprechende Angebote und immer mehr Mediziner und Pflegende bilden sich palliativmedizinisch fort.

Was fehlt, ist eine systematische Aufbereitung des mittlerweile vorhandenen, aber sehr komplexen Wissens - eine Aufbereitung, die über die palliativen Fachkreise hinaus ihre Wirkung entfaltet. Es ist unser Anliegen, hier Lücken zu schließen. Die betaListe Schmerz & Palliativ ist ein Baustein dazu. Sie richtet sich an alle, die in der Palliativversorgung tätig sind - sei es täglich, sei es nur wenige Male im Jahr.

Dass wir in die betaListe auch „Schmerz" einbeziehen, liegt fast zwangsläufig auf der Hand: Zum einen brauchen sehr viele Palliativpatienten Schmerztherapie. Zum anderen sind bei chronischen Schmerzpatienten viele psychosoziale und sozialrechtliche Probleme ähnlich gelagert, weil die Erkrankung massive Auswirkungen auf das Alltagsleben hat.

Wir wünschen uns, dass diese betaListe sowohl in Fachkreisen als auch bei Hausärzten, Apothekern, Pflegenden und Angehörigen anderer helfender Berufe zu einem viel genutzten Nachschlagewerk wird, das viele Fakten und Anregungen bietet.

Unser großes Anliegen ist eine bestmögliche Lebensqualität für alle Patienten - auch und gerade dann, wenn Heilung nicht mehr möglich ist.

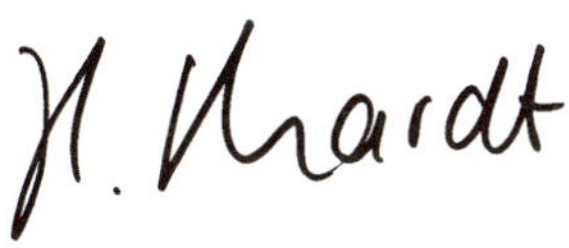

Ihr Horst Erhardt
Geschäftsführer beta Institut

Das beta Institut – ein Porträt

beta Institut für angewandtes Gesundheitsmanagement
Entwicklung und Forschung in der Sozialmedizin

Das beta Institut hat die Inhalte der vorliegenden betaListe Schmerz & Palliativ erstellt. Es wurde 1999 als unabhängige und gemeinnützige GmbH gegründet und hat über 50 MitarbeiterInnen. Es ist gemeinnützig und seine Kernkompetenzen liegen im Gesundheitswesen. Kennzeichnend ist, dass in den Projekten des beta Instituts innovative Modelle entwickelt und dafür vielfältige Kooperationen mit den verschiedensten Partnern gebildet werden.

Der besondere Erfolg des Instituts liegt darin, dass es Lösungen für das Spannungsfeld „Mensch und Gesundheitssystem" entwickelt und verbreitet. Kinder und Patienten stehen im Mittelpunkt der Projekte, gleichzeitig müssen die Lösungsmodelle wissenschaftlich evaluiert werden und ihre Effizienz, Effektivität und Anwendungsfähigkeit beweisen.

Wer mit dem Institut in Kontakt kommt, registriert eine auf den ersten Blick kaum zu durchblickende Komplexität. Einen grafischen Überblick finden Sie auf den Seiten 10/11.

Forschen, wissen, bilden, beraten

Das Institut arbeitet in vier verschiedenen Tätigkeitsbereichen, in der Überblicksgrafik auf den Seiten 10/11 durch das vierblättrige Kleeblatt gekennzeichnet. Das Institut

- entwickelt und forscht,
- es bietet Consulting,
- es führt Fortbildungen durch und
- es betreibt das Wissenssystem betaCare.

Daraus resultiert in den einzelnen Projekten eine außergewöhnliche Kompetenztiefe. Was zum Beispiel in Fortbildungen vermittelt wird, ist sowohl durch eigene Forschung wissenschaftlich fundiert als auch durch eigene Praxiserfahrung untermauert.

Sieben Projekte

Die inhaltlichen Schwerpunkte des Instituts verteilen sich auf sieben Projekte. Sie sind im grafischen Überblick als Textblöcke auf hellblauen Blütenblättern gruppiert:

- **Pädiatrie - Nachsorge**
  Im Mittelpunkt steht die Nachsorge nach dem Modell Bunter Kreis, das ist die Betreuung und Begleitung von Familien mit chronisch und schwerstkranken Kindern. Mehr zu Forschung, Patientenschulungen, Weiterbildungen und Consulting in Deutschland unter www.beta-institut.de/fue_paediatrische_nachsorge.php.
- **mammaNetz - Brustkrebs**
  mammaNetz begleitet Frauen mit Brustkrebs sektorenübergreifend. Mehr zum Versorgungsmodell, zu den mammaNetz-Begleitstellen in Deutschland und den Studien unter www.mammanetz.de.
- **PatientenNetz Schlaganfall**
  Das PatientenNetz begleitet Schlaganfallpatienten; auch dies ein innovativer Modellansatz, der mit Case Management arbeitet.
  Mehr unter www.beta-institut.de/fue_patientennetz.php.

- **Papilio - Prävention im Kindergarten**
  Papilio ist ein Programm für Kindergärten zur frühzeitigen Vorbeugung gegen die Entwicklung von Sucht und Gewalt. Mehr unter www.papilio.de.
- **Case-Management-Weiterbildungen**
  Zertifizierte Case-Management-Weiterbildungen, zum Beispiel für Pädiatrie und Pflege. Für weitere Zielgruppen, z.B. pharmazeutische Fachkräfte oder Medizinische Fachangestellte bietet das Institut angepasste CM-Fortbildungen.
  Mehr unter www.beta-institut.de/fortbildung.php.
- **betaCare - Wissenssystem für Krankheit & Soziales**
  betaCare stellt Ärzten, Apothekern und anderen Berufstätigen im Gesundheitswesen Informationen zur Verfügung, damit sie ihre Patienten in sozialen Fragen beraten können. Mehr unter www.betacare-wissenssystem.de.
- **betaCare Schmerz & Palliativ**
  Ein Wissenssystem im Aufbau, das die Themen Schmerz und Palliativ mit ihrer hohen psychosozialen Relevanz erschließt. Die vorliegende betaListe gehört zu diesem Projekt. Mehr auf Seite 12.

Gründer, Partner und Förderer

Das beta Institut ist eine gemeinnützige GmbH und wurde 1999 in Augsburg gegründet. Gründer waren der Bunte Kreis e.V., die modellhafte Augsburger Nachsorgeeinrichtung (www.bunter-kreis.de), und die betapharm Arzneimittel GmbH (www.betapharm.de). Diese Konstellation Wirtschaftsunternehmen plus gemeinnützige Einrichtung gilt heute deutschlandweit als Vorzeigemodell für Corporate Citizenship (Engagement von Unternehmen für gesellschaftliche Anliegen).

Die Partnerschaft mit betapharm spielt bis heute eine herausragende Rolle und funktioniert auf der Basis gegenseitigen Vertrauens - bei gleichzeitig klarer Trennung zwischen sozialen Anliegen und Arzneimittelgeschäft. In den letzten Jahren sind viele Förderer und Geldgeber hinzugekommen. Vor allem Stiftungen, Krankenkassen und Ministerien haben die Tragweite und den Nutzen der Institutsentwicklungen erkannt und sorgen für die ganze oder teilweise Refinanzierung der Projekte.

Eigentümer des beta Instituts (und der betapharm) ist die Dr. Reddy's Laboratories, ein weltweites indisches Pharmaunternehmen, das sich durch sein hohes soziales und gesellschaftliches Engagement auszeichnet.

Projektübersicht beta Institut

Papilio (seit 2003)

- Entwicklung und Implementierung
- Fortbildung
- Studien

betaCare (seit 2000)

- betafon
- betanet
- betaListe
- Ratgeber Krankheit & Soziales
- Case Management Hausarztpraxis
- Case Management in Apotheken
- betaCare Schulung
- Patientenvorträge

Consulting

betaCare Wissenssystem

betaCare Schmerz & Palliativ (seit 2005)

- betafon
- betaListe
- Ratgeber und Nachschlagewerke
- Seminare und Vorträge
- Case Management Schmerz & Palliativ
- Hausarztsymposium

Entwicklung und Forschung

Fort- und Weiterbildung

Pädiatrie (seit 1999)

- Neue Bunte Kreise
- Augsburger Nachsorgeforschung
- Interdisziplinäre Nachsorge in der Pädiatrie
- Augsburger Nachsorgesymposien
- Patiententrainings

mammaNetz (seit 2001)

- Begleitstelle
- Weiterbildungen
- Studien
- mammaNetz in Apotheken

PatientenNetz Schlaganfall (seit 2005)

- Begleitstelle
- Patientenbefragung

Case-Management-Weiterbildungen (seit 2000)

- Pädiatrie
- Krankenhäuser
- mammaNetz
- Pflege

betaCare – Wissenssystem für Krankheit & Soziales

Das Projekt betaCare Schmerz & Palliativ wird derzeit zu einem umfassenden, ganzheitlichen Wissenssystem aufgebaut. Die vorliegende 2. Ausgabe der „betaListe Schmerz & Palliativ" ist ein wichtiger Baustein hierzu. Konkret verfügbar sind zudem mittlerweile das betafon Schmerz & Palliativ, verschiedene Nachschlagewerke und Fortbildungsangebote sowie Online-Informationen.

Ganzheitlichkeit spielt beim Aufbau von betaCare Schmerz & Palliativ eine besondere Rolle, das heißt: medizinisch-pharmazeutische, pflegerische, psychosoziale, sozialrechtliche und spirituelle Belange werden gleichermaßen einbezogen. Nachfolgend ein Überblick über alle Bausteine von betaCare Schmerz & Palliativ.

betaListe Schmerz & Palliativ

Die 2. Ausgabe der „betaListe Schmerz & Palliativ" halten Sie soeben in Händen. Die 1. Ausgabe im Frühjahr 2007 mit 30.000 Exemplaren war innerhalb weniger Monate vergriffen - ein Beleg dafür, dass die betaListe eine wichtige Informationslücke im Arzt- und Apothekeralltag schließt.

Leitfaden Palliativmedizin

2008 ist der „Leitfaden Palliativmedizin Palliative Care" neu erschienen und wurde mit 30.000 Exemplaren als betaCare-Sonderauflage publiziert. Das Werk aus dem Verlag Elsevier, Urban und Fischer ist ein herausragendes und bewährtes Kompendium im klinischen Alltag. Die Sonderauflage soll dazu dienen, dieses Wissen vor allem auch für niedergelassene Ärzte verfügbar zu machen. Förderpartner für die Sonderauflage ist betapharm Arzneimittel.

Arzneimitteltherapie in der Palliativmedizin

Mit denselben Partnern wurde bereits 2006 „Arzneimitteltherapie in der Palliativmedizin" publiziert. Das Buch bietet zahlreiche Informationen zu allen wichtigen Medikamenten, die in der Palliativmedizin eingesetzt werden.

Ratgeber „Schmerz & Soziales"

Der 86-seitige Ratgeber „Schmerz & Soziales" behandelt das Thema chronische Schmerzen ganzheitlich. Er informiert über sozialrechtliche Fragen wie Arbeitsunfähigkeit und Rehamaßnahmen und gibt zahlreiche psychosoziale Tipps für Betroffene und Angehörige, z.B. zu Autofahren unter Schmerzmitteln, Auslandsreisen, Suchtgefahr oder Pflege von chronischen Schmerzpatienten.

Case Management Schmerz und Palliativ

Das Modellprojekt „Case Management (CM) in der Schmerz- und Palliativversorgung" entwickelt einen sektorenübergreifenden Patientenpfad zur ganzheitlichen Begleitung von Patienten und Angehörigen. Kooperationspartner ist der renommierte Schmerzexperte und Palliativmediziner Dr. Thomas Nolte im Schmerz- und Palliativzentrum Wiesbaden. Mehr unter www.betacare-wissenssystem.de > Schmerz&Palliativ > Case Management.

1. Augsburger Hausarztsymposium

2008 erstmals veranstaltet wurde ein Hausarztsymposium, inhaltlicher Schwerpunkt war die Schmerz- und Palliativversorgung.
Mehr unter www.beta-institut.de/betacare_hausarztsymposium.php.

Seminar „Mit Schmerzen leben"

Für Fachkräfte im Gesundheitswesen wird ein vierstündiges Seminar zur sozialen Beratung von Schmerzpatienten unter Zuhilfenahme der betaCare-Medien angeboten. Anhand von Fallbeispielen werden Lösungen zu sozialrechtlichen Fragen erarbeitet.
Mehr unter www.betacare-wissenssystem.de > Schmerz&Palliativ > Schulung.

Patientenvortrag Chronische Schmerzen

betaCare stellt Ärzten und Apothekern zudem eine patientengerecht ausgearbeitete Powerpoint-Präsentation (einschließlich Notizseiten) zum Thema „Chronische Schmerzen" zur Verfügung. Mehr unter www.betacare-wissenssystem.de > Schmerz&Palliativ > Schulung.

betafon Schmerz & Palliativ

Der telefonische Expertenrat zu Sozialfragen rund um die Schmerz- und Palliativversorgung ist seit November 2006 unter der Nummer 01805 2382366 zu erreichen. Mehr unter www.betacare-wissenssystem.de > Schmerz&Palliativ > betafon.

betanet und palliativ.net

Bereits jetzt können viele Informationen zu Schmerz und Palliativ, darunter auch der komplette Inhalt dieser betaListe, auf www.betanet.de recherchiert werden, wenn man im betanet nach Begriffen wie Palliativ, Hospiz oder Schmerz sucht.

Im Aufbau befindet sich die Datenbank palliativ.net. Langfristiges Ziel ist, im palliativ.net möglichst viele relevante Inhalte zur palliativen Versorgung zur Verfügung zu stellen. Im Herbst 2009 soll das neue Angebot online gehen. Zielgruppen sind insbesondere Ärzte, Apotheker, Pflegekräfte, Therapeuten und Personal in medizinischen Einrichtungen, z.B. Kliniken, Hospizen und Altenheimen.

Bei diesem bundesweit einmaligen Projekt kooperiert das beta Institut mit dem Klinikum Augsburg. Die Qualitätssicherung der Inhalte erfolgt durch die Deutsche Gesellschaft für Palliativmedizin. Für die Medizin konnte Prof. Dr. Eberhard Klaschik als prominenter Autor gewonnen werden. Zudem wurden Kooperationsverträge mit Fachverlagen abgeschlossen. Die Förderung erfolgt maßgeblich durch die betapharm. Die Dr. August und Dr. Anni Lesmüller Stiftung gibt eine Teilförderung für den pharmazeutischen Part.

Sozialmedizinische Erhebung zum Thema Schmerz- und Palliativmedizin

Bereits 2006 wurde in Kooperation mit der Universität Augsburg eine Studienumfrage unter 1.000 Ärzten durchgeführt (Rücklaufquote 40,8 %). Die Auswertung offenbarte insbesondere in den Bereichen Schmerzdiagnostik, Sozialrecht, psychosoziale Angebote und Ansprechpartner den Wunsch vieler Ärzte nach schnell verfügbaren und praxisnahen Informationen.

Wissenssystem: persönlich - schnell - intensiv

Der Unterschied von betaCare zu anderen Broschüren oder Internetangeboten ist, dass es sich um ein Wissens-SYSTEM handelt, bei dem alle Bausteine aufeinander abgestimmt sind: Ob persönliche Beratung, schneller Recherchezugriff oder intensiver Einstieg - für Ihre Frage bekommen Sie bei betaCare immer eine Antwort, die konkret weiterhilft.

Beratungsunterstützung mit gesicherter Qualität

betaCare insgesamt unterstützt Fachkräfte im Gesundheitswesen, allen voran Ärzte und Apotheker, bei der ganzheitlichen Beratung und Betreuung ihrer Patienten. Dafür stellt betaCare qualitätsgesichertes Wissen zur Verfügung. So will betaCare dazu beitragen, dass Patienten und Angehörige mit Krankheit und gegebenenfalls auch mit dem nahenden Tod besser zurechtkommen. Die inhaltliche Qualität von betaCare sichert das gemeinnützige beta Institut [siehe Seite 8]. betapharm ist für die Verbreitung und das Marketing des Wissenssystems verantwortlich.

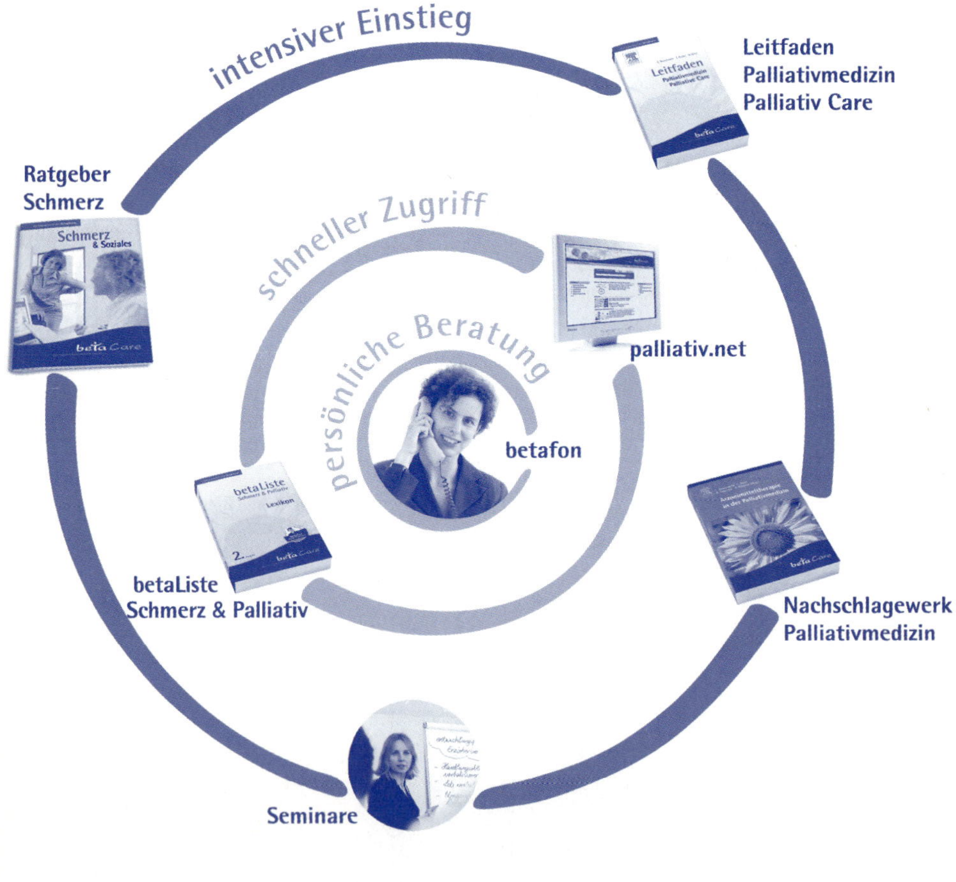

Teil 1

Überblick

Alle Stichworte nach
Kategorien sortiert

Behinderung

Seite 18

Behinderung
Grad der Behinderung
Schwerbehindertenausweis

Betäubungsmittel

Seite 18

Anforderungsscheine
Opioid-Ausweis
Rezepte

Finanzielle Hilfen

Seite 18

Krankengeld
Sozialhilfe
Zuzahlungsbefreiung

Mobilität und Reisen

Autofahren mit Schmerzmitteln
Führerschein
Reisen

Seite 19

Palliativversorgung

Hospize
Palliativpflege
Palliativversorgung

Seite 19

Stichworte nach Kategorien sortiert

Alltag

Behinderung

Betäubungsmittel

Finanzielle Hilfen

Mobilität und Reisen

Palliativversorgung

Adressen

Patientenverfügung u.a.

Pflege

Rehabilitation

Schmerz

Tod und Trauer

Teil 2

Sozial & Recht

Sozialrechtliche, sozialmedizinische und psychosoziale Stichworte zur Schmerz- und Palliativversorgung von A – Z

Soziales und Recht: Inhalt und Benutzungshinweise

Die „betaListe Schmerz & Palliativ" enthält im zweiten Teil psychosoziale und sozialrechtliche Informationen, die insbesondere für die Versorgung und Unterstützung von Schmerz- und Palliativpatienten relevant werden können.

Psychosoziale Informationen

Die psychosozialen Informationen reichen beim Bereich Schmerz vom Autofahren oder Urlaub bei Opioideinnahme über Tipps für Angehörige bis hin zur Suchtgefahr. Beim Bereich Palliativ werden die verschiedenen Palliativ- und Hospizeinrichtungen beschrieben, die Unterstützungsmöglichkeiten für Angehörige und Patienten bis hinein in die Sterbephase und Wissen zur Trauer.

Inhalt Sozialrecht

Zweiter Schwerpunkt in Teil II der betaListe Schmerz & Palliativ ist das Sozialrecht. Hier geht es insbesondere darum, wer Leistungen der Sozialversicherungsträger unter welchen Voraussetzungen wie, wo, in welcher Höhe und wie lange beanspruchen kann. Erfasst sind insbesondere folgende Sozialgesetzbücher:

- Grundsicherung für Arbeitssuchende (SGB II)
- Leistungen für Behinderte (SGB III)
- Krankenversicherung (SGB V)
- Rentenversicherung (SGB VI)
- Rehabilitation und Teilhabe behinderter Menschen (SGB IX)
- Pflegeversicherung (SGB XI)
- Sozialhilfe (SGB XII)

Die „betaListe Schmerz & Palliativ" löst sich so weit wie möglich von den juristischen Originaltexten und ist allgemeinverständlich formuliert. Wer Gesetzestexte nachlesen möchte, findet die einschlägigen Paragraphen (in runden Klammern).

Berücksichtigt ist der am 1. Januar 2009 gültige Rechtsstand. Bei aller Sorgfalt sind Fehler möglich. Deshalb übernehmen wir keine Gewähr für die Richtigkeit der Angaben insbesondere der €-Beträge.

Sozialrechtliche Auswahl

Die Auswahl und Ausführlichkeit der sozialrechtlichen Stichworte richtet sich danach, wie relevant die Themen für Schmerz- und Palliativpatienten werden können, insbesondere wenn diese sozial, finanziell, psychisch oder familiär zusätzlich belastet sind. Die „betaListe Schmerz & Palliativ" konzentriert sich auf die gesetzlichen Leistungen. Freiwillige Kostenübernahmen der Sozialversicherungsträger oder die stark unterschiedlichen Leistungskataloge der privaten Versicherer können nur am Rand berücksichtigt werden. Grundsätzlich gilt: Rufen Sie die zuständige Versicherung an, schildern Sie den konkreten Einzelfall. Viele Entscheidungen in dem so schwer in Zahlen messbaren sozialen Bereich sind Ermessenssache: Das kompliziert die Materie, aber es eröffnet auch Freiräume für die Sachbearbeiter, wenn die Argumente und Anträge stichhaltig sind. Ärzte können Patienten in vielen Fällen dadurch unterstützen, dass sie detaillierte Arztberichte formulieren.

Praxistipps und Wer hilft weiter?

Die „betaListe Schmerz & Palliativ" liefert übersichtlich sowohl gesetzliche Fakten als auch lebenspraktische Tipps und Anregungen: Wer kann was wo wie beantragen? Gibt es Alternativen? Welche Schritte sind empfehlenswert, denn: In der Praxis sind Dinge notwendig, die kein Gesetz beschreibt. Solche Passagen sind gekennzeichnet mit der Überschrift „Praxistipp" und durch blaue Farbe hervorgehoben.

Für den oft komplexen Einzelfall ist allerdings eine individuelle Beratung notwendig. Die „betaListe Schmerz & Palliativ" gibt Orientierung, sie kann keine für jeden Fall verbindlichen Angaben machen. Unter der Überschrift „Wer hilft weiter?" und mit blauer Farbe hervorgehoben finden Sie deshalb bei vielen Stichworten hilfreiche Anlaufstellen: Versicherungen, Ämter, Beratungsstellen, Einrichtungen und, wo vorhanden, eine kostenlose Hotline-Telefonnummer für individuelle Auskünfte.

Bei aller Praxisbezogenheit will die betaListe aber auch sensibilisieren für die besondere Situation der Patienten und Angehörigen: Im Umgang mit chronischen Schmerzpatienten oder Palliativpatienten helfen oft keine praktischen Anweisungen mehr: Hinhören, offen sein für die Bedürfnisse der Menschen, Schmerz und Hilflosigkeit aushalten. Die betaListe möchte hier Wissen zur Verfügung stellen, das hilft, dass Betroffene und Helfer einander besser verstehen.

A - Z

Den Aufbau der „betaListe Schmerz & Palliativ" erkennen Sie bereits außen am Buchschnitt. „Sozial und Recht" ist blau, die weißen Markierungen zeigen die Buchstaben von A - Z.
Zur alphabetischen Orientierung beim Durchblättern ist das jeweils erste Stichwort auf einer Doppelseite links oben angegeben, das letzte Stichwort rechts oben.
Die Hauptstichworte sind groß gedruckt und hellblau unterlegt, z.B.:

Kinderhospiz

Die meisten Stichworte beginnen mit einer Kurzübersicht „Das Wichtigste in Kürze".
Die Gliederung und Darstellung wurde geändert. Statt den Farbabstufungen und Einrückungen in der ersten Ausgabe gibt es jetzt eine wissenschaftliche Zählung.
„Praxistipps" und „Wer hilft weiter?" laufen außerhalb der wissenschaftlichen Zählung und sind mit blauer Schrift hervorgehoben.

Verweisungen und Register

Wenn Sie nicht genau wissen, wie die gesuchte Leistung heißt, finden sich im Alphabet viele Verweisungen auf die jeweils einschlägigen Stichworte. Die Hand ☞ steht für „siehe", das eigentliche Stichwort, unter dem Sie mehr finden, steht *kursiv* dahinter.
Beispiel:

Palliative Care

☞ *Palliativversorgung*

Alternativ können Sie im Stichwortregister am Ende des Buches suchen, das alle Stichworte und Verweisungen mit den entsprechenden Seitenzahlen erfasst, auch aus dem Adressteil. SR (Sozial und Recht) vor der Seitenzahl kennzeichnet Register-Eintragungen aus dem sozialrechtlichen Teil.

Verweisungen finden Sie zudem im laufenden Text, ebenfalls gekennzeichnet durch die Hand ☞ sowie *Kursivdruck*: Sie verweisen auf verwandte, ergänzende, unter- oder übergeordnete Informationen.

Bei einigen Stichworten finden Sie am Ende des Textes einen Verweis auf themenspezifische Adressen mit entsprechender Seitenzahl im dritten Teil „Adressverzeichnis".

Wenn Sie nicht weiterkommen

Wenn Sie bei sozialen Fragen im Gesundheitswesen in der betaListe nicht fündig werden oder wenn Sie detaillierte Fragen zu einer individuellen Situation haben, empfehlen wir Ihnen einen Anruf beim betafon Schmerz & Palliativ, dem telefonischen Expertenrat für Sozialfragen im Bereich Schmerz und Palliativ, Telefon 01805 2382366. Erreichbar ist das betafon von Montag bis Donnerstag von 9 bis 18 Uhr, am Freitag von 9 bis 16 Uhr. Hier können Sie all die Fragen stellen, die die betaListe offen lässt. Der Anruf kostet 14 Cent pro Minute, notwendige Recherchen sind kostenlos.
Die Online-Alternative zur betaListe im Internet ist www.betanet.de. Das betanet enthält alle Informationen der vorliegenden betaListe sowie weitergehende Details und wird laufend, bei Bedarf täglich, aktualisiert.

Abgestufte Erwerbsminderungsrente

(§§ 43, 240 SGB VI)

Das Wichtigste in Kürze

Erwerbsminderungsrente erhält, wer aus gesundheitlichen Gründen in seiner Arbeitsfähigkeit deutlich eingeschränkt ist. Wer nur noch weniger als 3 Stunden täglich arbeiten kann, erhält die „Volle Erwerbsminderungsrente", wer 3 bis unter 6 Stunden arbeiten kann, eine „Teilweise Erwerbsminderungsrente". Die Rente muss beantragt werden, ist befristet und kann verlängert werden. Zuständig ist die Rentenversicherung.

1. Voraussetzungen, Antrag, Befristung

Die **volle** Erwerbsminderungsrente und die **teilweise** Erwerbsminderungsrente ersetzen seit 1.1.2001 die „Rente wegen Berufsunfähigkeit" und die „Rente wegen Erwerbsunfähigkeit". Für vor dem 2.1.1961 Geborene gelten weiterhin

- die Regelung der Berufsunfähigkeitsrente, d.h. der bisherige Beruf kann nur noch weniger als 6 Stunden täglich ausgeübt werden, und
- der sogenannte „Berufsschutz", d.h. der erreichte berufliche Status ist so weit wie möglich zu erhalten, was bei der Erwerbsminderungsrente nicht der Fall ist, da hier von „den üblichen Bedingungen des Arbeitsmarktes" ausgegangen und geprüft wird, ob jemand auch in anderen Berufszweigen einsetzbar ist (§ 240 SGB VI).

1.1. Voraussetzungen

- Erfüllung der Wartezeit (= Mindestversicherungszeit) von 5 Jahren
  Die Wartezeit gilt z.B. auch als erfüllt, wenn die Minderung der Erwerbsfähigkeit aufgrund eines Arbeitsunfalls oder einer Schädigung während des Wehr- oder Zivildienstes eingetreten ist.

und

- in den letzten 5 Jahren vor Eintritt der Erwerbsminderung 3 Jahre Pflichtbeiträge.

Anspruch auf die abgestufte Erwerbsminderungsrente besteht bis zur Vollendung des 65. Lebensjahres.

1.2. Antrag

Die Abgestufte Erwerbsminderungsrente wird in allen Fällen nur auf Antrag gezahlt.

1.3. Befristung

Die Erwerbsminderungsrente ist in der Regel befristet.

- Die Erwerbsminderungsrente wird für **längstens 3 Jahre** gewährt. Danach kann sie wiederholt beantragt werden.
- **Unbefristet** wird die Rente nur gewährt, wenn keine Verbesserung der Erwerbsminderung mehr absehbar ist; davon ist nach 9 Jahren auszugehen (§ 102 Abs 2 SGB VI).

Praxistipps

- Dem Rentenantrag sind zweckmäßige ärztliche Unterlagen (z.B. Befundbericht des Hausarztes) sowie alle Versicherungsnachweise beizufügen, damit er möglichst schnell bearbeitet werden kann.
- Bei Notwendigkeit der Weiterführung der Rente ist ein neuer bzw. ein **Verlängerungsantrag** nötig. Im Antrag sind die Einschränkungen des Versicherten durch den Arzt möglichst genau zu beschreiben bzw. die Angaben aus dem Erstantrag zu bestätigen, falls keine Verbesserung eingetreten ist.
  Der Versicherte kann dabei mithelfen, indem er sich selbst genau beobachtet bzw. sich von seiner Umgebung beobachten lässt, um festzustellen, worin er im Vergleich zu anderen Gleichaltrigen behindert/eingeschränkt ist. Die meisten Ärzte schätzen es sehr, wenn der Patient diese Aufzeichnungen mit zur Sprechstunde bringt.

2. Volle Erwerbsminderungsrente

Voll erwerbsgemindert ist, wer aus gesundheitlichen Gründen auf nicht absehbare Zeit nur eine berufliche Tätigkeit von weniger als **3 Stunden** täglich unter den üblichen Bedingungen des allgemeinen Arbeitsmarktes ausüben kann.

3. Teilweise Erwerbsminderungsrente

Teilweise erwerbsgemindert ist, wer aus gesundheitlichen Gründen auf nicht absehbare Zeit eine berufliche Tätigkeit von **mindestens 3, aber weniger als 6 Stunden** täglich unter den üblichen Bedingungen des allgemeinen Arbeitsmarktes ausüben kann.

4. Rentenabschläge

Für jeden Monat, den die Rente vor dem 63. Geburtstag vorgezogen wird, gibt es einen Rentenabschlag von je 0,3 %, höchstens aber um 10,8 %. Das heißt: Bei einem Rentenbeginn vor dem 60. Lebensjahr beträgt der Abschlag immer 10,8 %, bei einem Rentenbeginn nach dem 63. Lebensjahr gibt es keinen Abschlag. Diese Rentenkürzung ist dauerhaft, d.h. sie fällt mit dem Eintritt in eine Altersrente nicht weg und führt nach dem Tod des Versicherten auch zu einer Kürzung der Hinterbliebenenrente.

4.1. Abschlagsfreie Rente ab 2012

Ab 2012 wird die Altersgrenze für eine abschlagsfreie Erwerbsminderungsrente schrittweise von 63 auf 65 Jahren angehoben. Wer die Erwerbsminderungsrente vorher in Anspruch nimmt, hat mit einen Rentenabschlag von 0,3 % pro Monat zu rechnen. Der Rentenabschlag bleibt insgesamt auf 10,8 % begrenzt.

5. Erwerbsminderungsrente und Selbstständigkeit

Auch selbstständig Erwerbstätige können eine volle Erwerbsminderungsrente beanspruchen, wenn sie nach dem Ergebnis der medizinischen Untersuchungen nicht mehr in der Lage sind, 3 Stunden täglich zu arbeiten. Die weitere Ausübung der selbstständigen Erwerbstätigkeit auf Kosten der Gesundheit ist rentenunschädlich. Das erzielte Einkommen ist dabei allerdings auf die Rente wegen Erwerbsminderung anzurechnen und kann den Rentenzahlbetrag mindern.

Praxistipp

Die Broschüre „Selbständige in der Rentenversicherung" (Schutzgebühr 4,20 €) kann bei der Deutschen Rentenversicherung Bund, Dezernat für Presse- und Öffentlichkeitsarbeit, 10704 Berlin, Telefon 030 86524536, www.deutsche-rentenversicherung-bund.de bestellt werden.

6. Hinzuverdienst

Die volle Erwerbsminderungsrente wird nur dann ungekürzt ausgezahlt, wenn der Hinzuverdienst monatlich 400,- € nicht übersteigt. Bei höherem Hinzuverdienst wird die Rente nur noch in geringerer Höhe oder überhaupt nicht mehr ausgezahlt.

Praxistipp

Bei der teilweisen Erwerbsminderungsrente kann die Berechnung der individuellen Hinzuverdienstgrenzen beim Rentenversicherungsträger oder z.B. bei einem Rentenberater durchgeführt werden.

Wer hilft weiter?

Auskünfte und Beratungsstellen vor Ort vermitteln die Rentenversicherungsträger, die auch individuelle Rentenberechnungen vornehmen.

Akupunktur bei chronischem Schmerz

Das Wichtigste in Kürze

Akupunktur kann Schmerzen lindern. Die gesetzliche Krankenversicherung übernimmt die Kosten jedoch nur bei chronischen Schmerzen der Lendenwirbelsäule oder des Knies infolge Gonarthrose.

1. Indikationen

Nach wie vor gehört die Nadelakupunktur als alternative Heilmethode nicht grundsätzlich zum Leistungskatalog der gesetzlichen Krankenversicherung. Viele Schmerz-Patienten können jedoch infolge Akupunktur erhebliche Verbesserungen ihrer Beschwerden feststellen. Die Körperakupunktur mit Nadeln wird ohne elektrische Stimulation bei chronisch schmerzkranken Patienten mit folgenden Indikationen von der gesetzlichen Krankenversicherung bezahlt.

1. Chronische Schmerzen der Lendenwirbelsäule, die seit mindestens 6 Monaten bestehen und gegebenenfalls nicht segmental bis maximal zum Kniegelenk ausstrahlen (pseudoradikulärer Schmerz): Akupunktur mit jeweils bis zu 10 Sitzungen innerhalb von maximal 6 Wochen und in begründeten Ausnahmefällen bis zu 15 Sitzungen innerhalb von maximal 12 Wochen, jeweils mindestens 30 Minuten Dauer, mit jeweils 14 bis 20 Nadeln.
2. Chronische Schmerzen in mindestens einem Kniegelenk durch Gonarthrose, die seit mindestens 6 Monaten bestehen, mit jeweils bis zu 10 Sitzungen innerhalb von maximal 6 Wochen und in begründeten Ausnahmefällen bis zu 15 Sitzungen innerhalb von maximal 12 Wochen: Akupunktur mit jeweils mindestens 30 Minuten Dauer, mit jeweils 7 bis 15 Nadeln, je behandeltem Knie.

Eine erneute Behandlung kann frühestens 12 Monate nach Abschluss einer Akupunkturbehandlung erfolgen.

2. Richtlinie

Der Gemeinsame Bundesausschuss hat in der „Richtlinie Methoden vertragsärztlicher Versorgung" die Indikationen für Akupunktur sowie die Qualifikationsvoraussetzungen für Vertragsärzte geregelt. Diese Richtlinie können Sie unter www.g-ba.de > Informations-Archiv > Richtlinien downloaden.

ALG II

☞ *Arbeitslosengeld II und Sozialgeld*
☞ *Arbeitslosengeld II > Einkommen und Vermögen*
☞ *Grundsicherung für Arbeitssuchende*

Altersrente für Schwerbehinderte

(§§ 37, 236 a SGB VI)

Das Wichtigste in Kürze

Schwerbehinderte können bereits mit 63 Jahren in Rente gehen, wenn sie 35 Rentenversicherungsjahre vorweisen können. Zudem können sie ab 60 Jahren eine vorgezogene Altersrente beantragen, allerdings mit Abschlägen bis zu 10,8 %.
Zu beachten ist, dass der Rentenanspruch auch weiter besteht, wenn während des Bezugs der Rente die Schwerbehinderung aufgehoben wird.

1. Geburtsjahrgänge bis 1951

1.1. Rente ab 63

Wer als Schwerbehinderter (☞ *Grad der Behinderung* mindestens 50) anerkannt ist, hat bereits ab dem vollendeten 63. Lebensjahr Anspruch auf volle Altersrente, wenn er die Wartezeit (= Mindestversicherungszeit) von 35 Jahren erfüllt.

1.2. Rente ab 60

Bereits ab Vollendung des 60. Lebensjahres kann ein Schwerbehinderter Altersrente beantragen, wenn er

- die Wartezeit von 35 Jahren erfüllt
  und
- die Hinzuverdienstgrenze von

400,- € monatlich nicht überschreitet - dies gilt nur bis zum 65. Geburtstag -
und

- schwerbehindert mit einem Grad der Behinderung von mindestens 50 ist
oder
berufs- oder erwerbsunfähig ist.
Letzteres gilt aber nur für Versicherte, die vor dem 1.1.1951 geboren wurden und die bei Beginn der Altersrente berufs- oder erwerbsunfähig nach dem am 31.12.2000 geltenden Recht sind.
Versicherte, die vor dem 17.11.1950 geboren wurden und am 16.11.2000 bereits schwerbehindert bzw. berufs- oder erwerbsunfähig waren, genießen Vertrauensschutz, d.h.: Sie können die Altersrente für Schwerbehinderte nach Vollendung des 60. Lebensjahres **ohne Rentenabschläge** in Anspruch nehmen.

1.3. Rentenabschläge

Die vorgezogene Altersrente für Schwerbehinderte ist niedriger als die Regelaltersrente. Für jeden Monat, den die Rente vor den 63. Geburtstag vorgezogen wird, wird die Rente um je 0,3 % gekürzt. Diese Rentenkürzung ist dauerhaft, d.h. sie fällt mit dem Erreichen der Altersgrenze nicht weg und führt nach dem Tod des Versicherten auch zu einer Kürzung der Hinterbliebenenrente.

2. Geburtsjahrgänge ab 1952

Ab 2012 wird die Altersgrenze für eine abschlagsfreie Altersrente für Schwerbehinderte beginnend mit dem Geburtsjahrgang 1952 schrittweise von 63 auf 65 Jahre angehoben. Gleichzeitig wird die Altersgrenze für die vorzeitige Inanspruchnahme dieser Rente von 60 auf 62 Jahre angehoben. Mit 62 ist dann ein Rentenabschlag von maximal 10,8 % in Kauf zu nehmen.

Praxistipps

- Der Antrag sollte innerhalb von 3 Monaten nach Ablauf des Monats, in dem die Rentenvoraussetzungen erfüllt werden, gestellt werden. Ansonsten wird Geld verschenkt. Antragsformulare gibt es bei den Rentenversicherungsträgern.
- Der Rentenanspruch besteht auch weiter, wenn während des Bezugs der Rente die Schwerbehinderung wieder aufgehoben wird.

Wer hilft weiter?

Auskünfte und Beratungsstellen vor Ort vermitteln die Rentenversicherungsträger, die auch individuelle Rentenberechnungen vornehmen.

Ambulante Hospize

(§ 39 a Abs. 2 SGB V)

Das Wichtigste in Kürze

Als ambulante Hospize gelten alle Dienste, Gruppen und Initiativen, die palliativ-pflegerische Beratung und Begleitung für Palliativpatienten in deren häuslicher Umgebung erbringen. Sie ergänzen die Leistungen ambulanter Pflegedienste und unterstützen die Arbeit der ambulanten Palliativdienste. Sie arbeiten meist mit ehrenamtlichen Kräften, die speziell geschult und während ihres Engagements durch Supervision begleitet werden. Des weiteren unterstützen und beraten die Mitarbeiter den Patienten und dessen Angehörige bei psychosozialen Problemen und bei der Trauerarbeit.

1. Organisationsformen

Die Organisationsformen in der ambulanten Hospizarbeit sind sehr vielfältig. Die nachfolgend aufgeführten wurden vom Deutschen Hospiz- und PalliativVerband und von den Landesarbeitsgemeinschaften Hospiz definiert. Im Vorhandensein der einzelnen Dienste gibt es große regionale Unterschiede. Derzeit arbeiten ca. 1.450 ambulante Hospize.

1.1. Ambulante Hospizgruppe (AHG), Hospizinitiative

Eine AHG setzt sich dafür ein, Sterbenden und deren Angehörigen die letzte Phase des Lebens zu erleichtern und bietet auch Trauerbegleitung an. Ehrenamtliche Helfer werden gezielt geschult, um den Angehörigen psychosoziale Unterstützung zu geben. Großen Stellenwert bei der Arbeit der Hospizgruppen bzw. -initiativen hat die Umsetzung der Hospizidee und die erforderliche Bildungs- und Öffentlichkeitsarbeit. Mancherorts sind sie auch Vorläufer von ambulanten Hospizdiensten.

Mitarbeiter

Eine AHG muss keine personellen Mindestanforderungen erfüllen. Sie besteht meistens aus einer hauptamtlichen Fachkraft und ehrenamtlichen Mitarbeitern.

1.2. Ambulanter Hospizdienst (AHD)

Beim AHD, auch Hausbetreuungsdienst genannt, begleiten und unterstützen ehrenamtliche Helfer schwer kranke Menschen zu Hause oder in Pflegeeinrichtungen. Sie bieten psychosoziale Beratung an und begleiten Angehörige nach dem Tod des kranken Menschen bei der Trauer. AHDs ergänzen ambulante Pflegedienste und ☞ *ambulante Palliativdienste* und ermöglichen es den Palliativpatienten, die letzte Lebensphase zu Hause zu verbringen. Eine enge Zusammenarbeit mit ambulanten Pflegediensten, dem Hausarzt und den Angehörigen ist sinnvoll und notwendig.
AHDs vermitteln Hospizhelferinnenschulungen und führen diese auch durch. Darüber hinaus muss ein AHD die Begleitungen dokumentieren, die Qualität intern und extern sichern und evaluieren.

Mitarbeiter

Die Leitung obliegt einem hauptamtlichen und fachlich qualifizierten Koordinator. Dieser ist zu festen Zeiten mindestens halbtags in einem Hospizbüro erreichbar. Des weiteren sind mindestens 10 geschulte und einsatzbereite ehrenamtliche Mitarbeiter erforderlich.

1.3. Ambulanter Hospiz- und Palliativ-Beratungsdienst (AHPB)

Ein AHPB berät in Kooperation mit den behandelnden Ärzten und einem multiprofessionellen Team Patienten und Angehörige hinsichtlich palliativ-pflegerischer Maßnahmen. Ein AHPB vermittelt und organisiert weitergehende Hilfen wie z.B. ☞ *Hilfsmittel* und ☞ *Pflegehilfsmittel* und unterstützt den Hausarzt bei der Symptomkontrolle und übernimmt die fachliche Beratung und Anleitung pflegender Angehöriger. Um die Qualität zu sichern, ist es für die Mitarbeiter eines AHPB wichtig, sich fort- und weiterzubilden, Supervision in Anspruch zu nehmen und die Arbeit zu evaluieren.

Mitarbeiter

- Hauptamtliche Pflegekräfte.
- Fachlich qualifiziertes Personal, das psychosoziale Beratung anbietet.

1.4. Ambulanter Hospiz- und Palliativ-Pflegedienst (AHPP)

Ein AHPP leistet die palliativpflegerische Beratung sowie die Pflege und Versorgung schwer kranker Menschen. Bei Bedarf übernimmt er auch die Anleitung pflegender Angehöriger.

- Qualifizierte examinierte Pflegekräfte,
- eine Rund-um-die-Uhr-Erreichbarkeit und
- eine Anbindung an einen palliativmedizinischen Konsiliardienst sind Grundvoraussetzungen für diesen Fachdienst.

Eine enge Zusammenarbeit und Abstimmung mit dem behandelnden Arzt ist unerlässlich. Ein AHPP muss seine Arbeit dokumentieren, qualitätssichern und evaluieren.

Mitarbeiter

- Mindestens 3 hauptamtliche Palliativ-Care-Pflegekräfte.

1.5. Ambulante Kinderhospize

Ambulante Kinderhospize stellen aufgrund der besonderen Belastungssituation für die Familien besondere Anforderungen an die begleitenden Dienste. Mehr unter ☞ *Ambulante Kinderhospize*.

2. Finanzierung

Ambulante Hospize werden von den Krankenkassen finanziell gefördert, wenn sie

- mit palliativmedizinisch erfahrenen Pflegediensten und Ärzten zusammenarbeiten
  und
- unter fachlicher Verantwortung einer Krankenschwester oder einer anderen qualifizierten Person stehen, die mehrjährige Erfahrung in der palliativmedizinischen Pflege hat
  und
- der Patient keiner Krankenhausbehandlung und keiner (teil-)stationären Versorgung bedarf.

Ambulante Hospize werden darüber hinaus durch Spenden finanziert.
Für den Patienten entstehen bei der Inanspruchnahme keine Kosten.

Wer hilft weiter?

Adressen von ambulanten Hospizen finden Sie

- ab Seite 206.
- bei der Deutschen Hospiz-Stiftung (Europaplatz 7, 44269 Dortmund, Telefon 0231 7380730, Fax 0231 7380731, www.hospize.de) oder
- beim Deutschen Hospiz- und PalliativVerband (www.hospiz.net) oder
- im „Wegweiser Hospiz und Palliativmedizin Deutschland 2008/2009" (www.wegweiser-hospiz-palliativmedizin.de).

Ambulante Kinderhospize

Das Wichtigste in Kürze

Ambulante Kinderhospize bieten Kindern und Jugendlichen, die an einer unheilbaren Erkrankung in einem weit fortgeschrittenen Stadium leiden, sowie deren Eltern und Geschwistern Begleitung in der Krankheits-, Sterbe- und Trauerphase an. Der größte Teil der ambulanten Kinderhospize wird über Spenden finanziert. Für Eltern ist die Inanspruchnahme meist kostenfrei.

1. Grundsätze und Ziele

In der Arbeit von ambulanten Kinderhospizen gilt der Grundsatz „ambulant vor stationär". Die ambulanten Kinderhospize bieten Kindern und Jugendlichen sowie deren Eltern und Geschwistern Begleitung in der Krankheits-, Sterbe- und Trauerphase an.

Die vorrangigen Ziele der ambulanten Kinderhospize sind:

- Begleitung der kranken Kinder und ihrer Familien ab Diagnosestellung bis zum Tod und in der Trauer.
- Förderung der Kooperation und Vernetzung mit externen Stellen, z.B. ☞ *ambulanten Kinderkrankenpflegediensten*.
- Öffentlichkeitsarbeit, vorrangig um die Gesellschaft und die Politik für das Thema zu sensibilisieren.

2. Mitarbeiter

Ein ambulante Kinderhospiz leitet meist eine hauptamtliche Fachkraft, unterstützt durch ehrenamtliche Helfer.

Aufgaben der hauptamtlichen Fachkraft

- Anlaufstelle für betroffene Familien.
- Begleitung der Ehrenamtlichen.
- Koordinierung der Einsätze der Ehrenamtlichen.
- Ausbildung und Fortbildung der ehrenamtlichen Helfer.
- Beantragung der Kostenzuschüsse bei den Trägern.
- Vernetzungsarbeit (Kinderkliniken, Kinderärzte, Schulen, Förderstellen).
- Öffentlichkeitsarbeit.
- Führen der Statistik.

Aufgaben der ehrenamtlichen Helfer
- Beratung und Begleitung der Familien.
- Regelmäßige Besuche bei kranken Kindern und den Familien, um für die Familie da zu sein und zuhören.
- Vermittlung von Fachdiensten, z.B. ambulanten Kinderkrankenpflegediensten.
- Beaufsichtigung der kranken Kinder oder Geschwister.
- Begleitung und Unterstützung im Abschieds- und Trauerprozess.

3. Finanzierung der Hospize

Der größte Teil der ambulanten Kinderhospize wird über Spenden finanziert. Eine Finanzierung der hauptamtlichen Fachkraft ist durch die Krankenkasse möglich (§ 39 a Abs. 2 SGB V).

4. Kosten für die Eltern

Für die Eltern ist die Inanspruchnahme eines ambulanten Kinderhospizes meist kostenfrei.

4.1. Kinderpflege-Krankengeld

Die gesetzliche Krankenkasse zahlt zudem Kinderpflege-Krankengeld für den berufstätigen Elternteil, der seiner Berufstätigkeit aufgrund der Betreuung des Kindes nicht nachgehen kann. Voraussetzungen können unter anderem sein, wenn das Kind
- stationär in einem ☞ *Kinderhospiz* versorgt wird
  oder
- ambulante Leistungen eines Hospizdienstes erhält
  oder
- palliativmedizinisch im Krankenhaus behandelt wird.

Zuständig ist die Krankenkasse des Elternteils, der das Kind pflegt. Mehr Details unter ☞ *Kinderpflege-Krankengeld.*

Wer hilft weiter?

Adressen von ambulanten Kinderhospizen finden Sie
- ab Seite 229.
- beim Deutschen Kinderhospizverein unter www.deutscher-kinderhospizverein.de/.
- bei der deutschen Hospiz Stiftung unter www.hospize.de > Adressen Hospizdienste.

Ambulante Kinderkrankenpflege

Das Wichtigste in Kürze

Ambulante Kinderkrankenpflegedienste pflegen schwer kranke Kinder zu Hause. Ein Krankenhausaufenthalt kann damit verkürzt oder vermieden werden. Die kranken Kinder können in ihrer vertrauten Umgebung bleiben und der Kontakt zu Eltern, Geschwistern und Freunden wird erhalten. Die Kinderkrankenpflege wird vom Arzt verordnet und der Pflegedienst rechnet dann direkt mit der Krankenkasse ab.

1. Zielgruppen

Die ambulante Kinderkrankenpflege kümmert sich um:
- Frühgeborene
- Akut kranke Kinder
- Chronisch kranke Kinder
- Behinderte Kinder
- Schwerst-und unheilbar kranke Kinder

2. Aufgaben

Pflegefachkräfte betreuen und pflegen kranke Kinder im häuslichen Umfeld. Sie entlasten dadurch die Eltern und diese können den Alltag leichter bewältigen. Zu den zentralen Aufgaben gehören die Beratung, Begleitung und Informationsweitergabe sowie die Hilfe bei der Beantragung der Leistungen.

Kinderkrankenpflegedienste arbeiten im Optimalfall eng mit Kinderärzten, Kinderkliniken und sozialen Diensten zusammen, um

eine ganzheitliche und reibungslose Versorgung des Kindes zu gewährleisten.
Die Aufgaben eines Kinderkrankenpflegedienstes sind sehr vielfältig und umfassen z.B.:

- Behandlungspflege und Grundpflege
- Stomaversorgung
- Wundversorgung
- Infusionstherapie
- Sondenversorgung
- Verabreichen von Medikamenten und Injektionen
- Pflegeberatung
- Ergänzende Pflegeleistungen
- Verhinderungspflege
- Schul- und Kindergarten-Begleitung
- Nachbetreuung frühgeborener und intensivpflichtiger Kinder
- Unterstützung der Angehörigen im Umgang mit dem kranken Kind
- Anleitung der Eltern
- Intensiv- und Palliativpflege
- Begleitung von sterbenden Kindern

Die meisten Kinderkrankenpflegedienste bieten eine 24-Stunden-Rufbereitschaft an und leisten ihre Dienste Tag und Nacht.

3. Verordnung und Kostenträger

Für die Inanspruchnahme eines Kinderkrankenpflegedienstes ist eine Verordnung eines Kinderarztes oder einer Klinik für ☞ *Häusliche Krankenpflege* notwendig. Für die Finanzierung der häuslichen Pflege des Kindes kommen zunächst die Krankenkassen in Betracht. Die Leistungen der Krankenkasse errechnen sich bei jedem Kind individuell. Der Abrechnung der Kinderkrankenpflege werden Stundensätze zugrunde gelegt. Der häusliche Kinderkrankenpflegedienst klärt im Vorfeld mit der Krankenkasse ab, wie hoch der Satz ist und rechnet die Leistungen auch direkt mit der Krankenkasse ab.

Wenn das Kind als ☞ *pflegebedürftig* eingestuft ist, zahlt die Pflegekasse Leistungen der Grundpflege entsprechend der ☞ *Pflegestufe des Kindes*. Zudem können jährlich bis zu 1.470,- € für Ersatzpflege (auch Verhinderungspflege genannt) beantragt werden, unabhängig von der Pflegestufe.
Eine eventuelle Finanzierung über das Sozial- oder das Jugendamt ist in Einzelfällen und bei Bedürftigkeit möglich.

4. Mitarbeiter

Das Team einer ambulanten Kinderkrankenpflege besteht meist aus erfahrenen Kinderkrankenschwestern und -pflegern, die oft Zusatzqualifikationen haben.

Wer hilft weiter?

Adressen von ambulanten Kinderkrankenpflegediensten finden Sie ab Seite 232.

Ambulante Palliativdienste

Das Wichtigste in Kürze

Ambulante Palliativdienste sind auf die medizinische und pflegerische Betreuung sterbenskranker Patienten spezialisiert. Hauptamtliche, palliativmedizinisch geschulte Pflegekräfte versorgen die Patienten im häuslichen Umfeld und sind rund um die Uhr erreichbar.
Es gibt zwei verschiedene Arten von Diensten: die ambulanten Palliativdienste (APD) und die palliativmedizinisch erfahrenen Pflegedienste.

1. Ambulanter Palliativdienst (APD)

Ambulante Palliativdienste sind auf die palliativmedizinische und palliativ-pflegerische Betreuung spezialisiert und betreuen Patienten und deren Angehörige im häuslichen Umfeld. Sie kooperieren mit spezialisierten Palliativmedizinern, Psychologen, Seelsorgern, Sozialpädagogen und sind rund um die Uhr erreichbar. Ein APD ergänzt die Arbeit bestehender ambulanter Pflegedienste und der ☞ *ambulanten Hospize*.

1.1. Zielgruppe

Ambulante Palliativdienste versorgen schwerstkranke und sterbende Menschen, die an einer unheilbaren und weit fortgeschrittenen Erkrankung mit begrenzter Lebenserwartung leiden, wenn eine stationäre Krankenhausbehandlung nicht erforderlich ist.

1.2. Aufgaben

- Pflegerische Versorgung von Palliativpatienten durch Fachkräfte.
- Beratung und Anleitung bei medizinischen und pflegerischen Tätigkeiten.
- Erledigung der von Ärzten übertragenen Aufgaben, z.B. Überwachung der Schmerztherapie und der Symptomkontrolle, Versorgung mit Portsystemen, Verbandswechsel, Dekubitusversorgung.
- Psychosoziale Begleitung und Unterstützung der Patienten und Angehörigen während des Krankheits- und Sterbeprozesses.
- Hilfestellung bei der Krankheitsverarbeitung.
- Krisenintervention.

1.3. Mitarbeiter

- Hauptamtlich palliativmedizinisch geschulte Pflegekräfte.
- Erstrebenswert ist die Anbindung an einen palliativmedizinischen Konsiliardienst und ein multiprofessionelles Team.

2. Palliativmedizinisch erfahrener Pflegedienst

Palliativmedizinisch erfahrene Pflegedienste sind eine Besonderheit. Sie haben sich der Pflege von schwerstkranken und sterbenden Menschen angenommen und fühlen sich gleichzeitig den Inhalten der Hospizbewegung verpflichtet. Diese Pflegedienste arbeiten eng mit ☞ *ambulanten Hospizdiensten* zusammen.
Ihre Besonderheit begründet sich darin, dass die Deutsche Gesellschaft für Palliativmedizin drei wichtige Ansprüche an diese Dienste formuliert hat:

- Mindestens 2 vollexaminierte Krankenschwestern mit einer Ausbildung in Palliativ Care.
- Mindestens 20 Sterbebegleitungen im Jahr, die fortlaufend dokumentiert werden.
- Kooperation mit einem palliativmedizinisch erfahrenen Arzt.

Wer hilft weiter?

Adressen von ambulanten Palliativdiensten finden Sie

- ab Seite 206.
- auf der Internetseite der Deutschen Gesellschaft für Palliativmedizin, www.dgpalliativmedizin.de > Adressen > Ambulante Palliativdienste.
- im **„Wegweiser Hospiz und Palliativmedizin Deutschland 2008/2009"**. Näheres unter www.wegweiser-hospiz-palliativmedizin.de.

Ambulante Rehamaßnahmen

☞ *Medizinische Rehabilitation*

Arbeiten und Schmerzmitteleinnahme

Das Wichtigste in Kürze

Sollte die berufliche Tätigkeit durch vorübergehende Einnahme von Schmerzmitteln eingeschränkt werden, reicht eine Krankschreibung aus, um unangenehme Folgen im Arbeitsleben für Schmerzpatienten zu vermeiden. Bei dauerhaft auf starke Schmerzmittel angewiesenen Patienten kann eine Umsetzung im Betrieb oder eine Umschulung notwendig und sinnvoll werden.

1. Betroffene Berufsfelder

Aufgrund möglicher **Nebenwirkungen** von Schmerzmitteln wie Sehstörungen, Müdigkeit, Konzentrationsstörungen, Übelkeit und Schwindel können manche Schmerzpatienten ihren Beruf vorübergehend oder dauerhaft nicht mehr ausüben. Das gilt besonders für Berufe, in denen der Patient sich selbst oder andere gefährden kann. Beispiele:

- Absturzgefahr bei Schwindel (Gerüstbauer, Dachdecker, Zimmerer)
- Verletzungsgefahr infolge Sehstörungen (Arbeiter an laufenden Maschinen, handwerkliche Berufe, Verkehrsteilnehmer)
- Fehlleistungen infolge von Müdigkeit und Aufmerksamkeitsstörungen (Heilberufe, Therapeuten, handwerkliche Berufe)

2. Konsequenzen der Schmerzmitteleinnahme

Bei **vorübergehender** Schmerzmitteleinnahme wird eine Krankschreibung ausreichend sein, um unangenehme Folgen für Schmerzpatienten weitgehend zu vermeiden.
Wenn die Erkrankung eine **dauerhafte** Schmerzmitteleinnahme bedingt, kann für den Patienten eine Umsetzung im Betrieb oder eine Umschulung notwendig werden.

3. Verzicht auf Schmerzmittel

Manche Schmerzpatienten möchten auf die Einnahme von Schmerzmitteln verzichten, aus Sorge, infolge der Nebenwirkungen nicht mehr arbeiten gehen zu dürfen: Bei Menschen mit chronisch starken Schmerzen ergibt der Verzicht auf Schmerzmittel jedoch keine Arbeitsfähigkeit, da unter starken Schmerzen die Bewegungs- und Konzentrationsfähigkeit zu stark beeinträchtigt werden.

Arbeitslosengeld bei Arbeitsunfähigkeit

(§ 125 SGB III)

Das Wichtigste in Kürze

Wenn ein Versicherter keinen Anspruch auf Krankengeld mehr hat, aber weiterhin arbeitsunfähig ist, kann er „Arbeitslosengeld bei Arbeitsunfähigkeit" beantragen. Diese Zahlung ist eine Sonderform des Arbeitslosengelds und überbrückt die Zeit ohne Arbeitslosengeld (weil man nicht vermittelt werden kann), bis eine andere Leistung, z.B. Weiterbildung oder Rente, gezahlt wird.

Informationen zum Ende des Krankengeldanspruchs, der sogenannten „Aussteuerung", unter ☞ *Krankengeld > Keine Zahlung.*

1. Voraussetzungen

Folgende Voraussetzungen müssen erfüllt sein:

- Arbeitsunfähigkeit
- Arbeitslosigkeit
  oder
  Bestehen eines Arbeitsverhältnisses, das jedoch aufgrund einer Krankheit/Behinderung schon mindestens 6 Monate nicht mehr ausgeübt werden konnte.
- Erfüllung der **Anwartschaftszeit**
  Die Anwartschaftszeit ist erfüllt, wenn der Antragsteller in den letzten 2 Jahren vor der Arbeitslosenmeldung und dem Eintritt der Arbeitslosigkeit mindestens 12 Monate (= 360 Kalendertage) in einem Versicherungspflichtverhältnis stand. Über andere berücksichtigungsfähige Zeiten informieren die Agenturen für Arbeit.
- Der Arbeitslose steht wegen einer Minderung seiner Leistungsfähigkeit länger als 6 Monate der Arbeitsvermittlung nicht zur Verfügung, weswegen kein Anspruch auf Arbeitslosengeld besteht.
- Es wurden entweder ☞ *Abgestufte Erwerbsminderungsrente* beim zuständigen Rentenversicherungsträger beantragt oder

Maßnahmen zur beruflichen Eingliederung Behinderter (☞ *Teilhabe am Arbeitsleben*, ☞ *Medizinische Rehabilitation*).
Der Antrag muss innerhalb eines Monats nach Zugang eines entsprechenden Aufforderungsschreibens der Agentur für Arbeit gestellt worden sein. Wurde ein solcher Antrag unterlassen, **ruht** der Anspruch auf Arbeitslosengeld nach Ablauf der Monatsfrist bis zu dem Tag, an dem der Arbeitslose den Antrag stellt.
Hat der Rentenversicherungsträger die verminderte Erwerbsfähigkeit bereits **festgestellt**, besteht **kein** Anspruch auf Nahtlosigkeits-Arbeitslosengeld.

2. Dauer

Das Arbeitslosengeld im Wege der sogenannten **Nahtlosigkeit** wird gezahlt, bis über die Frage der verminderten Erwerbsfähigkeit entschieden wird, längstens bis der Arbeitslosengeldanspruch endet. Damit überbrückt es die Übergangszeit, in der der Rentenversicherungsträger über das Vorliegen einer verminderten Erwerbsfähigkeit entscheidet.

3. Höhe

Relevant ist, was der Arbeitslose zuletzt im Bemessungszeitraum (in der Regel die letzten 52 Wochen vor Arbeitslosigkeit) als Voll-Erwerbstätiger verdient hat. Es kommt **nicht** darauf an, was der Arbeitslose aufgrund der Minderung seiner Leistungsfähigkeit verdienen könnte.
Wird für die Zeit des Nahtlosigkeits-Arbeitslosengelds **rückwirkend** Übergangsgeld gezahlt oder Rente gewährt, erhält der Arbeitslose nur den evtl. überschießenden Betrag. War das Nahtlosigkeits-Arbeitslosengeld höher, muss er den überschießenden Betrag jedoch **nicht** zurückzahlen.

Praxistipp

Wird dem Arbeitslosen vom Rentenversicherungsträger Leistungsfähigkeit von mehr als 15 Stunden wöchentlich bescheinigt, muss er sich, um weiterhin Arbeitslosengeld zu beziehen, der Arbeitsvermittlung zur Verfügung stellen - auch wenn er mit der Entscheidung des Rentenversicherungsträgers nicht einverstanden ist und gegen diese gerichtlich vorgeht.
Obwohl das Verhalten des Arbeitslosen gegenüber dem Rentenversicherungsträger (Geltendmachung von Leistungsunfähigkeit) im Widerspruch zum Verhalten gegenüber der Agentur für Arbeit (Leistungsfähigkeit und Bereitschaft zur Arbeitsaufnahme) steht, muss der Arbeitslose im Verfahren mit dem Rentenversicherungsträger keine Nachteile befürchten, da die Beurteilung über die Leistungsfähigkeit ausschließlich nach **objektiven** Maßstäben erfolgt. Auf subjektive Erklärungen des Arbeitslosen („sich dem Arbeitsmarkt zur Verfügung zu stellen") kommt es nicht an.

Wer hilft weiter?

Die örtliche Agentur für Arbeit.

Arbeitslosengeld II > Einkommen und Vermögen

Das Wichtigste in Kürze

☞ *Arbeitslosengeld II* (ALG II) ist eine Leistung der Grundsicherung für Arbeitssuchende (SGB II) für erwerbsfähige, hilfebedürftige Menschen von 15 bis 64 Jahren. Einkommen wird, abgesehen von einem individuellen Freibetrag, vom ALG II abgezogen. Außerdem dürfen bestimmte Vermögensgrenzen nicht überschritten werden.

1. Einkommen

1.1. Zu berücksichtigendes Einkommen

(§ 11 SGB II)
Einkommen wird vom ALG II abgezogen.
Grundsätzlich zählen alle Einnahmen in Geld

oder geldwerten Vorteilen zum Einkommen, z.B.:

- Einnahmen aus Arbeit (selbstständig oder abhängig beschäftigt).
- Unterhaltsleistungen.
- Arbeitslosengeld oder ☞ *Krankengeld.*
- Kapital- oder Zinserträge.
- Elterngeld, aber nur der Betrag, der über dem Sockelbetrag von 300,- € liegt (bei doppeltem Bezugszeitraum über 150,- €).

Nicht zum Einkommen zählen z.B.

- Grundrenten nach dem Bundesversorgungsgesetz, Renten nach dem Bundesentschädigungsgesetz.
- Kindergeld und Kinderzuschlag (zählen als Einkommen des Kindes).
- Elterngeld in Höhe des Sockelbetrags von 300,- € bzw. 150,- € (bei doppeltem Bezugszeitraum).
- Blindengeld.
- Pflegegeld sowohl für den Pflegebedürftigen als auch für die Pflegeperson, die in keinem Beschäftigungsverhältnis zum Pflegebedürftigen steht (☞ *Pflegegeld Pflegeversicherung*).
- Eigenheimzulage, wenn sie nachweislich zur selbstbewohnten Immobilie verwendet wird.

1.2. Abzüge vom Einkommen

In der Regel wird aber nicht das komplette Einkommen auf das ALG II angerechnet. Vom Einkommen sind unter anderem **abzuziehen:**

- auf das Einkommen entrichtete Steuern.
- **Pflichtbeiträge** zur Sozialversicherung einschließlich der Beträge zur Arbeitsförderung.
- Beiträge zu öffentlichen oder privaten **Versicherungen** oder ähnlichen Einrichtungen, so weit diese Beiträge gesetzlich vorgeschrieben oder nach Grund und Höhe angemessen sind. Hierzu gehören u.a. Beiträge
  - zur Vorsorge für den Fall der Krankheit und Pflegebedürftigkeit für Personen, die nicht gesetzlich krankenversicherungspflichtig sind.
  - zur Altersvorsorge von Personen, die von der Rentenversicherungspflicht befreit sind, so weit deren Beiträge nicht bezuschusst werden.
- geförderte **Altersvorsorgebeiträge**, so weit sie den Mindesteigenbeitrag für die „Riester"-geförderten Anlagen der Altersvorsorge nicht überschreiten (§§ 82, 86 EStG).
- bei Erwerbstätigen ein monatlicher **Freibetrag** für Erwerbstätigkeit (§ 30 SGB II). Er wird vom bereinigten monatlichen Einkommen aus Erwerbstätigkeit abgezogen und beträgt:
  - **immer** 100,- € (= Grundfreibetrag).
  - bei einem Bruttoeinkommen bis zu 800,- €: **plus** 20 % des Einkommens, das über 100,- € liegt.
  - bei einem ALG-II-Empfänger ohne minderjährigem Kind und einem Bruttoeinkommen über 800,- € und nicht mehr als 1200,- €: **plus** 10 % des Einkommens, das über 800,- € liegt.
  - bei einem ALG-II-Empfänger mit minderjährigem Kind und einem Bruttoeinkommen über 800,- € und nicht mehr als 1500,- €: **plus** 10 % des Einkommens, das über 800,- € liegt.
  - Bruttoeinkommen über 1200,- €/1500,- € wird auf das ALG II voll angerechnet.

2. Zu berücksichtigendes Vermögen

(§ 12 SGB II)

Solange Vermögen vorhanden ist, gibt es kein ALG II. Als Vermögen sind alle verwertbaren Vermögensgegenstände zu berücksichtigen.

Ausnahmen:

- **Schonvermögen**
  - Ein Grundfreibetrag in Höhe von 150,- € je vollendetem Lebensjahr des erwerbsfähigen Hilfebedürftigen und seines Partners, mindestens jeweils 3.100,- €, maximal jeweils 9.750,- €.

- Ein Grundfreibetrag in Höhe von 3.100,- € für jedes hilfebedürftige minderjährige Kind.
- Bei Menschen, die vor dem 1.1.1948 geboren sind, gelten andere Beträge: Vermögensgrundfreibetrag 520,- € je vollendetem Lebensjahr des erwerbsfähigen Hilfebedürftigen und seines Partners, mindestens jeweils 4.100,- €, maximal jeweils 33.800,- €.

- **Private Altersvorsorge**
  - Altersvorsorge (z.B. Riester-Anlageformen), welche aufgund von bundesgesetzlichen Vorschriften ausdrücklich als Altersvorsorge gefördert wird, wird einschließlich ihrer Erträge bei erwerbsfähigen Hilfebedürftigen nicht berücksichtigt - allerdings nur, wenn der Inhaber die Altersvorsorge nicht vorzeitig verwendet.
  - Weiteres Vermögen, das der Altersvorsorge dient, bis zu einer Höhe von 250,- € je vollendetem Lebensjahr des erwerbfähigen Hilfebedürftigen und seines Partners, ist anrechnungsfrei. Der maximale Freibetrag beträgt jeweils 16.250,- €. Auch hier gilt: Nur, wenn das Vermögen aufgrund einer vertraglichen Vereinbarung nicht vor dem Renteneintritt verwertet werden kann.
- Freibetrag für **notwendige Anschaffungen** in Höhe von 750,- € für jeden in der Bedarfsgemeinschaft lebenden Hilfebedürftigen.
- Angemessener **Hausrat**.
- Angemessenes **Kraftfahrzeug** für jeden in der Bedarfsgemeinschaft lebenden Hilfebedürftigen.
- Selbstgenutztes **Hausgrundstück** von angemessener Größe oder eine entsprechende Eigentumswohnung.
- **Vermögen**, solange es nachweislich zur baldigen Beschaffung oder Erhaltung eines Hausgrundstücks von angemessener Größe bestimmt ist, so weit dieses zu Wohnzwecken behinderter oder pflegebedürftiger Menschen dient oder dienen soll und dieser Zweck durch den Einsatz oder die Verwertung des Vermögens gefährdet würde.
- **Sachen und Rechte**, sobald deren Verwertung unwirtschaftlich wäre oder für den Betroffenen eine besondere Härte bedeuten würde.

Wer hilft weiter?

Agentur für Arbeit

Arbeitslosengeld II und Sozialgeld

(§§ 19 ff., 28 SGB II)

Das Wichtigste in Kürze

Arbeitslosengeld II (ALG II) erhalten Arbeitslose nach dem Arbeitslosengeld, wenn sie erwerbsfähig und hilfebedürftig sind. ALG II ist eine Leistung zur Grundsicherung für Arbeitssuchende.
Sozialgeld erhalten Angehörige von ALG-II-Empfängern, die selbst nicht erwerbsfähig oder unter 15 Jahre alt sind.
ALG II und Sozialgeld entsprechen dem Niveau der Sozialhilfe und setzen sich aus drei Bausteinen zusammen: den Regelleistungen (351,- € für Alleinstehende), den Kosten für Miete und Heizung sowie bei besonderen Situationen den Mehrbedarfen.

1. Voraussetzungen

1.1. ALG II

ALG-II-Empfänger müssen 3 Voraussetzungen erfüllen:

- 15 bis unter 65 Jahre alt sein.
- Erwerbsfähig sein, d.h.: mindestens 3 Stunden täglich arbeiten können.
- Hilfebedürftig sein, d.h.: ihren Lebensunterhalt nicht aus eigenem Einkommen und Vermögen bestreiten können.

Detaillierte Erklärungen zu diesen 3 Voraussetzungen unter ☞ *Grundsicherung für Arbeitssuchende*.

1.2. Sozialgeld

Sozialgeld erhalten Angehörige, die mit erwerbsfähigen Hilfebedürftigen in einer Bedarfsgemeinschaft (☞ *Grundsicherung für Arbeitssuchende)* leben und einen der beiden folgenden Punkte erfüllen:

- nicht erwerbsfähig und kein Erhalt von Leistungen der ☞ *Grundsicherung im Alter und bei Erwerbsminderung*
  oder
- das 15. Lebensjahr noch nicht vollendet.

2. Umfang und Höhe

ALG II und Sozialgeld entsprechen dem Niveau der Sozialhilfe. Es gibt **keine** aufstockenden Leistungen durch das Sozialamt.
ALG II/Sozialgeld kann sich aus folgenden Bausteinen zusammensetzen:

- Pauschalisierte Regelleistungen (= Leistungen zur Sicherung des Lebensunterhalts)
- Kosten für Unterkunft und Heizung
- Beiträge zur gesetzlichen Kranken-, Pflege- und Rentenversicherung
- Mehrbedarfe in besonderen Lebenssituationen
- Einmalige Bedarfe
- Befristeter Zuschlag nach Bezug von Arbeitslosengeld

2.1. Pauschalisierte Regelleistungen

Die pauschalisierten Regelleistungen dienen der Sicherung des Lebensunterhalts und sollen die Kosten für Ernährung, Kleidung, Körperpflege, Hausrat, Haushaltsenergie ohne Heizkosten, Bedarfe des täglichen Lebens und Teilnahme am kulturellen Leben abdecken.

Pauschalisierte Regelleistungen		
Alleinstehende, Alleinerziehende, Personen mit einem minderjährigen Partner	100 %	351,- €
Partner ab dem 18. Geburtstag jeweils	90 %	316,- €
Kinder bis zum 14. Geburtstag jeweils	60 %	211,- €
Kinder vom 14. bis zum 25. Geburtstag jeweils	80 %	281,- €
Minderjährige Partner	80 %	281,- €

2.2. Unterkunft und Heizung

(§ 22 SGB II)
Leistungen für Unterkunft und Heizung werden in Höhe der **tatsächlichen** Aufwendungen erbracht, **wenn** diese angemessen sind. Sind diese **nicht** angemessen, dann werden sie maximal 6 Monate übernommen. In dieser Zeit muss der Leistungsempfänger durch Wohnungswechsel, Untervermieten oder auf andere Weise versuchen, die Aufwendungen zu senken.

Wohnungsbeschaffungskosten, Mietkautionen und Umzugskosten können bei **vorheriger** Zustimmung durch den kommunalen Träger übernommen werden. Mietkautionen sollen dabei als Darlehen übernommen werden.
Mietschulden sollen als Darlehen übernommen werden, wenn sonst Wohnungslosigkeit droht.

2.3. Zusatzleistungen für Schüler

Erstmalig im Schuljahr 2009/2010 gibt es für Schüler bis zur 10. Jahrgangsstufe zu Beginn eines Schuljahrs zusätzliche Leistungen in Höhe von 100,- €. Voraussetzung dafür ist, dass mindestens ein Elternteil am 1.8. des jeweiligen Jahres Leistungen der Grundsicherung für Arbeitssuchende erhält.

Schüler, die nicht im Haushalt der Eltern leben, müssen selbst zu diesem Zeitpunkt hilfebedürftig sein. In Einzelfällen kann der Träger der Grundsicherung einen Nachweis über die zweckentsprechende Verwendung des Geldes verlangen.

2.4. Kranken-, Pflege-, Rentenversicherung

Die Agentur für Arbeit oder die Arbeitsgemeinschaft (ARGE) übernimmt für **Bezieher von ALG II** die zu zahlenden Beiträge zur gesetzlichen Kranken-, Pflege- und Rentenversicherung. Angehörige, die Sozialgeld beziehen, sind in der Regel über die Familienversicherung kranken- und pflegeversichert.
Bezieher von ALG II, die nicht pflichtversichert sind, bekommen einen Zuschuss von monatlich maximal 129,54 € zur Krankenversicherung, maximal 17,79 € zur Pflegeversicherung und maximal 40,80 € zur Rentenversicherung.

Haben Arbeitssuchende **keinen** Anspruch auf ALG II, besteht auch **keine** Kranken- und Pflegeversicherung durch die Agentur für Arbeit oder ARGE.
Werden diese Personen infolge ihrer Beitragszahlungen zu Kranken- und Pflegeversicherung hilfebedürftig, erhalten sie von der Agentur für Arbeit oder ARGE einen **Zuschuss**, maximal in o.g. Höhe.
Diesen Zuschuss erhalten auch Personen, die **Sozialgeld** beziehen, die **nicht** von der Familienversicherung des ALG-II-Beziehers erfasst sind.

2.5. Mehrbedarfe

(§ 21, 28 SGB II)
Der Mehrbedarf kommt bei den nachfolgenden Zielgruppen zu den Regelleistungen der Tabelle (siehe S. 39) hinzu. Die Prozentangaben beziehen sich immer auf die maßgebende Regelleistung, je nachdem, ob es sich um einen Alleinstehenden, ein Kind unter bzw. über 14 Jahren oder den Partner handelt.

- **Werdende Mütter** ab der 13. Schwangerschaftswoche: 17 %
- **Alleinerziehende,** die mit einem Kind unter 7 Jahren oder mit zwei oder drei Kindern unter 16 Jahren zusammenleben: 36 %
- **Alleinerziehende,** die mit über drei Kindern zusammenleben: 12 % für jedes Kind, maximal aber 60 %
- Erwerbsfähige Hilfebedürftige, die aus medizinischen Gründen eine **kostenaufwendige Ernährung** brauchen: Mehrbedarf in angemessener Höhe.
- Erwerbsfähige, **behinderte** Hilfebedürftige, die Leistungen zur ☞ *Teilhabe am Arbeitsleben* sowie sonstige Hilfen zur Erlangung eines geeigneten Platzes im Arbeitsleben bekommen, oder nicht erwerbsfähige behinderte Personen über 15 Jahre, die Eingliederungshilfe für Behinderte bekommen: 35 %
- Nicht erwerbsfähige Personen mit **Merkzeichen G** im Schwerbehindertenausweis: 17 %, außer sie erhalten einen Mehrbedarf von 35 % für Eingliederungshilfe

Die Summe aller gezahlten Mehrbedarfe darf die Höhe der maßgebenden Regelleistung nicht übersteigen.

2.6. Einmalige Bedarfe

(§ 23 SGB II)
Einmalige Bedarfe gibt es bei

- Erstausstattung für die Wohnung einschließlich Haushaltsgeräte
- Erstausstattung für Bekleidung und Erstausstattung bei Schwangerschaft und Geburt
- Mehrtägigen Klassenfahrten im Rahmen der schulrechtlichen Bestimmungen

Praxistipp

Zudem werden Empfänger von ALG II, Sozialgeld oder Leistungen zur Unterkunft und Heizung von der Rundfunk- und Fernsehgebühr befreit und erhalten eine Telefongebührenermäßigung.
Für Bezieher von ALG II mit befristetem Zu-

schlag nach Bezug von Arbeitslosengeld trifft dies nicht zu.

3. Hinzuverdienst

Bei Empfängern von ALG II, die nebenbei erwerbstätig sind, wird das monatliche Einkommen vom ALG II abgezogen. Allerdings nicht komplett, sondern ein bestimmter **Freibetrag** wird nicht angerechnet. Der Freibetrag richtet sich nach der Höhe des Bruttoverdienstes.

4. Anrechnung von Einkommen und Vermögen

Anspruch auf ALG II/Sozialgeld besteht **nur, wenn** der Bedarf nicht aus eigenem Einkommen oder Vermögen gedeckt werden kann. Details zur Anrechnung von Einkommen und Vermögen finden Sie unter ☞ *Arbeitslosengeld II > Einkommen und Vermögen.*

Wer hilft weiter?

Für Anträge und Informationen sind zuständig: die örtlichen Arbeitsgemeinschaften (ARGE), die beauftragte Kommune oder die Agentur für Arbeit vor Ort.

Arznei- und Verbandmittel

(§ 31 SGB V - § 15 SGB VI i.V.m. § 26 SGB IX - § 29 SGB VII)

Das Wichtigste in Kürze

Wenn ein Arzt Arznei- oder Verbandmittel verschrieben hat, werden die Kosten in der Regel von der Krankenkasse oder anderen Versicherungsträgern bezahlt. Krankenkassenmitglieder müssen allerdings für viele Arzneimittel Zuzahlungen in Höhe von 10 % des Abgabepreises leisten, mindestens 5,- € und höchstens 10,- €. Aufgrund verschiedener Bestimmungen kann es aber auch eine Befreiung von der Zuzahlung geben.

1. Arzneimittel

Arzneimittel sind Substanzen, deren bestimmungsgemäße Wirkung darin liegt, Krankheitszustände zu heilen oder zu bessern.
Nicht darunter fallen:

- Substanzen, die dem allgemeinen Lebensbedarf dienen und deren objektiver Zweck nicht in der Einwirkung auf einen Krankheitszustand liegt
- Empfängnisverhütungsmittel
- Ballaststoffe (Leinsamen, Weizenkleie etc.)
- Kosmetische Mittel und Mittel zur Körperpflege

2. Verbandmittel

Verbandmittel sind Gegenstände, die dazu bestimmt sind, an der Oberfläche geschädigte Körperteile zu bedecken, Körperflüssigkeiten aufzusaugen und der Anwendung von Arzneimitteln zu dienen.

3. Kostenübernahme

Die Kosten für Arznei- und Verbandmittel werden von der Krankenkasse, dem Rentenversicherungsträger und der Berufsgenossenschaft übernommen, wenn der Arzt die Mittel verschrieben hat. In seltenen Einzelfällen tritt die Krankenhilfe des Sozialhilfeträgers für die Kosten ein.

Nicht bezahlt werden:

- **Bagatellarzneimittel** (§ 34 Abs. 1 SGB V)
  - Mittel gegen Erkältungskrankheiten, grippale Infekte, Schnupfen und Schmerzen, hustendämpfende und -lösende Mittel
  - Mund- und Rachentherapeutika, ausgenommen bei Pilzinfektionen
  - Abführmittel
  - Mittel gegen Reisekrankheit
- Arzneimittel, bei deren Anwendung eine **Erhöhung der Lebensqualität** im Vordergrund steht, insbesondere (§ 34 Abs. 1 SGB V):
  - zur Behandlung der erektilen Dysfunktion
  - zur Anreizung und Steigerung der sexuellen Potenz

- zur Raucherentwöhnung
- zur Abmagerung oder zur Zügelung des Appetits
- zur Regulierung des Körpergewichts
- zur Verbesserung des Haarwuchses

- **Unwirtschaftliche** Arzneimittel (§ 34 Abs. 3 SGB V) mit geringem oder umstrittenem therapeutischen Nutzen
- **Nicht verschreibungspflichtige** Arzneimittel

Ausnahmen

- Nicht verschreibungspflichtige Arzneimittel, die bei der **Behandlung schwerwiegender Erkrankungen als Therapiestandard** gelten, dürfen vom Arzt mit medizinischer Begründung verordnet werden. Diese Medikamente bzw. Wirkstoffe stehen in den sogenannten Arzneimittel-Richtlinien/AMR des Gemeinsamen Bundesausschusses unter www.g-ba.de > Informations-Archiv > Richtlinien.
- Nicht verschreibungspflichtige Arzneimittel für versicherte Kinder bis zum vollendeten 12. Lebensjahr und für versicherte Jugendliche mit **Entwicklungsstörungen bis zum 18. Geburtstag**.

4. Zuzahlung

Mitglieder der gesetzlichen Krankenversicherung, die das 18. Lebensjahr vollendet haben, müssen für viele Arzneimittel Zuzahlungen in Höhe von 10 % des Abgabepreises des verordneten Arznei- oder Verbandmittels bezahlen, mindestens 5,- € und höchstens 10,- €, umgangssprachlich oft als „Rezeptgebühr" bezeichnet.
Gibt es für das Arzneimittel einen **Festbetrag** (siehe unter 5.), dann richtet sich die Zuzahlung nach diesem.

Preis/Festbetrag	**Zuzahlung**
bis 5,- €	Preis = Zuzahlung
5,01 € - 50,- €	5,- €
50,- € - 100,- €	10 % des Preises
Ab 100,- €	10,- €

Die Zuzahlung darf nicht höher als der Verkaufspreis des Medikaments oder Verbandmittels sein.

4.1. Zuzahlungsfreie Arzneimittel

Aufgrund des Arzneimittelwirtschaftlichkeitsgesetzes befreit der Spitzenverband Bund der Krankenkassen Arzneimittelwirkstoffe von der Zuzahlung.
Auf den Internetseiten der GKV (Die gesetzlichen Krankenkassen) ist eine Übersicht der zuzahlungsbefreiten Arzneimittelwirkstoffe, ebenso eine Liste der zuzahlungsbefreiten Arzneimittel zu finden, die 14-tägig aktualisiert wird: www.gkv.info. Eine komfortable Suchmöglichkeit für zuzahlungsfreie Arzneimittel, Wirkstoffe und Hersteller bietet die Medizinische Medien Informations GmbH unter www.meine-gesundheit.de. Darüberhinaus können Medikamente eines Arzneimittelherstellers, mit dem die Krankenkasse einen Rabattvertrag geschlossen hat, ganz oder zur Hälfte zuzahlungsfrei sein.

4.2. Grundsätzlich zuzahlungsfrei

Keine Zuzahlung gilt grundsätzlich

- bei Harn- und Blutteststreifen.
- für **Schwangere, wenn** das Arznei- und Verbandmittel im Zusammenhang mit Beschwerden in der Schwangerschaft und bei der Entbindung steht.
- für Kinder bis zum 18. Lebensjahr. (Achtung bei Preisen über Festbetrag, siehe unten.)
- wenn die Unfallversicherung leistet.
- **Praxistipps**
  - Mit dem Vermerk „FREI, da über Unfallversicherung" auf dem Rezept vermeidet der Arzt Nachfragen und Unklarheiten.
  - Sind Festbeträge im Sinne der Krankenversicherung festgesetzt, trägt die Unfallversicherung die Kosten der Arznei- und Verbandmittel bis zu dieser Höhe. Auf eventuelle Mehrkosten über die Festbeträge hinaus hat der Arzt den Patienten hinzuweisen.

- für **Zivildienstleistende**.
- **Praxistipp**
  - Bei Zivildienstleistenden ist auf der Verordnung „gebührenfrei" zu markieren. Die Kosten trägt in diesem Fall das Bundesamt für Zivildienst.

4.3. Überschreiten der Belastungsgrenze

Patienten werden auf Antrag auch von der Zuzahlung befreit, wenn sie ihre Belastungsgrenze überschreiten. Details zu den verschiedenen Belastungsgrenzen unter ☞ *Zuzahlungsbefreiung Krankenversicherung*.

5. Festbetrag

Der Festbetrag ist der erstattungsfähige Höchstbetrag bei einem Arzneimittel. Liegt der Preis eines verordneten Arzneimittels darüber, muss der Versicherte selbst den Differenzbetrag (Mehrkosten) zahlen. Die Zuzahlung richtet sich nach dem (niedrigeren) Festbetrag. In der Summe zahlt der Patient also Mehrkosten plus Zuzahlung.
Den Differenzbetrag müssen auch Versicherte zahlen, die von der Zuzahlung befreit sind, z.B. Kinder unter 18 Jahren.

6. Verordnung spezieller neuer oder kostenintensiver Arzneimittel

Vor Verordnung von z.B. sehr stark wirksamen Krebsmedikamenten oder biotechnologisch hergestellten Medikamenten muss der behandelnde Arzt eine Zweitmeinung eines fachlich besonders ausgewiesenen Arztes eingeholen. Nähere Richtlinien hierzu legt der Gemeinsame Bundesausschuss noch fest.

7. Richtlinien

Der Gemeinsame Bundesausschuss hat zur Verordnung von Arzneimitteln sogenannte Arzneimittel-Richtlinien/AMR erstellt. Diese Richtlinien können Sie unter www.g-ba.de > Informations-Archiv > Richtlinien downloaden.

Praxistipps

- Für Patienten lohnt es sich, aktiv nach billigeren Alternativen zu fragen, da sich die Höhe der Zuzahlung nicht mehr pauschal nach der Packungsgröße, sondern nach dem individuellen Preis des Arzneimittels richtet, und weil bestimmte Arzneimittel ganz zuzahlungsfrei sein können.
- Die Preise für **nicht verschreibungspflichtige** Arzneien und Produkte sind nicht mehr gesetzlich vorgeschrieben, sondern unterliegen dem freien Wettbewerb. Die Apotheker legen den Preis individuell fest.

Wer hilft weiter?

Individuelle Auskünfte erteilt der jeweils zuständige Sozialversicherungsträger: Meist die Krankenkassen, aber auch Rentenversicherungsträger, Berufsgenossenschaften oder das Sozialamt.

Aufbahrung

Das Wichtigste in Kürze

Die Aufbahrung in der Zeit von der Freigabe des Leichnams bis zur Bestattung erfolgt heute meistens im geschlossenen Sarg beim Bestatter oder in der Leichenhalle des Friedhofs. Sie ist aber auch in der Klinik, im Pflegeheim oder zu Hause möglich. Bei einer offenen Aufbahrung können die Angehörigen den Toten noch einmal sehen und von ihm Abschied nehmen. Zu Hause darf der Verstorbene bis zu 36 Stunden aufgebahrt werden, auch wenn er in einer Klinik gestorben ist. Das ermöglicht den Angehörigen und Freunden, in vertrauter Umgebung Abschied zu nehmen.

1. Totenwaschung und Einkleidung

Die Totenwaschung übernimmt bei Verstorbenen im Krankenhaus oder in Heimen das Pflegepersonal, in anderen Fällen der Bestatter. Auch Angehörige können diese Arbeiten übernehmen oder dabei mithelfen. In muslimischen Familien ist dies die Regel. Nach der Waschung wird der Verstorbene eingekleidet. Bei der Wahl der Kleidung ist darauf zu achten, dass sie dem Toten entspricht oder dass er sie gerne getragen hat.

2. Aufbahrungsraum

Aufbahrungsräume sind sehr unterschiedlich gestaltet.

- Aufbahrungen erfolgen üblicherweise in den Leichenhallen der Friedhöfe.
- Aufbahrungen können zu Hause stattfinden.
- Stirbt ein Mensch im Krankenhaus oder im Pflegeheim, dann steht zumeist ein Aufbahrungs- oder Abschiedsraum zur Verfügung, in dem der Verstorbene aufgebahrt werden kann.
- Vermehrt haben auch Bestatter Aufbahrungsräume.

3. Aufbahrung zu Hause

In den meisten Bundesländern ist es erlaubt, den Verstorbenen bis zu 36 Stunden zu Hause aufzubahren. Eine Aufbahrung zu Hause ist auch möglich, wenn der Mensch in einer Klinik oder in einem Pflegeheim gestorben ist.
Bei einer Aufbahrung zu Hause können die Angehörigen und Freunde des Verstorbenen in vertrauter Umgebung Abschied nehmen. Jeder bekommt die Zeit, die er braucht, um den Tod zu akzeptieren. Es sollte ein separater Raum zur Verfügung stehen, der in diesen Tagen nicht gelüftet und nicht beheizt wird. Damit die Verwesung nicht zu schnell eintritt, sollte der Raum im Sommer gekühlt werden.

4. Offene Aufbahrung

In den meisten Fällen werden Verstorbene im geschlossenen Sarg aufgebahrt. Die Zahl der offenen Aufbahrungen ist rückläufig und liegt in Deutschland derzeit bei ca. 5 bis 10 %.
Die offene Aufbahrung ermöglicht den Angehörigen, persönlich vom Verstorbenen Abschied zu nehmen. Sie können ihn noch einmal berühren, ihn auf die Stirn küssen und ihren Frieden mit dem Verstorbenen machen. Eine offene Aufbahrung kann hilfreich sein, um den Tod begreifbar zu machen und dies ist meist der erste Schritt zum Abschied.

5. Totenwache

Angehörige und Freunde können beim Verstorbenen wachen. Das gibt die, heute fast in Vergessenheit geratene, Gelegenheit, sich zu verabschieden, über den Toten zu plaudern, Erinnerungen auszutauschen, die Trauerfeier zu planen und die Verteilung der Aufgaben zu regeln. Die Möglichkeit zur Totenwache besteht bei Aufbahrungen zu Hause und zunehmend bei Bestattern, die dafür entsprechende Räumlichkeiten und eine Zugangsmöglichkeit rund um die Uhr schaffen.

Ausweis für Schwerbehinderte

☞ *Schwerbehindertenausweis*

Autofahren bei Schmerzmitteleinnahme

(§ 24 a Abs. 2 StVG)

Das Wichtigste in Kürze

Das Autofahren bei Schmerzmitteleinnahme ist laut Straßenverkehrsordnung erlaubt, wenn die Medikamente zur Behandlung einer Krankheit notwendig und - ganz wichtig - vom Arzt verordnet sind. Darüber hinaus muss der behandelnde Arzt die Fahrtauglichkeit des Patienten beurteilen und dem Patienten Informationen geben.

1. Hinweispflicht des Arztes

Bei Führerscheininhabern, die auf Schmerzmittel angewiesen sind, ist der behandelnde

Arzt **verpflichtet,** den Patienten auf mögliche Einschränkungen und Gefahren hinzuweisen. Der Arzt sollte den Patienten schriftlich bestätigen lassen, dass er auf die Gefahr hingewiesen wurde, andernfalls könnten Ärzte für die Kosten möglicher Unfälle haftbar gemacht werden.

Der Patient sollte darauf hingewiesen werden, dass ein **plötzliches Absetzen der Schmerzmedikamente** oder der grundsätzliche Verzicht auf Schmerzmittel trotz starker Schmerzen keineswegs fahrtauglich machen.

2. Dauerbehandlung mit Arzneimitteln

Bei nachgewiesener Intoxikation und anderen Wirkungen von Arzneimitteln, die die Leistungsfähigkeit zum Führen eines Kraftfahrzeugs beeinträchtigen, ist bis zu deren völligem Abklingen die Voraussetzung zum Führen von Kraftfahrzeugen aller Art nicht gegeben.
Als einziges Opioid wurde bisher das Fentanyl-Pflaster vom TÜV bezüglich der Verkehrstauglichkeit bei Langzeitanwendung getestet. Dabei ergab sich, dass bei stabiler Dosierung im Allgemeinen keine wesentlichen Einschränkungen bezüglich Belastbarkeit, Konzentration, Orientierung, Aufmerksamkeit oder Reaktionsfähigkeit des Anwenders zu beobachten sind.

Trotzdem muss auch bei Schmerzpflastern genau wie bei allen anderen Opioiden Folgendes ernst genommen werden:

- Fahrtüchtige Patienten sollten einen ☞ *Opioid-Ausweis* mit sich führen. Er ist erhältlich bei der Deutschen Schmerzliga, Telefon 0700 375 375 375 oder bei der Deutschen Gesellschaft für Schmerztherapie e.V., Telefon 06171 286060. Im Opioid-Ausweis vermerkt der Arzt, dass der Betroffene auf diese Medikamente angewiesen ist.
- Während der **Einstellungsphase** - z.B. von Morphium - wird das Führen eines Fahrzeugs wahrscheinlich nicht möglich sein, da in den ersten 14 Tagen sowie nach jeder Dosiserhöhung aufmerksamkeitseinschränkende Nebenwirkungen häufig sind. Bei gut eingestellten Patienten, die nicht mehr unter Sehstörungen, Müdigkeit, Übelkeit, Erbrechen oder Schwindel leiden, steht dem Autofahren nichts entgegen.
- Auch wenn der Arzt die grundsätzliche Erlaubnis zum Autofahren gibt, sollte der Patient **vor jeder Fahrt** seine Fahrtauglichkeit selbst kritisch einschätzen. Bei Bedenken bezüglich der Fahrtauglichkeit sollte der Patient besser ein Taxi oder öffentliche Verkehrsmittel benutzen.

Befreiung von Zuzahlungen

☞ *Zuzahlungsbefreiung Krankenversicherung*
☞ *Zuzahlungsbefreiung für chronisch Kranke*
☞ *Zuzahlungen Pflegeversicherung*
☞ *Zuzahlungen Rentenversicherung*

Begleitperson

(§ 11 SGB V)

auch ☞ *Kinderheilbehandlung*

Das Wichtigste in Kürze

Im Sinne der Krankenversicherung ist eine Begleitperson eine Person, die für einen Patienten, egal ob Kind oder Erwachsener, in einer Klinik oder während der Kur ständig anwesend ist. Die Mitaufnahme dieser Begleitperson wird von der Krankenkasse bezahlt, wenn sie aus medizinischen und therapeutischen Gründen notwendig ist.

1. Voraussetzung

Die Mitaufnahme einer Begleitperson während einer stationären Behandlung wird von der Krankenkasse bezahlt, wenn sie aus medizinischen und therapeutischen Gründen notwendig ist (§ 11 Abs. 3 SGB V). In seltenen Einzelfällen tritt die Krankenhilfe des Sozialhilfeträgers für die Kosten ein.

Zwingende medizinische Gründe sind:

- Gefährdung der Durchführung medizinisch notwendiger Leistungen, z.B. bei Trennung des Kindes von der Bezugsperson.
- Ständiger Betreuungsbedarf des rehabedürftigen Patienten wegen schwerer Behinderung, der nicht von der Rehaeinrichtung geleistet werden kann.
- Die Begleitperson soll therapeutische Verfahren, Verfahrensregeln und/oder die Nutzung technischer Hilfen einüben. Allerdings zahlt die Krankenkasse die Mitaufnahme dieser Begleitperson nur dann, wenn diese Schulung nicht am Wohnort der Begleitperson möglich ist. Die Zeit für die Einübung und Anleitung der Begleitperson kann kürzer sein als die Reha des Patienten.

Die Begleitperson muss **nicht** mit dem Patient verwandt sein, allein entscheidend ist die Notwendigkeit aus medizinischen Gründen.

2. Kosten

Der Begleitperson entstehen keine zusätzlichen Kosten. Die Kosten der Mitaufnahme werden von der Krankenkasse mit Zahlung des allgemeinen Pflegesatzes abgegolten. Für die Kostenübernahme erforderlich ist die Bestätigung des Krankenhausarztes über die medizinische und therapeutische Notwendigkeit der Mitaufnahme bzw. der Kureinrichtung über den günstigen Einfluss auf den Kurverlauf.

3. Fahrten

Ist eine Mitaufnahme der Begleitperson aus familiären, psychologischen, räumlichen oder sonstigen Umständen nicht möglich, **kann** die Kasse die Kosten für die täglichen Fahrten für eine Person anstelle der Mitaufnahme erstatten. Auch hier ist ein ärztliches Zeugnis notwendig.

Die Krankenkasse **kann** Nebenkosten wie Reisekosten oder Verdienstausfall der Begleitperson übernehmen.
Anspruch auf ☞ *Haushaltshilfe* besteht bei **Mitaufnahme der haushaltsführenden Person als Begleitperson ins Krankenhaus** (Grundsatzurteil des BSG vom 23.11.1995). Zudem müssen die weiteren Voraussetzungen für eine Haushaltshilfe vorliegen.

Praxistipp

- Für die Begleitperson eines Kindes kann die Krankenkasse auch den Lohnausfall für die notwendige, zeitlich nicht begrenzte Dauer übernehmen - analog zum ☞ *Kinderpflege-Krankengeld.* Für diese Leistung besteht keine gesetzliche Grundlage, daher kann sie nicht über das Sozialgericht eingeklagt werden. Die Antragstellung ist aber trotzdem unbedingt zu empfehlen.
- Auch im Sinne der Rentenversicherung gibt es eine Begleitperson. Näheres dazu unter ☞ *Kinderheilbehandlung.*

Wer hilft weiter?

Krankenkassen oder das Sozialamt.

Behinderung

(§§ 2, 68, 69 SGB IX - §§ 19, 97-115, 160-162 SGB III)

Das Wichtigste in Kürze

„Behinderung" im sozialrechtlichen Sinn ist genau definiert. Kern ist, dass erhebliche Beeinträchtigungen vorliegen müssen, die länger als 6 Monate anhalten. Nur wer als Behinderter vom Versorgungsamt anerkannt ist, kann Vergünstigungen und Nachteilsausgleiche in Anspruch nehmen. Zuständig für diese Anerkennung ist das Versorgungsamt. Viele Nachteilsausgleiche erhält man nur als **Schwerbehinderter**. Das erfordert einen Schwerbehindertenausweis, den man wiederum nur erhält, wenn man einen „Grad der Behinderung" von mindestens 50 hat.

1. Sozialrechtliche Grundlagen

Die Rechte und die Leistungen für Behinderte und Schwerbehinderte sind in zwei verschiedenen Gesetzen geregelt: Schwerpunktmäßig im Sozialgesetzbuch Nr. 9 (SGB IX) „Rehabilitation und Teilhabe behinderter Menschen" sowie ergänzend in den §§ 19, 97-115, 160-162 Sozialgesetzbuch Nr. 3 (SGB III). Behinderte und von Behinderung bedrohte Menschen erhalten Leistungen zur Förderung der Selbstbestimmung und gleichberechtigten Teilhabe am Leben in der Gesellschaft.

1.1. Behinderte nach § 19 SGB III

Behinderte nach § 19 SGB III sind körperlich, geistig oder seelisch beeinträchtigte Personen, deren Aussichten am Arbeitsleben (weiter) teilzuhaben wegen Art oder Schwere ihrer Behinderung nicht nur vorübergehend (d.h. mehr als 6 Monate) wesentlich gemindert sind und die deshalb Hilfe zur ☞ *Teilhabe am Arbeitsleben* benötigen.
Dieselben Rechte wie Behinderte haben Personen, denen eine Behinderung droht.

1.2. Behinderte nach § 2 Abs. 1 SGB IX

Behinderte nach § 2 Abs. 1 SGB IX sind Menschen, deren körperliche Funktion, geistige Fähigkeit oder seelische Gesundheit zu einer Beeinträchtigung führt, die für einen Zeitraum von mehr als 6 Monaten von dem für das Lebensalter typischen Zustand abweicht und daher ihre Teilhabe am Leben in der Gesellschaft beeinträchtigt.
Menschen sind von Behinderung bedroht, wenn die Beeinträchtigung zu erwarten ist.

1.3. Schwerbehinderte nach § 2 Abs. 2 SGB IX

Schwerbehinderte nach § 2 Abs. 2 SGB IX sind Menschen mit einem Grad der Behinderung (GdB) ab 50. Gesetzlich basierte Leistungen und Vergünstigungen erhalten Schwerbehinderte nur, wenn sie ihren Wohnsitz, gewöhnlichen Aufenthalt oder Arbeitsplatz in Deutschland haben.
Die Anerkennung als Schwerbehinderter weist man mit einem Schwerbehindertenausweis nach, den das Versorgungsamt auf Antrag ausstellt. Dieser kann neben dem GdB und auch Merkzeichen enthalten, die die Art der Behinderung bezeichen.
Mehr unter ☞ *Schwerbehindertenausweis*.

2. Grad der Behinderung

Der Grad der Behinderung (GdB) beschreibt die Schwere der Behinderung und wird durch das Versorgungsamt (= Amt für Soziales und Versorgung) festgestellt. Näheres unter ☞ *Grad der Behinderung*.
Abhängig vom GdB sind die Nachteilsausgleiche für Behinderte. Einen Überblick über die GdB-abhängigen Nachteilsausgleiche erhalten Sie auf Seite 159.

3. Schwerbehinderte im Berufsleben

3.1. Kündigungsschutz

Die Kündigung eines Schwerbehinderten bedarf in der Regel der vorherigen Zustimmung des Integrationsamts. Die Kündigungsfrist beträgt mindestens 4 Wochen.

3.2. Zusatzurlaub

Schwerbehinderte haben Anspruch auf zusätzlich 5 bezahlte Urlaubstage im Jahr. Bei mehr oder weniger als 5 Arbeitstagen in der Woche erhöht bzw. vermindert sich der Zusatzurlaub entsprechend.

3.3. Gleichstellung behindert/schwerbehindert

Personen mit einem GdB von weniger als 50, aber mindestens 30, erhalten die gleichen Leistungen wie Schwerbehinderte, **wenn** sie infolge ihrer Behinderung keinen geeigneten Arbeitsplatz erlangen oder behalten können (§§ 2 Abs. 3, 68 Abs. 3 SGB IX).

3.3.1. Unterschiede

Gleichgestellte genießen wie Schwerbehinderte einen besonderen Kündigungsschutz. Sie haben jedoch im Gegensatz zu Schwerbehinderten **keinen** Anspruch auf einen **Zusatzurlaub** von 5 bezahlten Arbeitstagen im Jahr (§ 125 SGB IX) und auf vorgezogenes Altersruhegeld nach Vollendung des 60. Lebensjahres (☞ *Altersrente für Schwerbehinderte*).
Gleichgestellte bekommen keinen ☞ *Schwerbehindertenausweis* und keine „Erleichterungen im Personenverkehr".

Praxistipp

Die Gleichstellung erfolgt durch die zuständige Agentur für Arbeit. Der Antrag muss unmittelbar bei der Agentur für Arbeit gestellt werden, unter Vorlage des Feststellungsbescheids des Versorgungsamts und eines Schreibens des Arbeitgebers, der den Behinderten als Schwerbehinderten einstellen bzw. weiterbeschäftigen würde. Die Gleichstellung wird mit dem Tag der Antragstellung wirksam. Sie kann befristet werden.

4. Nachteilsausgleiche und Hilfen für Behinderte

Schwerbehinderten wird - teilweise auf freiwilliger Grundlage - eine Reihe von Nachteilsausgleichen zugestanden, z.B.:

- Eintrittspreisermäßigungen (z.B. Filme, Theater, Sportveranstaltungen, Museen)
- Benutzung der Abteile und Sitze, die Schwerbehinderten in Verkehrsmitteln vorbehalten sind
- Bevorzugte Abfertigung in Ämtern
- Beitragsermäßigungen für Mitglieder von Vereinen, Interessenverbänden etc.

Zudem bieten das SGB IX sowie verschiedene andere Gesetze, Verordnungen, Erlassungen, Satzungen und Tarife behinderten Menschen als Nachteilsausgleiche eine Reihe von Rechten und Hilfen. Voraussetzungen für die Inanspruchnahme dieser Rechte ist häufig ein ☞ *Schwerbehindertenausweis* und das Stellen eines Antrags bei der zuständigen Stelle.

Praxistipps

- Das Bundesministerium für Arbeit und Soziales bietet die kostenlose Broschüre „Ratgeber für behinderte Menschen" an. Diese kann unter Telefon 0180 5151510 bestellt oder unter www.bmas.de > Publikationen heruntergeladen werden.
- Die Broschüre „Mein Kind ist behindert - diese Hilfen gibt es" gibt Hinweise auf finanzielle Hilfen für Familien und erwachsene Menschen mit Behinderungen. Zu bestellen schriftlich (3,- € gegen Rechnung) bei: Bundesverband für Körper- und Mehrfachbehinderte e.V., Brehmstr. 5-7, 40239 Düsseldorf, Telefon 0211 64004-0, Fax 0211 64004-20, E-Mail info@bvkm.de, www.bvkm.de.

Wer hilft weiter?

- Informationen zum SGB IX und zu Behinderung gibt das Bürgertelefon des Bundesarbeitsministeriums, 01805 676715 (14 Ct./Min.), Mo-Do, 8-20 Uhr.
- Fragen zu Leistungen für Schwerbehinderte oder Unklarheiten über die Zuständigkeiten der jeweiligen Leistungsträger beantworten die örtlichen Servicestellen.
- Arbeitsrechtliche Auskünfte (Kündigungsschutz, Zusatzurlaub) erteilt das Integrationsamt. Über die Gleichstellung entscheiden die Agenturen für Arbeit.
- Beratung und Begleitung im Arbeitsleben bietet der Integrationsfachdienst.
- Die Versorgungsämter sind zuständig für

die Feststellung des GdB und die Ausstellung des Schwerbehindertenausweises.

Berufsunfähigkeit

☞ *Abgestufte Erwerbsminderungsrente*

Bestattungskosten Sozialhilfe

(§ 74 SGB XII)

Das Wichtigste in Kürze

In der Regel erstattet das Sozialamt Bestattungskosten, wenn keine Erben vorhanden sind oder wenn die Erben die Kosten nicht tragen können. Es übernimmt aber nur „erforderliche" Kosten, d.h. in der Regel: eine sehr einfache Bestattung.

1. Voraussetzung

Mögliche Voraussetzungen für die Übernahme der Bestattungskosten sind:

- Kein Erbe vorhanden
  oder
  Ausschlagung der Erbschaft
  oder
  den zur Vornahme der Bestattung Verpflichteten (z.B. Erben, Unterhaltsverpflichtete) sind die Bestattungskosten nicht zumutbar
  und
- die Personen, die Bestattungskosten bekommen, dürfen die Einkommensgrenze nach §§ 85 ff. SGB XII nicht überschreiten, Details unter ☞ *Einsatz von Einkommen und Vermögen.*

1.1. Zumutbarkeit

Über die Frage der Zumutbarkeit der Kosten entscheidet das Sozialamt nach **pflichtgemäßem Ermessen**. Beurteilt das Sozialamt die Übernahme der Kosten für den/die Erben oder Unterhaltsverpflichteten als nicht zumutbar, so besteht ein **Rechtsanspruch** auf Übernahme der Bestattungskosten durch das Sozialamt.

2. Umfang

Sozialrechtlich zählen die Bestattungskosten zur Hilfe in anderen Lebenslagen.
Zu den **erforderlichen Kosten der Bestattung** gehören die Aufwendungen für eine würdige Beerdigung, wie sie ortsüblich ist. Hierzu zählen z.B. die Kosten für:

- Leichenschau einschließlich Ausstellung einer Todesbescheinigung.
- Sterbeurkunden.
- Sarg mit Einlage und einfachem Blumenschmuck.
- Aufbahrung und einfache Dekoration bei der Trauerfeier.
- Überführung zum Friedhof.
- Beerdigung auf dem Friedhof mit Sargträger.
- Erstbepflanzung des Grabs.

Nicht zu den Bestattungskosten gehören die Kosten für eine Trauerfeier im Anschluss an die Beisetzung, Trauerkleidung, Todesanzeigen und Danksagungen.

Die Bestattungskosten werden nur für eine Beerdigung an dem Ort übernommen, an dem der Verstorbene sich tatsächlich aufgehalten hat bzw. an dem er gestorben ist. Überführungskosten werden nur in Ausnahmefällen übernommen, die besonders zu begründen sind, z.B. bei einem Unfall oder wenn eine Beerdigung nach den religiösen Bräuchen des Verstorbenen in Deutschland nicht möglich ist.

Praxistipps

- In Deutschland gelten von Bundesland zu Bundesland unterschiedliche Bestattungsfristen. Falls die Bestattung aus finanziellen Gründen nicht rechtzeitig zu bewältigen ist, besteht Anspruch auf eine **Vorleistung** durch das Sozialamt.
- Welche Kosten konkret das zuständige Sozialamt übernimmt, ist jedoch in jedem Fall **vorab** bei diesem zu erfragen, und der Antrag muss rechtzeitig gestellt werden.
- Je nachdem, wie eine angenommene Erbschaft ausfällt, verrechnet das Sozialamt

dann die Beerdigungskosten mit dem Erben. Es bleiben 6 Wochen Zeit, sich zu überlegen, ob das Erbe ausgeschlagen oder angenommen wird.

- Die Verbraucherinitiative Aeternitas hat eine Broschüre „Sozialbestattung heute" (8,- € plus 1,45 € Versand und Porto) herausgegeben. Sie ist erhältlich bei: Aeternitas, Dollendorfer Str. 72, 53639 Königswinter, Telefon 02244 92537.

Wer hilft weiter?

Individuelle Auskünfte erteilt das Sozialamt. Auch die Bestattungsunternehmen sind im Allgemeinen gut über finanzielle Fragen informiert.

Betäubungsmittel

(BtMG)

Das Wichtigste in Kürze

Betäubungsmittel (BtM) sind die in den Anlagen I bis III des Betäubungsmittelgesetzes (BtMG) aufgeführten Stoffe und Zubereitungen, die nur unter bestimmten Auflagen in den allgemeinen Warenverkehr gebracht werden dürfen, z.B.: Schutz vor dem Zugriff unbefugter Personen, Nachweisführung des Verbrauchs und kontrollierte Vernichtung. Betäubungsmittel werden überwiegend eingesetzt bei

- chronischen Schmerzerkrankungen,
- fortgeschrittenen Krebserkrankungen,
- HIV-Infektionen und AIDS-Erkrankungen und
- nach Operationen.

1. Einteilung laut Anlagen zum BtMG

1.1. Nicht verkehrsfähige Betäubungsmittel

(Anlage I zu § 1 Abs. 1 BtMG)
BtM der Anlage I dürfen nicht zu therapeutischen Zwecken verwendet werden. Sie dürfen nicht verschrieben, verabreicht oder einem anderen zum unmittelbaren Gebrauch überlassen werden. Zu dieser Gruppe gehören u. a. Lysergid (LSD), Mescalin und Psilocybin.

1.2. Verkehrsfähige, aber nicht verschreibungsfähige Betäubungsmittel

(Anlage II zu § 1 Abs. 1 BtMG)
BtM der Anlage II sind Rohstoffe, Grundstoffe, Halbsynthetika und Zwischenprodukte, die nicht verschrieben, verabreicht oder zum unmittelbaren Gebrauch überlassen werden dürfen. Beispielhaft für Anlage II sind Mazindol, Thebain und Aminorex.

1.3. Verkehrs- und verschreibungsfähige Betäubungsmittel

(Anlage III zu § 1 Abs. 1 BtMG)
BtM der Anlage III sind medizinisch-therapeutisch verwendete Stoffe, die ausschließlich von Ärzten, Zahnärzten und Tierärzten mit einem speziellen Rezept (Betäubungsmittelrezept) verordnet werden dürfen, z.B. Buprenorphin, Codein, Dronabinol, Fentanyl, Methadon, Methylphenidat, Morphin, Opium, Pentazocin und Tilidin.
Diese BtM dürfen nur als Zubereitungen (Rezeptur und Fertigarzneimittel) von Ärzten, Tierärzten und Zahnärzten verschrieben werden. Der Anwendung am menschlichen oder tierischen Körper muss stets eine Begründung zugrunde liegen. Nicht begründet ist die Anwendung dann, wenn der beabsichtigte Zweck auf eine andere Weise erreicht werden kann.

2. Verkehr mit Betäubungsmitteln

Der Verkehr mit BtM muss vom Bundesinstitut für Arzneimittel und Medizinprodukte (BfArM) genehmigt werden. Einer Erlaubnispflicht unterliegen alle, die BtM anbauen, herstellen, Handel betreiben, einführen, ausführen, abgeben, veräußern, auf andere Weise in den Verkehr bringen, erwerben oder ausgenommene Zubereitungen herstellen wollen.

Von dieser Erlaubnispflicht ausgenommen sind:

- Ärzte, Zahnärzte, Tierärzte
- Öffentliche Apotheken
- Krankenhausapotheken
- Krankenhäuser
- Tierärztliche Hausapotheken
- Tierkliniken
- Patienten mit Betäubungsmittelverschreibungen

Des Weiteren entfällt die Erlaubnispflicht bei:

- Einfuhr und Ausfuhr als Reisebedarf. Weitere Informationen unter ☞ *Reisen bei Schmerzmitteleinnahme*.
- Beförderung oder Versendung zwischen den oben genannten befugten Teilnehmern

3. Sicherungsmaßnahmen: Aufbewahrung von Betäubungsmitteln

(§ 15 BtMG)
Am Betäubungsmittelverkehr Beteiligte müssen BtM gesondert aufbewahren und gegen unbefugte Entnahme sichern. Das Bundesinstitut für Arzneimittel und Medizinprodukte kann darüber hinaus bestimmte Sicherungsmaßnahmen anordnen, wenn dies nach Art oder Umfang des Betäubungsmittelverkehrs, dem Gefährdungsgrad oder der Menge der Betäubungsmittel erforderlich ist.

Eine angemessene Sicherung ist nach dem derzeitigen Kenntnisstand in einem der drei folgenden Fälle gewährleistet.

- Aufbewahrung in einem speziell ausgerüsteten **Wertschutzschrank**.
- Aufbewahrung in einem Raum mit **Raumsicherung** entsprechend den vorgegebenen Sicherheitsvorschriften (Wertschutzraumtüren mit einem Widerstandsgrad III oder höher).
- **Elektronische Überwachung** durch Einbruchmeldeanlagen.

Die Richtlinien über Maßnahmen zur Sicherung von BtM können unter www.bfarm.de > Betäubungsmittel > Rechtsgrundlagen nachgelesen werden.

4. Vernichtung von Betäubungsmitteln

Werden BtM vom Patienten nicht mehr benötigt oder stirbt der Patient, dürfen diese **nicht** an andere Patienten weitergegeben werden. Die Betäubungsmittel sind so zu vernichten, dass kein Missbrauch durch andere Personen stattfinden kann und Mensch und Umwelt sicher nicht geschädigt werden. Bei der Vernichtung der Betäubungsmittel in der Apotheke oder beim Arzt muss dies in Anwesenheit von 2 Zeugen geschehen.

4.1. Ausnahme

Betäubungsmittel, die von Patienten in Alten- und Pflegeheimen sowie Hospizen nicht mehr benötigt werden, können vom Arzt für einen anderen Patienten dieses Alten- und Pflegeheims oder Hospizes erneut verschrieben werden oder an eine versorgende Apotheke zum Zweck der Weiterverwendung in einem Alten- und Pflegeheim oder Hospiz zurückgegeben werden.
Diese Neuregelung gilt nur für Patienten, denen ein eigenverantwortlicher Umgang mit ärztlichen BtM-Verschreibungen nicht mehr zugemutet werden kann, z.B. Demenz-Patienten. Alle vom Arzt ausgestellten Btm-Verschreibungen, die ein Arzt direkt an Patienten aushändigt, sind deshalb von dieser Änderungsregelung nicht betroffen.

5. Nachweis über verschriebene Betäubungsmittel

Über die verordneten Betäubungsmittel ist ein Verbleibsnachweis zu führen, was auf elektronischem Wege, in Betäubungsmittelbüchern oder auf Karteikarten möglich ist. Diese Nachweise sind 3 Jahre ab der letzten Eintragung aufzubewahren.

Unter www.bfarm.de > Betäubungsmittel > Formulare steht ein Download zur Nachweisführung zur Verfügung.

Karteikarten und Betäubungsmittelbücher werden vertrieben durch:

- Bundesanzeiger-Verlagsgesellschaft, Postfach 100534, 50445 Köln, Telefon 0221 97668-112.
- Deutscher Apotheker Verlag, Postfach 101061, 70009 Stuttgart, Telefon 0711 25820.
- Govi-Verlag, Postfach 5360, 65728 Eschborn, Telefon 06196 9280.

Wer hilft weiter?

Anfragen zu BtM beantwortet das Bundesinstitut für Arzneimittel und Medizinprodukte, Bundesopiumstelle.

- Adresse für **schriftliche Anfragen**: Kurt-Georg-Kiesinger Allee 3, 53175 Bonn, Fax 0228 99307-5210.
- **Telefonische Auskunft** unter 0228 99307- und der Durchwahl:
  - - 4321 zu Betäubungsmittel-Rezeptformblättern und Anzeigen von Apotheken sowie tierärztlichen Hausapotheken bezüglich Teilnahme am BtM-Verkehr (Mo-Fr 9-12 Uhr).
  - - 5563 zur Betäubungsmittel-Verschreibungsverordnung (BtMVV).
  - - 5543 zum Substitutionsregister.
  - - 5105 zum grenzüberschreitenden Verkehr.
  - - 3682 zu Sicherungsmaßnahmen bei der Aufbewahrung von BtM.
  - - 5108 zum BtM-Verkehr bei Herstellern.
  - - 5139 zum BtM-Verkehr bei wissenschaftlichen Einrichtungen (Universitäten und klinische Prüfungen)
  - - 5134 zum BtM-Verkehr bei wissenschaftlichen Einrichtungen (Behörden, gewerbliche und außeruniversitäre wissenschaftliche Einrichtungen).
  - - 5142 zum BtM-Verkehr bei Händlern.
  - - 5142 zum BtM-Verkehr bei Anbauern.

Betäubungsmittel-anforderungsscheine

(§§ 10, 11 BtMVV)

Das Wichtigste in Kürze

Betäubungsmittel (BtM) dürfen im stationären Bereich nur auf den dreiteiligen amtlichen BtM-Anforderungsscheinen verordnet werden. BtM-Scheine sind zeitlich unbegrenzt gültig. Die BtM-Anforderungsscheine entsprechen den Betäubungsmittelrezepten im ambulanten Bereich.

1. Vorgehensweise

BtM für den Stationsbedarf müssen auf dem dreiteiligen amtlichen Formblatt verschrieben werden. BtM-Anforderungsscheine werden in der krankenhauseigenen oder krankenhausversorgenden Apotheke eingelöst. Teil I der Verschreibung wird bei der Apotheke vorgelegt, Teil II dient den Stationen oft zur eigenen Dokumentation, Teil III bleibt beim verschreibungsberechtigten Arzt.

1.1. Angaben auf dem BtM-Anforderungsschein

- Name oder Bezeichnung, Anschrift der Einrichtung, für die der Stationsbedarf bestimmt ist
- Ausstellungsdatum
- Bezeichnung der verschriebenen Arzneimittel
- Menge der verschriebenen Arzneimittel
- Name des verschreibenden Arztes
- Unterschrift des verschreibenden Arztes, im Vertretungsfall mit dem Kürzel „i.V." (in Vertretung)

2. Erstbezug

BtM-Anforderungsscheine können vom Leiter der Klinik oder dem Leiter einer medizinischen Abteilung bei der Bundesopiumstelle (Kurt-Georg-Kiesinger Allee 3, 53175 Bonn, Telefon 0228 207-4321, Mo-Fr, 9-12

Uhr) angefordert werden. Das Formular für die Erstanforderung von BtM-Anforderungsscheinen steht unter www.bfarm.de > Betäubungsmittel > Formulare als Download zur Verfügung.

3. Folgebezug

Weitere BtM-Anforderungsscheine können unter Angabe der personengebundenen BtM-Nummer des Arztes mit einer Folge-Anforderungskarte, die der ersten Lieferung beiliegt, bei der Bundesopiumstelle nachbestellt werden. Anzugeben sind die gewünschte Stückzahl, gegebenenfalls eine Anschriftenänderung und Urlaubszeiten. Die Anforderungskarte ist persönlich vom verantwortlichen Klinikarzt zu unterschreiben.

4. Gültigkeit

Bei BtM-Anforderungsscheinen ist **keine** Gültigkeitsdauer zu beachten.

Wer hilft weiter?

Fragen zu ambulanten und stationären Verschreibungen beantwortet das Bundesinstitut für Arzneimittel und Medizinprodukte, Telefon 0228 207-4321, Mo-Fr, 9-12 Uhr.

Betäubungsmittelrezepte

(§§ 8, 9 BtMVV)

Das Wichtigste in Kürze

Betäubungsmittel (BtM) dürfen im ambulanten Bereich nur auf sogenannten BtM-Rezepten verordnet werden. BtM-Rezepte werden nur auf Bestellung und nur von der Bundesopiumstelle personengebunden an einen bestimmten Arzt ausgegeben. Ausgefüllte BtM-Rezepte sind nur bis zum 8. Tag inklusive Verschreibungsdatum gültig. Die BtM-Rezepte entsprechen den ☞ *Betäubungsmittelanforderungsscheinen* im stationären Bereich.

1. Vorgehensweise und Formen

BtM-Rezepte, die ein Arzt im Rahmen einer ambulanten Behandlung ausstellt, sind in einer öffentlichen Apotheke einzulösen. Sie sind so groß wie normale Rezepte, aber gelb. Ein BtM-Rezept ist ein **amtliches Formular in dreifacher Ausfertigung**:

- Teil I wird in der Apotheke 3 Jahre ab Abgabedatum archiviert.
- Teil II verwendet der Apotheker für die Abrechnung der verordneten BtM mit der Krankenkasse.
- Teil III wird beim Arzt 3 Jahre ab Ausstellung archiviert.

Bei der Ausstellung von BtM-Rezepten unterscheidet man folgende Formen:

- Standard-BtM-Rezepte
- A-Rezepte
- N-Rezepte
- Kombinationsrezepte
- Verschreibungen für den Praxisbedarf

1.1. Standard-BtM-Rezept

- Patientenangaben: Name, Vorname, Geburtstag und vollständige Anschrift des Patienten. Die Krankenkasse ist anzukreuzen und der Versicherungsstatus des Patienten sowie der Sitz der Krankenkasse sind einzutragen.
- Ausstellungsdatum.
- Eindeutige Arzneimittelbezeichnung. Falls das ☞ *Betäubungsmittel* dadurch nicht eindeutig bestimmt ist: Darreichungsform, Art und Menge des enthaltenen Wirkstoffs.
- Menge des Arzneimittels in Gramm, Milliliter, Stückzahl der abgeteilten Form.
- Gebrauchsanweisung mit Einzel- und Tagesangabe oder „Gem. schriftl. Anw.", wenn eine schriftliche Gebrauchsanweisung übergeben wurde.
- Name, Berufsbezeichnung, Anschrift und Telefonnummer des verschreibenden Arztes.
- Eigenhändige Unterschrift des Arztes, im Vertretungsfall handschriftlich der Vermerk „in Vertretung".

Die Angaben können maschinell ausgefüllt und ausgedruckt werden. Die Unterschrift muss handschriftlich erfolgen.

1.2. A-Rezept (Ausnahme)

Die Verschreibung für einen Ausnahmefall ist zu verwenden bei

- Überschreitung der festgesetzten Höchstmengen,
- Überschreitung des Verschreibungszeitraums oder
- Überschreitung der Anzahl der verschriebenen Betäubungsmittel.

Das Rezept muss mit einem „A" gekennzeichnet werden.

1.3. N-Rezept (Notfall)

Die zur Behebung eines Notfalls notwendige Menge an Betäubungsmitteln kann auf einem Normalrezept verschrieben werden. Das Rezept muss zwingend als **Notfall-Verschreibung** gekennzeichnet werden: mit dem Zusatz „Notfall-Verschreibung" im Rezeptfeld.

- Das Rezept gilt nur einen Tag.
- Die Apotheke muss unverzüglich nach Vorlage der Notfall-Verschreibung und möglichst vor Abgabe des BtM den Arzt über die Belieferung informieren.
- Der Arzt ist verpflichtet, der abgebenden Apotheke ein gleichlautendes BtM-Rezept nachzureichen und dieses mit einem „N" zu versehen. In der Regel wird dieses Rezept an den Patienten gegeben und dieser reicht es in der Apotheke ein oder die Arztpraxis leitet es direkt an die Apotheke weiter.
- Die Notfallverschreibung muss dauerhaft mit dem in der Apotheke verbleibenden Teil der nachgereichten BtM-Verschreibung verbunden werden.

Die Apotheke darf auf ein nachgereichtes N-BtM-Rezept kein BtM herausgeben, da die Abgabe des Arzneimittels bereits aufgrund des Notfall-Rezeptes erfolgt ist.

1.4. Kombinationsrezept

Bei einem Kombinationsrezept wird eine Wirksubstanz in zwei unterschiedlichen Darreichungsformen (z.B. Morphium 10 mg Tabletten und Morphium 30 mg Retardtabletten) verschrieben.

1.5. Verschreibung für den Praxisbedarf

BtM dürfen bis zu einer Menge des durchschnittlichen 2-Wochen-Arztpraxisbedarfs verschrieben werden. Mindestens muss jedoch die kleinste Packungseinheit verschrieben werden (mehr unter ☞ *Betäubungsmittel-Verschreibungsverordnung*).

2. Erstbezug

Für die Ausgabe von BtM-Rezepten ist die **Bundesopiumstelle** zuständig. Die Unterlagen zur Erstanforderung können angefordert werden bei der Bundesopiumstelle, Kurt-Georg-Kiesinger Allee 3, 53175 Bonn, Telefon 0228 207-4321, Mo-Fr 9-12 Uhr. Das Formular für die Erstanforderung von BtM-Rezepten steht unter www.bfarm.de > Betäubungsmittel > Formulare als Download zur Verfügung.

Für den Erstbezug von BtM-Rezepten muss der Arzt die Erst-Anforderungskarte vollständig ausfüllen, unterschreiben und mit einer amtlich beglaubigten Kopie der Approbationsurkunde oder einer beglaubigten Kopie der Erlaubnis zur Berufsausübung an die Bundesopiumstelle schicken.

Ärzte sollten ihren Bedarf an BtM-Rezepten frühzeitig bei der Bundesopiumstelle anfordern. Die Bundesopiumstelle teilt dem Antragsteller eine personengebundene BtM-Nummer mit, die dann fortwährend auf jedem BtM-Rezept verzeichnet ist.

BtM-Rezepte werden stets **personengebunden** ausgegeben und sind ausschließlich zur Verwendung durch diese Person, in der Regel ein niedergelassener Arzt, bestimmt. Eine **Übertragung** der BtM-Rezepte auf einen anderen Arzt ist nur im Vertretungsfall (Krankheit, Urlaub) möglich und der Vertretungsarzt muss mit dem Kürzel i.V. unterzeichnen.

3. Folgebezug

Weitere BtM-Rezepte können unter Angabe der personengebundenen BtM-Nummer mit einer Folge-Anforderungskarte, die der ersten Lieferung beiliegt, bei der Bundesopiumstelle nachbestellt werden. Anzugeben sind die gewünschte Stückzahl, gegebenenfalls eine Anschriftenänderung und Urlaubszeiten. Die Anforderungskarte ist persönlich vom beantragenden Arzt zu unterschreiben.

4. Aufbewahrung

Die Rezepte sind diebstahlsicher und vor Missbrauch geschützt aufzubewahren. Der Verlust von Rezepten ist unter Angabe der Rezeptnummern unverzüglich der Bundesopiumstelle (z.B. Fax 0228 207-5985) mitzuteilen.

5. Gültigkeit

Werden BtM-Rezepte nicht ausgestellt, ist **keine** Gültigkeitsdauer zu beachten. Ausgefüllte BtM-Rezepte sind dagegen **nur bis zum 8. Tag inklusive Verschreibungsdatum** gültig. Diese Frist darf nur überschritten werden, wenn ein in Deutschland nicht zugelassenes Arzneimittel eingeführt werden muss.

5.1. Nicht benötigte BtM-Rezepte

Werden unbenutzte BtM-Rezepte nicht mehr benötigt, sind diese per **Einschreiben** an die Bundesopiumstelle zurückzugeben. Eine Weitergabe der Rezepte an Dritte ist nicht zulässig.

6. BtM-Rezepte in der Gemeinschaftspraxis

Jeder Arzt einer Gemeinschaftspraxis verwendet seine eigenen Betäubungsmittelrezepte, da diese personenbezogen codiert sind. Die Rezepte werden codiert mit:

- der individuellen BtM-Nummer des berechtigten Arztes,
- dem Ausgabedatum und
- der laufenden Rezeptnummer.

Jeder Arzt hat auch die entsprechenden Nachweise zu führen, sein Name ist auf den Rezepten kenntlich zu machen.

Wer hilft weiter?

Fragen zu ambulanten und stationären Verschreibungen beantwortet das Bundesinstitut für Arzneimittel und Medizinprodukte, Telefon 0228 207-4321, Mo-Fr, 9-12 Uhr.

Betäubungsmittel-Verschreibungsverordnung

(BtMVV)

Das Wichtigste in Kürze

Die Betäubungsmittel-Verschreibungsverordnung regelt die Abgabe von Substanzen, die unter Anlage III des Betäubungsmittelgesetzes fallen. Verordnet werden dürfen danach nur bestimmte Höchstmengen pro Patient. Die Abgabe darf nur nach Vorlage eines BtM-Rezeptes oder -Anforderungsscheins erfolgen. Der Verbleib von Betäubungsmitteln ist lückenlos zu dokumentieren.

1. Umfang

Die Betäubungsmittel-Verschreibungsverordnung regelt u.a.:

- Verschreibungsgrundsätze.
- Verschreibung von BtM und Substitutionsmitteln durch Ärzte, Zahnärzte, Tierärzte.
- Verschreibung von BtM für Bewohner von Alten- und Pflegeheimen sowie Hospizen.
- Verschreibung von BtM für den Rettungsdienst und Kauffahrteischiffe.
- Abgabe von BtM.
- Verwendung von und Angaben auf ☞ *BtM-Rezepten* und ☞ *BtM-Anforderungsscheinen.*

- Nachweisführung über Verbleib und Bestand von BtM (Dokumentation).

2. Grundsätze

BtM der Anlage III dürfen nur als Zubereitungen, nicht als Substanz allein verschrieben werden. Es sind **Höchstmengen** festgesetzt, die auch für Salze und Molekülverbindungen gelten. Die Abgabe von BtM darf nur nach Vorlage eines BtM-Rezeptes oder -Anforderungsscheins erfolgen. Die Dokumentation über den Verbleib des BtMs ist lückenlos zu führen.

3. Höchstmengen

Laut BtMVV darf ein Arzt für einen Patienten innerhalb von 30 Tagen bis zu 2 der nachfolgend aufgeführten BtM in den aufgeführten Höchstmengen verschreiben.

No.	Betäubungsmittel	Höchstmenge in mg
1	Amfetamin	600
2	Buprenorphin	800
2a	(weggefallen)	
3	Codein als Substitutionsmittel	40.000
4	Dihydrocodein als Substitutionsmittel	40.000
5	Dronabinol	500
6	Fenetyllin	2.500
7	Fentanyl	340
8	Hydrocodon	1.200
9	Hydromorphon	5.000
10	Levacetylmethadol	2.000
11	Levomethadon	1.500
12	Methadon	3.000
13	Methylphenidat	2.000
14	Modafinil	12.000
15	Morphin	20.000
16	Opium, eingestelltes	4.000
17	Opiumextrat	2.000
18	Opiumtinktur	40.000
19	Oxycodon	15.000
20	Pentazocin	15.000
21	Pethidin	10.000
22	Phenmetrazin	600
23	Piritramid	6.000
24	Tilidin	18.000

Alternativ kann der Arzt auch eines der weiteren in Anlage III benannten Betäubungsmittel außer Alfentanil, Cocain, Etorphin, Remifentanil und Sufentanil verordnen.

4. Einzelfall

In begründeten Einzelfällen kann ein Arzt unter Wahrung der erforderlichen Sicherheit des BtM-Verkehrs und bei Dauerbehandlung eines Patienten von

- den festgesetzten Höchstmengen und
- der Zahl der verschriebenen Betäubungsmittel

abweichen. Diese Abweichung **muss** mit dem Buchstaben „A" auf dem BtM-Rezept gekennzeichnet werden.

5. Praxisbedarf

Die in der Tabelle aufgeführten BtM sowie die BtM Alfentanil und Cocain können zur Lokalanästhesie bei Eingriffen am Kopf als Lösung bis zu 20 % oder als Salbe bis zu 2 % verschrieben werden.
Die Betäubungsmittel Remifentanil und Sufentanil dürfen bis zu einem durchschnittlichen Zweiwochenbedarf verordnet werden, mindestens jedoch die kleinste Packungseinheit.
Der Monatsbedarf soll bei der Vorratshaltung nicht überschritten werden.

6. Stationsbedarf in Kliniken

BtM dürfen nur von Ärzten, die ein Krankenhaus oder eine Teileinheit leiten, verschrieben werden. Bei Abwesenheit des Leiters wird die Verschreibung an einen Vertreter delegiert. Ein Belegarzt ist ebenfalls berechtigt, BtM-Verschreibungen vorzunehmen.
Die Bestände der Stationen dürfen den Monatsbedarf nicht überschreiten.

Wer hilft weiter?

Anfragen zu BtM beantwortet das Bundesinstitut für Arzneimittel und Medizinprodukte, Bundesopiumstelle.

- Adresse für **schriftliche Anfragen**: Kurt-Georg-Kiesinger Allee 3, 53175 Bonn, Fax 0228 99307-5210.
- **Telefonische Auskunft** zur BtMVV unter 0228 99307-5563.

Betreuung

(§§ 1896 ff. BGB)

Das Wichtigste in Kürze

Betreuung heißt, dass ein Betreuer die Angelegenheiten eines Erwachsenen ganz oder teilweise für ihn regelt, weil dieser aufgrund Krankheit oder Behinderung sich nicht (mehr) angemessen darum kümmern kann. Dabei bleibt die Geschäftsfähigkeit des Betreuten erhalten, Entscheidungen über Ehe und Testament trifft der Betreute weiterhin selbst. Bei schwerwiegenden gesundheitlichen Eingriffen muss das Vormundschaftsgericht zustimmen, zudem muss der Betreuer dem Gericht Rechenschaft über seine Tätigkeit ablegen. Betreuung gibt es nur bei Erwachsenen, bei Minderjährigen kommt es zu einer Pflegschaft.

1. Voraussetzung

Wenn ein Volljähriger aufgrund einer psychischen Krankheit oder einer körperlichen, geistigen oder seelischen Behinderung seine Angelegenheiten ganz oder teilweise nicht wahrnehmen kann, bestellt das Vormundschaftsgericht auf Anregung Dritter einen Betreuer.
Eine Betreuung ist **nicht** erforderlich, wenn die Angelegenheiten des Volljährigen ebenso gut durch einen Bevollmächtigten oder durch andere Hilfen, bei denen kein gesetzlicher Vertreter bestellt werden muss, besorgt werden können (§ 1896 BGB).
Die Betreuung ersetzt frühere rechtliche Möglichkeiten: die Entmündigung, die Vormundschaft für Volljährige und die Gebrechlichkeitspflegschaft.

2. Einwilligungsvorbehalt

Bei einer Betreuung bleibt die Geschäftsfähigkeit **des Betreuten** (im Gegensatz zur früheren Entmündigung) in der Regel **erhalten**. Wenn es aber zur Abwendung einer erheblichen Gefahr für die Person oder das Vermögen des Betreuten erforderlich ist, kann das Vormundschaftsgericht anordnen, dass Erklärungen des Betreuten der **Einwilligung des Betreuers** bedürfen, um rechtswirksam zu werden. Dieser Einwilligungsvorbehalt erstreckt sich aber nicht auf „Willenserklärungen, die auf Eingehung einer Ehe gerichtet sind", und auf „Verfügungen von Todes wegen" (§ 1903 BGB).

Die Bestellung eines Betreuers führt zu einer Einschränkung des Selbstbestimmungsrechts des Betreuten. Der Betreuer kann, wenn es zum Wohl der Betreuten erforderlich ist, Maßnahmen gegen den Willen des Betreuten einleiten, so weit diese zum **Aufgabenkreis** des Betreuers gehören.

2.1. Aufgabenkreise

Aufgabenkreise aus dem Bereich der **Personensorge** können sein:

- Aufenthaltsbestimmung
- Überwachung der medizinischen Behandlung
- Zuführung zur ärztlichen Behandlung
- Suche eines geeigneten Wohnraums

Aufgabenkreise aus der **Vermögenssorge** können sein:

- Verwaltung von Vermögen und laufenden Einkommen
- Antragstellung auf Sozialhilfe, Renten und andere öffentliche Leistungen
- Wohnungsauflösung
- Erbschaftsangelegenheiten

3. Zustimmung des Vormundschaftsgerichts

Bei weitreichenden Eingriffen in die Persönlichkeitsrechte des Betreuten muss der Betreuer allerdings die Zustimmung des Vormundschaftsgerichts einholen, dies gilt z.B. bei:

- Heilbehandlungen oder ärztlichen Eingriffen, wenn z.B. die begründete Gefahr besteht, dass der Betreute aufgrund der Maßnahme einen schweren und länger dauernden gesundheitlichen Schaden erleidet oder stirbt (§ 1904 BGB).
- Sterilisation des Betreuten (§ 1905 BGB).
- Unterbringung des Betreuten gegen seinen Willen in einer geschlossenen Einrichtung (§ 1906 Abs. 1 BGB).
- Freiheitsentziehende Maßnahmen, z.B. durch Bettgitter, Medikamente (§ 1906 Abs. 4 BGB).
- Kündigung der Wohnung des Betreuten (§ 1907 BGB).

4. Kosten

Bei einer Betreuung entstehen folgende Kosten:

- **Gerichtsgebühren**
  Kosten entstehen im Rahmen der Betreuung z.B. in Form von gerichtlichen Gebühren und als Auslagen; Letztere insbesondere für das Sachverständigengutachten über die Ermittlung der Notwendigkeit, den Umfang und die voraussichtliche Dauer der Betreuung. Diese Kosten muss der Betreute nur tragen, wenn sein Vermögen nach Abzug der Verbindlichkeiten mehr als 25.000,- € beträgt.
  Eine Eigentumswohnung oder ein eigenes Haus, das der Betreute allein oder mit Angehörigen bewohnt, bleibt unberücksichtigt und wird nicht zum Vermögen gerechnet.
  Bei einem Reinvermögen über 25.000,- € wird für eine dauerhafte Betreuung eine **Jahresgebühr** fällig: Sie beträgt 5,- € für jede angefangenen 5.000,- €, die über dem Vermögen von 25.000,- € liegen.
- **Gebühren für Berufsbetreuer**
  Bei einem Reinvermögen ab 2.600,- € müssen der Betreute oder seine Unterhaltspflichtigen (z.B. Ehegatte, Kinder) die Kosten für einen Berufsbetreuer prinzipiell selbst tragen.
  Berufsbetreuer haben bestimmte Stundensätze, abhängig von ihrer Vorbildung:
  - Ohne besondere Kenntnisse: 27,- € plus Mehrwertsteuer.
  - Abgeschlossene Ausbildung: 33,50 € plus Mehrwertsteuer.
  - Abgeschlossenes Studium: 44,- € plus Mehrwertsteuer.
- **Ehrenamtlicher Betreuer**
  - Dieser kostet entweder eine Aufwandspauschale von jährlich 323,- € plus Mehrwertsteuer, oder er erhält eine individuell zu belegende Aufwandsentschädigung.

Ob für einen Patienten ein Berufs- oder ein ehrenamtlicher Betreuer eingesetzt wird, entscheidet das Vormundschaftsgericht.

Praxistipps

- **Anregung der Einrichtung einer Betreuung**: Wer meint, dass eine Betreuung für einen Menschen nötig ist, kann sich an das Vormundschaftsgericht wenden. Dieses wird dann im Rahmen seiner Amtserhebungspflicht tätig. Hilfreich sind Angaben, für welche Aufgabenbereiche der Betroffene Unterstützung und gesetzliche Vertretung benötigt (z.B. Wohnungsangelegenheiten, Vermögenssorge, Aufenthaltsbestimmung, Gesundheitsangelegenheiten, Heimangelegenheiten).
- Es ist zu beachten, ob es bereits eine ☞ *Betreuungsverfügung* gibt, in der der betroffene Mensch festgelegt hat, wen er

unter welchen Bedingungen als Betreuer haben möchte.
- **Aufhebung** oder **Änderung** einer Betreuung müssen beim Vormundschaftsgericht schriftlich oder persönlich vom Betroffenen oder seinem Betreuer beantragt oder von Dritten angeregt werden.
- Bei den Betreuungsstellen und Vormundschaftsgerichten ist das „Handbuch für Betreuer. Arbeitshilfe für ehrenamtliche Betreuer" Hrsg.: Bayerisches Staatsministerium, erhältlich.
- Die Broschüre „Betreuungsrecht" kann beim Bundesjustizministerium unter www.bmj.bund.de > Service > Publikationen heruntergeladen oder beim Publikationsversand der Bundesregierung, Postfach 481009, 18132 Rostock, Telefon 01805 778090, Fax 030 1810580800 bestellt werden.

Wer hilft weiter?

Zuständig für Betreuungsangelegenheiten ist das Vormundschaftsgericht beim örtlich zuständigen Amtsgericht. Informationen und Aufklärung leisten auch die Betreuungsbehörden bei der örtlichen Kreis- bzw. Stadtverwaltung und Betreuungsvereine.

Betreuungsverfügung

(§§ 1896 ff., 1901 a BGB)

Das Wichtigste in Kürze

Mit einer Betreuungsverfügung kann man für den Fall, dass das Vormundschaftsgericht eine ☞ *Betreuung* anordnet und man selbst nicht mehr in der Lage ist, seine Vorstellungen zu äußern, festlegen, wer bzw. **wer auf keinen Fall als Betreuer eingesetzt werden soll.**
Das Gericht ist verpflichtet, die vorgeschlagene Person zu prüfen und ihre Eignung zu bestätigen. Wenn keine Betreuungsverfügung vorliegt, sucht das Vormundschaftsgericht bei Bedarf eine geeignete Person aus.

1. Betreuer

Die Betreuungsverfügung ist dann sinnvoll, wenn der Verfügende niemanden kennt, dem er eine ☞ *Vorsorgevollmacht* in einem oder mehreren Bereichen übertragen möchte, er aber eine Person kennt, die die Verwaltung seiner Angelegenheiten mit Hilfe des Vormundschaftsgerichts übernehmen soll und dies auch will. Diese Person/en sollte/n genau über die eigenen Vorstellungen informiert werden und damit einverstanden sein, die Betreuung zu übernehmen.

Falls keine Betreuungsverfügung vorliegt, in der eine Person als Betreuer gewünscht wird, sucht das Vormundschaftsgericht bei Bedarf eine geeignete Person aus. Dabei prüft das Gericht zuerst, ob im Verwandten- und Bekanntschaftskreis eine Person ist, die diese Aufgabe übernehmen kann und will.

2. Formales

Um Zweifel an der Einsichtsfähigkeit des Verfassers auszuschließen, wird dringend die schriftliche Form angeraten.
- **Handschriftlichkeit** ist nicht nötig, hier ist jedoch die Fälschungsgefahr am geringsten. Wichtig ist die gute Lesbarkeit. Möglich sind auch Vordrucke, die individuell abwandelbar sind. Diese erhält man z.B. beim Vormundschaftsgericht vor Ort.
- **Ort, Datum** und **eigenhändige Unterschrift** sind immer erforderlich.
- **Ergänzungen und Streichungen** müssen mit Ort, Datum und Unterschrift dokumentiert werden.

3. Aufbewahrung

Die Betreuungsverfügung ist **nur im Original** gültig und muss im Bedarfsfall unverzüglich dem Vormundschaftsgericht zur Verfügung stehen.
- Die Betreuungsverfügung sollte entweder einer Vertrauensperson ausgehändigt oder auffindbar aufbewahrt werden, damit das Vormundschaftsgericht im Betreuungsfall davon Kenntnis erhält.
- Die Betreuungsverfügung kann auch bei

Banken, dem Amts- bzw. Vormundschaftsgericht, Notaren, Rechtsanwälten oder beim gewünschten Betreuer **hinterlegt** werden.

- Es ist ratsam, eine Kopie der aktuellen Version, mit dem Hinweis, wo sich das Original befindet, bei sich aufzubewahren.
- Zweckmäßig ist ein Hinweiskärtchen im Geldbeutel mit dem Vermerk, dass eine Betreuungsverfügung verfasst wurde und wo sich diese befindet.

4. Inhalte

Der Verfügende kann seine Wünsche an den Betreuer sehr detailliert schriftlich festlegen, z.B.:

- zum Umgang mit seiner Person
- zur Verwaltung seiner Finanzen und seines Vermögens (z.B. Immobilien auf keinen Fall in Aktien umwandeln)
- zum Aufenthalt (in welchem Pflegeheim er untergebracht werden will, in welchem auf keinem Fall)
- zu medizinischen Angelegenheiten

Die Wünsche an den Betreuer sollten schriftlich in einem Anhang der Betreuungsverfügung festgelegt werden.
Das Gericht und der Betreuer **müssen** die Wünsche des zu Betreuenden berücksichtigen, außer sie widersprechen dessen Wohl oder die Erfüllung ist dem Betreuer nicht zuzumuten.

Praxistipps

- Um einer juristischen Anfechtung der Betreuungsverfügung vorzubeugen, ist es dringend empfehlenswert, dass ein **Arzt** die unzweifelhafte Geschäftsfähigkeit des Verfassers der Betreuungsverfügung mit Unterschrift und Datum bestätigt.
- Um die **Aktualität** zu wahren, müssen die Unterschriften des Verfassers und des Arztes spätestens alle 2 Jahre (besser jährlich) mit Ort, Datum und der Bestätigung der Geschäftsfähigkeit des Verfassers erneuert werden.
- Die Betreuungsverfügung sollte die gewünschten **Aufgabenbereiche** des Betreuers möglichst genau beschreiben.

5. Notarielle Beglaubigung

Eine notarielle **Beurkundung** ist prinzipiell nicht nötig, da die Erteilung einer Betreuungsverfügung nicht die Geschäftsfähigkeit voraussetzt. Allerdings ist zu bedenken, dass die Einholung eines rechtskundigen Rats in diesen Angelegenheiten von Vorteil ist.

Eine **Beglaubigung** der Betreuungsverfügung durch einen Notar oder eine Betreuungsbehörde kann zweckmäßig sein, da hierdurch bestätigt wird, dass der Verfasser seine Unterschrift auch tatsächlich eigenhändig geleistet hat. Dies ist insbesondere dann zu empfehlen, wenn die Verfügung aufgrund von (bestehenden oder sich anbahnenden) körperlichen oder geistigen Einschränkungen erstellt wird.

5.1. Notarkosten

Die notarielle Beglaubigung der Unterschrift kostet Gebühren in Höhe von 10,- bis maximal 130,- € (zzgl. Mehrwertsteuer) (§ 45 KostO).

6. Vorsorgeregister

Beim **Zentralen Vorsorgeregister** der Bundesnotarkammer können die Kenndaten einer ☞ *Vorsorgevollmacht* (z.B. Name und Adresse des Vollmachtgebers und des Bevollmächtigten) und **ergänzend** dazu auch der Hinweis auf das Bestehen einer Betreuungsverfügung registriert werden. Beim Vorsorgeregister werden **keine** Inhalte hinterlegt.
Informationen zum Zentralen Vorsorgeregister unter www.vorsorgeregister.de.
Anschrift: Bundesnotarkammer, Zentrales Vorsorgeregister, Kronenstr. 42, 10117 Berlin, Telefon 01805 355050 (14 Ct./Min.).
www.zvr-online.de, E-Mail info@vorsorgeregister.de.
Die Daten zur Registrierung können online oder per Post übermittelt werden. Je nach

Art der Übermittlung und Umfang **kostet** die Registrierung etwa 13,- € bis 20,- €.

Wer hilft weiter?

Informationen geben Amts- und Vormundschaftsgerichte, Rechtsanwälte und Notare sowie das Schmerz- und Hospiztelefon der Deutschen Hospiz-Stiftung unter Telefon 0231 738073-0 oder 030 2844484-0 oder 089 202081-0.

Chronisch Kranke

☞ *Zuzahlungsbefreiung für chronisch Kranke*

Chronische Schmerzen > Angehörige

Das Wichtigste in Kürze

Positive soziale Beziehungen können sich direkt auf chronische Schmerzerkrankungen auswirken. Anteilnahme, Motivation, Ablenkung und leichte Massagen sind hilfreiche Formen sozialen Kontakts. Aber auch die Angehörigen sollten auf ihr psychosoziales Gleichgewicht achten. Gemeinsame Unternehmungen helfen oft Patienten wie Angehörigen gleichermaßen.

1. Umgang mit Schmerzpatienten

Die Art des Umgangs mit einem Schmerzpatienten hat einen gewissen Einfluss auf die Erkrankung selbst.

- **Anteilnahme verbunden mit Motivation** wirkt sich günstig aus. Dagegen können übermäßige Bemitleidung und „Bemutterung" das Schmerzempfinden des Patienten verstärken.
- Es wird empfohlen, dem Patienten Zuneigung und Aufmerksamkeit zeitlich **unabhängig** von seinen Schmerzäußerungen zu schenken. Das ist wichtig, um den Schmerz im Leben des Patienten nicht zusätzlich zum Mittelpunkt zu machen, was durch das Erleben „starker Schmerz = Aufmerksamkeit des Partners" leicht geschieht.
- Hilfreich für Schmerzpatienten ist **alles, was vom Schmerz ablenkt**: Gespräche, gemeinsame Erlebnisse, z.B. Spaziergänge oder Gesellschaftsspiele.
- Besonders hilfreich zur Schmerzbewältigung sind **Hobbys, die hohe Konzentration erfordern**, z.B. das Erlernen und Spielen eines Musikinstruments oder Malen.
- Die Beschäftigung mit Tieren oder das Engagement in einer Selbsthilfegruppe, der Kirchengemeinde oder einem Verein fördern und erhalten die Lebensfreude und schützen vor Isolation und Vereinsamung.
- Der Partner oder der Angehörige kann mit leichten **Massagen** am Rumpf, an den Händen oder den Füßen Erleichterung verschaffen. Massagen wirken auf den Patienten entspannend und wohltuend, außerdem fördern sie die Durchblutung. Der Patient sollte befragt werden, in welchen Körperbereichen und in welcher Stärke er die Massage als angenehm empfindet. Oft sind das Körperstellen, die am weitesten von den schmerzenden Bereichen entfernt sind. Durch die angenehme Berührung z.B. am Fuß wird der Patient von Schmerzen am Rücken abgelenkt, seine Muskeln können sich entspannen und er fühlt sich wohl.

2. Auswirkungen auf die Angehörigen

Wenn ein Angehöriger schwer erkrankt ist, beeinflusst das auch das gesamte Umfeld. Das gilt für Schmerzerkrankungen ganz besonders: Die Familie des Patienten leidet oft unter der Situation. Gesunde Menschen können sich kaum in die Lage eines schmerzkranken Angehörigen hineinversetzen - das kann zu Konflikten führen. Aber auch die eigene Hilflosigkeit angesichts der Schmerzen des Angehörigen ist schwer zu ertragen.

- Eventuell muss der gesunde Partner mehr und mehr Aufgaben übernehmen, so dass für eigene Belange und Sorgen kaum noch

Raum bleibt. Umso wichtiger ist es, sich diese **eigene Zeit ganz bewusst** zu nehmen.

- Ist der Schmerzpatient sehr oft gereizt, sollten sich Angehörige bewusst machen, dass diese „Launen" keine Böswilligkeit sind, sondern Ausdruck des Leidens. Dennoch ist es schwer, dies auf Dauer auszuhalten, deshalb sollten sich Angehörige hilfreiche, ausgleichende Ansprechpartner im Umfeld oder in Selbsthilfegruppen für Angehörige suchen.
- Wenn die Schmerzerkrankung sehr lange anhält und Therapieerfolge ausbleiben, werden manche Schmerzpatienten depressiv. Sie fühlen sich in Beruf sowie Alltag überfordert und **familiäre Konflikte** häufen sich. Lange Phasen der Arbeitsunfähigkeit und daran anschließende Arbeitslosigkeit oder Erwerbsminderung sind nicht selten. Finanzielle Probleme können die Folge sein, der gewohnte Lebensstandard einer Familie sinkt oder die Abzahlung des Hauses kann z.B. nicht mehr geleistet werden kann. Wenn die Familie diesen Belastungen nicht mehr gewachsen ist, sollte sie fachmännische Hilfe in Anspruch nehmen. Familienberatungsstellen oder eine Paar- oder Familientherapie können in schwierigen Lebenszeiten Hilfestellung bieten und zerstörende Prozesse in der Partnerschaft aufhalten.
- Falls der Schmerzpatient an **Krebs** leidet, sind auch psychosoziale Krebsberatungsstellen eine sinnvolle Anlaufstelle bei familiären Problemen - sofern deren Ursache in der Erkrankung liegt.
- Eine chronische Schmerzerkrankung führt **nicht** zwangsläufig zur Belastung für die Partnerschaft, sondern kann auch dazu führen, dass aus einem vielleicht oberflächlichen „nebeneinander leben" eine tief verbundene Gemeinschaft entsteht.

3. Selbsthilfe

Selbsthilfeorganisationen für Schmerzpatienten finden Sie:

- ab Seite 239, für chronisch kranke Kinder ab Seite 204.
- über das betafon, Telefon 01805 2382366 (14 Ct./Min.)

Chronische Schmerzen > Freizeit Sport Urlaub

Das Wichtigste in Kürze

Sport kann Schmerzen lindern und ein Training schmerzender Körperstellen ist oft hilfreich, um einer Verschlimmerung vorzubeugen. Auch andere Freizeitaktivitäten steigern die Lebensqualität und können bei Schmerzen helfen. Bei Urlaubsreisen ist insbesondere die Medikamenteneinnahme sorgfältig zu planen.

1. Sport und Bewegung

Bei chronischen Schmerzerkrankungen kann regelmäßige, gezielte Bewegung das Leiden bessern. Der Körper bildet bei sportlicher Betätigung Endorphine, die ähnlich wie Opioide schmerzstillend wirken und zusätzlich auf natürliche Weise die Stimmung aufhellen. Allerdings schafft bei manchen Patienten auch erst die medikamentöse Schmerzbehandlung die Möglichkeit einer Bewegungstherapie oder sonstiger sportlicher Betätigung.

Wenn Schmerzen bei bestimmten Bewegungen auftreten, versuchen Patienten, diese Bewegungen zu vermeiden oder stark einzuschränken. Doch das Ruhigstellen verschlimmert auf Dauer den Schmerz, da sich Muskeln, die nicht bewegt werden, fortschreitend abbauen und sich Gelenkkapseln und Sehnen zusammenziehen. Die Folge ist, dass die Bewegung gar nicht mehr ausgeführt werden kann.

Vielen Patienten mit chronischen Schmerzen nützt ein gezieltes Training der Muskulatur durch ☞ *Reha-Sport und Funktionstraining.* Damit kann z.B. die Wirbelsäule wieder besser stabilisiert werden, und Schmerzen, die durch Fehlhaltungen und Verspannungen entstehen, reduzieren sich.

Grundsätzlich muss vor Beginn des Trainings eine Beratung durch den Arzt oder Therapeuten erfolgen, da sich falsches Training ungünstig auswirken kann. Voraussetzung für den gezielten Muskelaufbau ist die vorherige Schmerztherapie. Physiotherapie und sinnvolles Training sind unter großen Schmerzen nicht möglich, aber mit Linderung der Schmerzen steigt der natürliche Bewegungsdrang des Patienten.

2. Entspannungsübungen

Ein bewährtes Mittel, um Schmerzen zu mindern, sind Entspannungsübungen. Zu diesen zählen z.B. Muskelentspannung nach Jacobson, Yoga, autogenes Training, Imaginationsverfahren oder Selbsthypnose. Auch Bewegung, Tanz- oder Kunsttherapie tragen zur Entspannung bei und können die Schmerztherapie unterstützen. Anleitung zu den verschiedensten Entspannungsmöglichkeiten geben Reha-Kliniken für Schmerzkranke oder Ergotherapeuten und Krankengymnasten (Physiotherapeuten).

3. Freizeitgestaltung

Neben sportlicher Betätigung sollten chronische Schmerzpatienten auch zu anderen Hobbys und Freizeitaktivitäten motiviert werden. Alles, was dem Patienten Freude bereitet und Ablenkung verschafft, erhöht seine Lebensqualität und rückt den Schmerz eine Zeit lang in den Hintergrund. Besonders hilfreich zur Schmerzbewältigung sind Hobbys, die hohe Konzentration erfordern, z.B. das Erlernen und Spielen eines Musikinstruments oder Malen.

Auch die Beschäftigung mit Tieren oder das Engagement in einer Selbsthilfegruppe, der Kirchengemeinde oder einem Verein fördern und erhalten die Lebensfreude und schützen vor Isolation und Vereinsamung.

4. Urlaub

Damit auch Menschen mit chronischen Schmerzen ihren Urlaub als „die schönste Zeit des Jahres" genießen können, sind bei der Planung einige Punkte zu beachten. Näheres unter ☞ *Reisen bei Schmerzmittel-einnahme*

4.1. Behindertenreisen

Veranstalter und Anbieter von Behindertenreisen finden Sie:

- über Ihr örtliches Reisebüro
- über das betafon, Telefon 01805 2382366 (14 Ct./Min.)

Chronische Schmerzen > Opioidanwendung

Das Wichtigste in Kürze

Arzt und Patient sind oft unsicher bei der Verordnung von Opioiden, weil sie eine mögliche Abhängigkeit befürchten. Von Sucht spricht man jedoch nur bei **unkontrolliertem, zwanghaftem** Einsatz einer Droge: Auf die richtige Einnahme ist deshalb zu achten. Auf Sexualität und Schwangerschaft haben Opioide nur selten Auswirkungen, die in der Regel gut beherrschbar sind.

1. Schmerzmittel und Sucht

Da Morphine auch von Drogenabhängigen eingenommen werden, haben oft sowohl Arzt als auch Patient große Bedenken bezüglich dieser hochwirksamen Schmerzmittel. Von Sucht spricht man jedoch nur bei **unkontrolliertem, zwanghaftem** Einsatz einer Droge. Solch eine Sucht kommt bei medikamentösen Gebrauch von Opioiden unter Überwachung eines erfahrenen Arztes so gut wie nicht vor. Da Opioide bei retar-

dierten Präparaten ihre Wirkung nicht schubartig entfalten, kommt es auch nicht zu Rauschzuständen.
Bei stärksten Schmerzen bieten Dosierungstechniken wie Schmerzpflaster oder implantierte Schmerzpumpen eine weitere Behandlungsoption. Krankenkassen zahlen häufig einen Anteil dazu.

Allerdings kann durch **falsche Einnahmegewohnheiten** eine Medikamentensucht antrainiert werden. Schmerzmittel müssen deshalb immer zur festgesetzten Zeit eingenommen werden. Keinesfalls sollte der Patient die Einnahme herauszögern bis die Schmerzen wieder stark geworden sind, da der Körper sonst ähnlich wie bei Süchtigen nach Schmerzlinderung und der nächsten Dosis verlangt. Wenn die Schmerzmittel nach Zeitschema eingenommen werden - ohne dass der Schmerz wieder stark zu spüren ist - bleibt die Suchtgefahr klein.

Eine **körperliche Gewöhnung** tritt bei fast allen Medikamenten ein, die über einen längeren Zeitraum eingenommen werden. Medikamentengewöhnung ist jedoch keine Sucht, da die Gewöhnung jederzeit veränderbar ist. Auch unter einer Opioid-Dauertherapie mit sehr hohen Dosen entwickeln Patienten eine körperliche Abhängigkeit. Bei abruptem Absetzen der Medikamente entstehen Entzugssyndrome wie Schwitzen oder Übelkeit. Diese Reaktionen lassen sich durch langsame Dosisreduktion der Medikamente vermeiden.

2. Sexualität und Kinderwunsch bei Opioidanwendung

Nur in **seltenen** Fällen wirken sich Opioide auf die Sexualität aus, so kann z.B. die Libido herabgesetzt sein. Schon vorhandene Probleme, z.B. Impotenz, können dadurch eventuell verstärkt werden.

Bei chronischen Schmerzpatienten ist es sogar oft so, dass die Anwendung von Opioiden intimes Zusammensein und erfüllende Berührung erst wieder möglich macht, weil nicht mehr der Schmerz, sondern der Genuss im Vordergrund stehen kann. Bei partnerschaftlichen oder sexuellen Problemen können sich Schmerzpatienten z.B. an die deutschlandweit vertretenen Beratungsstellen von Pro Familia wenden.

Sofern die Grunderkrankung es zulässt, dürfen Frauen, die auf Opioide angewiesen sind, auch schwanger werden. Wichtig ist, bei Patientinnen mit Kinderwunsch den Hormonstatus zu kontrollieren und bei Bedarf entsprechend hormonell zu substituieren.

Das Kind einer mit Opioiden behandelten Frau entwickelt während der Schwangerschaft eine körperliche Abhängigkeit von den angewandten Schmerzmedikamenten, von denen es nach der Geburt schrittweise entwöhnt werden muss. Laut Experten stellt die Entwöhnung des Säuglings ein geringeres Problem dar, als die Schwangerschaft unter großen Schmerzen auszutragen.

Chronische Schmerzen > Verhaltenstipps

Das Wichtigste in Kürze

Viele Schmerzpatienten ziehen sich aufgrund ihrer Krankheit aus ihrem sozialen Umfeld zurück. Um dies zu verhindern, ist es wichtig, zusammen mit dem Arzt die passende Therapie zu finden, die auch den Verhaltensaspekt einbezieht, z.B. in Form von Selbsthilfegruppen, Hobbys oder Entspannungsübungen.

1. Soziale Auswirkungen von chronischen Schmerzen

Chronische Schmerzpatienten geraten ohne schmerzlindernde Therapie leicht in einen Kreislauf von Angst, Hoffnungslosigkeit und Depression. Dies hat soziale Auswirkungen auf das tägliche Leben:

- Manche Schmerzpatienten verlassen wegen ihrer starken Beschwerden das Haus

nur noch, wenn es unumgänglich ist, z.B. für einen Arzt- oder Apothekenbesuch.
- Wer schmerzbedingt nicht mehr gut gehen oder während eines Konzert- oder Restaurantbesuchs nicht längere Zeit sitzen kann, zieht sich schnell zurück. Die Sorge, diesen Situationen nicht mehr gewachsen zu sein, oder Bedenken, diese Dinge unter Schmerzen nicht genießen zu können, verstärken die Rückzugstendenzen bei Schmerzpatienten. Soziale Isolation kann die Folge sein.
- Sport und Hobbys werden aufgegeben, z.T. weil Bewegung unter Schmerzen nicht möglich ist, z.T. aus Schwäche und Müdigkeit, denn viele Patienten mit starken chronischen Schmerzen essen nicht genug oder schlafen sehr schlecht.
- Belastend für Schmerzpatienten kann der hohe Rechtfertigungsdruck für den Verlust an Fähigkeiten werden. Chronische Schmerzen sind nicht sicht- oder beweisbar, und die Gefahr, als Simulant abgetan zu werden, ist hoch.
- Schmerzpatienten können (verständlicherweise) oft gereizt sein, können die Freude am Leben ebenso verlieren wie die Hoffnung auf Besserung. Wenn die Schmerzerkrankung sehr lange anhält und Therapieerfolge ausbleiben, kann das zu psychischen Veränderungen bis hin zur psychischen (Folge-)Erkrankung führen.

Eine entsprechende **Schmerztherapie** mit dem Ziel, dem Patienten tagsüber Aktivität bei geringen Schmerzen sowie eine erholsame Nachtruhe zu ermöglichen, durchbricht diesen Kreislauf oder lässt ihn bei rechtzeitigem Einsatz gar nicht erst entstehen.

2. Verhalten bei Schmerzen

Folgende Tipps können Patienten das Leben mit chronischem Schmerz erleichtern:
- Den behandelnden Arzt bezüglich der Schmerzen **ansprechen**. Schmerzen können mit der richtigen Behandlung gelindert werden. Eventuell wird der Arzt zu einem Schmerztherapeuten oder in eine Schmerzklinik überweisen.
- Den Arzt **informieren**, wenn eine eingeleitete Schmerztherapie nicht ausreichend wirksam ist oder Nebenwirkungen auftreten. Möglicherweise gibt es ein besser verträgliches Medikament.
- **Schmerztagebuch** führen: Das hilft, die Wirksamkeit der Schmerztherapie einzuschätzen und diese richtig anzupassen.
- Besuch einer **Selbsthilfegruppe** für Schmerzpatienten: Austausch mit anderen Betroffenen und gegenseitiges Profitieren von Erfahrungen.
- Sich im Alltag so weit als möglich von den Schmerzen **ablenken** und auf Dinge konzentrieren, die Freude bereiten. Bewusste Konzentration auf Anderes kann helfen, die Schmerzen eine zeitlang auszublenden.
- **Entspannungsübungen** lindern Schmerzen und erhöhen so die Lebensqualität. Details unter ☞ *Chronische Schmerzen > Freizeit Sport Urlaub*.

Einsatz von Einkommen und Vermögen

(§§ 82 ff. SGB XII)

Das Wichtigste in Kürze

Sozialhilfe wird immer in Abhängigkeit von Einkommen und Vermögen gewährt. Es ist also immer zu klären, welche Einkommens- oder Vermögensanteile bei einer Bestimmung von Sozialhilfeleistungen angerechnet werden und welche nicht. Dabei wird auch geprüft, ob den Eltern, dem Partner oder den Kindern des Hilfesuchenden die Aufbringung der Mittel aus deren Einkommen oder Vermögen zuzumuten ist.

1. Allgemeine Voraussetzungen

Gesundheitshilfe, Eingliederungshilfe für Behinderte, Hilfe zur Pflege, Hilfe zur Überwindung besonderer sozialer Schwierigkeiten sowie Hilfe in anderen Lebenslagen werden nur gewährt, wenn dem **Sozialhilfesuchenden, seinem nicht getrennt lebenden Ehegatten oder Lebenspartner bzw. den Eltern** (bei minderjährigen **und** unverheirateten Hilfesuchenden) sowie den **Kindern** die Aufbringung der Mittel aus dem Einkommen und Vermögen **nicht zuzumuten** ist. Das Einkommen unterhalb bestimmter Einkommensgrenzen wird nicht angerechnet. Das Sozialamt klärt im Zuge seiner Leistung für den Hilfebedürftigen, ob dessen unterhaltspflichtige Personen zu dessen Unterhalt herangezogen werden können.

1.1. Schwanger oder Kind unter 6

Das Einkommen der Eltern einer Hilfesuchenden wird allerdings **nicht** herangezogen, wenn die Hilfesuchende **schwanger** ist oder ein **Kind unter 6 Jahren** erzieht. Das elterliche Einkommen wird selbst dann nicht herangezogen, wenn die (werdende) Mutter im Haushalt ihrer Eltern lebt (§ 94 Abs.1 SGB XII).
Die Unterhaltspflicht von Eltern gegenüber behinderten oder pflegebedürftigen volljährigen Kindern ist in der Höhe auf 26,- € bzw. 20,- € **begrenzt** (§ 94 Abs. 2 SGB XII).

2. Einkommen

Bevor das Sozialamt leistet, muss eigenes Einkommen eingesetzt werden.

Zum Einkommen zählen:
- alle Einkünfte im steuerrechtlichen Sinn, z.B. aus Erwerbstätigkeit, Vermietung und Verpachtung, Gewerbebetrieb, Kapitalvermögen, Unterhalt.
- die meisten Sozialleistungen, z.B. Leistungen der Sozialversicherungen (Arbeitslosengeld, ☞ *Arbeitslosengeld II*, Rente etc.), Wohngeld, Mutterschaftsgeld, Unterhaltsvorschuss, Kindergeld für volljährige Kinder (Kindergeld für minderjährige Kinder wird dem Einkommen des Kindes angerechnet), ☞ *Krankengeld*.
- Elterngeld, aber nur der Betrag, der über dem Sockelbetrag von 300,- € liegt (bei doppeltem Bezugszeitraum über 150,- €).

Nicht zum Einkommen zählen:
- Leistungen nach dem Sozialhilfegesetz (SGB XII).
- Grundrente nach dem Bundesversorgungsgesetz (BVG).
- Renten oder Beihilfen nach dem Bundesentschädigungsgesetz bis zur Höhe der Grundrente nach dem Bundesversorgungsgesetz.
- Elterngeld in Höhe des Sockelbetrags von 300,- € bzw. 150,- € (bei doppeltem Bezugszeitraum).
- Mittel der Bundesstiftung „Mutter und Kind" und Zuwendungen anderer Stiftungen, z.B. für Krebshilfe, für Contergan-Geschädigte oder aus Aidshilfe-Fonds für durch Blutkonserven Infizierte.
- Kindererziehungsleistungen an Mütter, die vor 1921 geboren sind (sogenannte „Trümmerfrauenrente").
- Schmerzensgeld.
- Pflegegeld (☞ *Pflegegeld Pflegeversicherung*).

2.1. Anzurechnendes Einkommen

Das anzurechnende Einkommen errechnet sich aus der Summe der Bruttoeinkommen. Davon abgezogen werden:
- Steuern und Sozialabgaben.
- Pflichtbeiträge zur Sozialversicherung einschließlich der Beiträge zur Arbeitsförderung.
- Gesetzlich vorgeschriebene oder nach Grundhöhe angemessene Versicherungsbeiträge (z.B. Kfz-Versicherung, Haftpflichtversicherung, Hausratversicherung).
- Die mit der Erzielung des Einkommens verbundenen notwendigen Ausgaben (z.B. Arbeitsmittel, Fahrtkosten zwischen Wohnung und Arbeitsstätte, Beiträge zu Berufsverbänden).
  Der Sozialleistungsberechtigte kann als Aufwendungen für die Arbeitsmittel mindestens einen Betrag von 5,20 € pro Monat pauschal von seinem Einkommen in Abzug bringen ohne entsprechende Bele-

ge vorzuweisen. Wenn kein öffentliches Verkehrsmittel vorhanden ist und ein privates Kraftfahrzeug genutzt wird, dann kann ein monatlicher Pauschalbetrag von 5,20 € für jeden Entfernungskilometer zwischen Wohnung und Arbeitsstätte abgezogen werden.

- Arbeitsförderungsgeld (§ 43 SGB IX).
- Ausschließlich bei Hilfe zum Lebensunterhalt und ☞ *Grundsicherung im Alter und bei Erwerbsminderung*: Absetzbetrag für Erwerbstätige in Höhe von 30 % des Einkommens aus selbstständiger und nichtselbstständiger Tätigkeit.

3. Einkommensgrenzen

Folgende Einkommensgrenzen gelten bei Leistungen der Gesundheitshilfe, Eingliederungshilfe für Behinderte, Hilfe zur Pflege und Hilfe in anderen Lebenslagen.
Als **zumutbar** gilt der Einsatz von Einkommen, das über der Einkommensgrenze liegt. Die Einkommensgrenze **orientiert** sich am sogenannten Eckregelsatz von 351,- €.

3.1. Berechnung Einkommensgrenze

Die Einkommensgrenze setzt sich zusammen aus:

- Einem **Grundbetrag** in Höhe von 702,- € = zweifacher Eckregelsatz
  und
- den **Kosten der Unterkunft** in angemessenem Umfang (einzelfallabhängig)
  und
- einem **Familienzuschlag** in Höhe von ca. 246,- € (= 70 % des Eckregelsatzes eines Haushaltsvorstands) für den nicht getrennt lebenden Ehegatten bzw. Lebenspartner und für jeden vom Sozialhilfesuchenden bzw. dessen Ehe/Lebenspartner überwiegend unterhaltenen Angehörigen
  oder
  bei minderjährigen und unverheirateten Hilfesuchenden einem **Familienzuschlag** in Höhe von ca. 246,- € (= 70 % des ☞ *Eckregelsatzes* eines Haushaltsvorstands) für einen Elternteil, wenn die Eltern zusammenleben, sowie für den Sozialhilfesuchenden selbst und für jede Person, die von den Eltern oder dem Sozialhilfesuchenden überwiegend unterhalten wird.

3.2. Gesonderte Einkommensgrenzen

Gesonderte Einkommensgrenzen gelten für:

- **Schwerstpflegebedürftige** (§ 87 Abs. 1 SGB XII, ☞ *Pflegestufen*)
- **Blinde** (§ 87 Abs. 1 SGB XII)

Dabei ist ein Einsatz des Einkommens über der Einkommensgrenze (s.o.) in Höhe von mindestens 60 % nicht zuzumuten. Das bedeutet, dass von dem Betrag, der über der Einkommensgrenze liegt, mindestens 60 % nicht angerechnet werden.

4. Vermögen

Zum Vermögen zählt das gesamte verwertbare Vermögen des Hilfesuchenden, z.B.:

- Ersparnisse, Wertpapiere
- Schmuck, Kunstgegenstände
- Kraftfahrzeug
  Ausnahmen sind möglich. Allerdings muss der Hilfesuchende die Kosten des Kraftfahrzeugunterhalts wie Versicherung, Steuern, Benzin selbst sicherstellen, da sie nicht im ☞ *Regelsatz* enthalten sind.
- Lebensversicherung
  Ausnahme: Alterssicherung, die staatlich gefördert ist
- Ausbildungsversicherung
- nicht vom Hilfebedürftigen bewohnte Häuser, Wohnungen und Grundstücke

4.1. Schonvermögen

Nicht zum Vermögen zählt das sogenannte „Schonvermögen":

- Existenzsicherungsmittel aus öffentlichen Mitteln, z.B. Aufbaudarlehen, Wohnraum- und Hausratshilfen nach dem Lastenausgleichsgesetz.
- Zusätzliche Altersvorsorge, die staatlich gefördert ist.
- Angemessener Hausrat, z.B. Möbel, Haushaltsgegenstände.

- Gegenstände zur Berufsausübung, z.B. Pkw bei Handelsvertretern, Arbeitsgeräte, Fachliteratur, Schutzkleidung.
- Familien- und Erbstücke, so weit der Verkauf eine besondere Härte für den Hilfesuchenden bedeuten würde.
- Gegenstände für kulturelle oder wissenschaftliche Bedürfnisse, z.B. Musikinstrumente, Stereoanlage, Handbibliothek, Schallplatten, Briefmarkensammlung.
- Ein nach Größe und Verkehrswert angemessenes und selbst genutztes Hausgrundstück oder eine solche selbst genutzte Eigentumswohnung.
- Kleinere Barbeträge oder sonstige Geldwerte bei Hilfe zum Lebensunterhalt:
  - maximal 1.600,- € für Hilfesuchende unter 60 Jahren.
  - maximal 2.600,- €, wenn der Hilfesuchende das 60. Lebensjahr vollendet hat, voll erwerbsgemindert im Sinne der gesetzlichen Rentenversicherung ist oder ☞ *Grundsicherung im Alter und bei Erwerbsminderung* erhält.
- Kleinere Barbeträge oder sonstige Geldwerte bei Gesundheitshilfe, Eingliederungshilfe für Behinderte, Hilfe zur Pflege, Hilfe zur überwindung besonderer Sozialer Schwierigkeiten, Hilfe in anderen Lebenslagen:
  - maximal 2.600,- € für Hilfesuchende, zuzüglich 256,- € für jede vom Hilfesuchenden unterhaltene Person.
- **Zusätzliche** kleinere Barbeträge oder sonstige Geldwerte bei allen Leistungen der ☞ *Sozialhilfe*:
  - maximal 614,- € für den Ehegatten bzw. Lebenspartner des Hilfesuchenden oder für einen Elternteil bei minderjährigen unverheirateten Hilfesuchenden.
  - maximal 1.534,- € für den Ehegatten bzw. Lebenspartner der Hilfesuchenden oder für einen Elternteil bei minderjährigen unverheirateten Hilfesuchenden, wenn der Hilfesuchende und sein Ehegatte bzw. Lebenspartner oder beide Elternteile blind oder schwerst pflegebedürftig (☞ *Pflegestufen*) sind.
  - maximal 256,- € für jede vom Hilfesuchenden, Ehegatten, Lebenspartner oder von den Eltern unterhaltene Person.
  - maximal 256,- € für den minderjährigen unverheirateten Hilfesuchenden selbst.

Praxistipp

Das Sozialamt kann bis zu 10 Jahre rückwirkend Geschenke (Barbeträge oder sonstige Geldwerte), die der Hilfesuchende gemacht hat, zurückfordern.

Wer hilft weiter?

Für individuelle Berechnungen und Auskünfte ist das Sozialamt zuständig.

Enterale Ernährung

(§ 31 Abs. 1 SGB V i.V.m. Arzneimittel-Richtlinie Kapitel E Ziffer 15.1. - 15.4.)

Das Wichtigste in Kürze

Enterale Ernährung ist eine Form der künstlichen Ernährung und kann bei bestimmten Indikationen verordnet werden. Die Zuzahlung für Patienten beträgt 10 % des Abgabepreises, mindestens jedoch 5,- €, maximal 10,- €.

1. Umfang

Enterale Ernährung ist eine Form der künstlichen Ernährung. Dabei wird dem Patienten Sondennahrung **direkt in den Magen-Darm-Trakt** geleitet. (Eine andere Art der künstlichen Ernährung ist die ☞ *parenterale Ernährung*, bei der dem Patienten alle wichtigen Nährstoffe über Infusionen direkt in den Blutkreislauf verabreicht werden.)

2. Verordnungsfähigkeit

Enterale Ernährung ist **bei fehlender oder eingeschränkter Fähigkeit zur ausreichenden normalen Ernährung verordnungsfähig**, wenn eine Veränderung der normalen Ernährung oder sonstige ärztliche,

pflegerische oder ernährungstherapeutische Maßnahmen zur Verbesserung der Ernährungssituation nicht ausreichen. Enterale Ernährung und sonstige Maßnahmen zur Verbesserung der Ernährungssituation schließen einander nicht aus, sondern sind erforderlichenfalls miteinander zu kombinieren. Der Arzt muss auf jedem Rezept die Produktbezeichnung und die nach der ICD-10 verschlüsselte Diagnose angeben.
Die Richtlinien des gemeinsamen Bundesausschusses enthalten die verordnungsfähigen Produktgruppen. Sie sind als Trinknahrung oder Sondennahrung in verschiedenen Geschmacksrichtungen oder geschmacksneutral erhältlich:

- **Aminosäuremischungen**
  Diätetische Lebensmittel, bestehend überwiegend aus qualitativ und quantitativ definierten Gemischen von Aminosäuren, nicht für die Verwendung als einzige Nahrungsquelle geeignet.
- **Eiweißhydrolysate**
  Diätetische Lebensmittel, bestehend aus Proteinen, nicht für die Verwendung als einzige Nahrungsquelle geeignet.
- **Elementardiäten**
  Diätetische Lebensmittel, bestehend aus Gemischen von Proteinen, Aminosäuren, Kohlenhydraten, Fetten, Mineralstoffen, Spurenelementen und Vitaminen, geeignet für die Verwendung als einzige Nahrungsquelle.
- **Sondennahrung**
  Diätetische Lebensmittel, bilanzierte Diät, die bei einer individuell gewählten Zusammensetzung und Dosierung als einzige Nahrungsquelle zur Ernährung über die Sonde bestimmt sind.

2.1. Richtlinien

Die Richtlinien des Gemeinsamen Bundesausschusses zur Verordnung von enteraler Ernährung finden Sie in den sogenannten Arzneimittel-Richtlinien/AMR. Diese können Sie unter www.g-ba.de > Informations-Archiv > Richtlinien downloaden.

3. Spezialnahrungen

Bei gegebener Indikation erfolgt die Versorgung mit Elementardiäten und Sondennahrung in Form von hochkalorischen Standardprodukten (bilanzierte Diäten). Darunter können folgende Produkte fallen:

- Produkte mit Anpassung für **Niereninsuffiziente**.
- Altersadaptierte Produkte für **Säuglinge und Kleinkinder**.
- Trinknahrung mit hochhydrolysierten Eiweißen oder Aminosäuremischungen für Säuglinge und Kleinkinder mit **Kuhmilcheiweißallergie** oder Patienten mit multiplen **Nahrungsmittelallergien**.
- Produkte für Patienten mit dokumentierten **Fettverwertungsstörungen** oder z.B. Kurzdarmsyndrom, AIDS-assoziierten Diarrhoen, Mukoviszidose.
- Defektspezifische Aminosäuremischungen für Patienten mit Phenylketonurie oder weiteren angeborenen Enzymdefekten.
- Ketogene Diäten für Patienten mit Epilepsien, wenn trotz optimierter antikonvulsiver Therapie eine ausreichende Anfallskontrolle nicht gelingt.

3.1. Keine Verordnung

Ausgeschlossen von der Verordnung sind krankheitsadaptierte Spezialprodukte, die speziell für chronische Herz-Kreislauf- oder Ateminsuffizienz, Dekubitusprophylaxe oder -behandlung, Diabetes mellitus, Geriatrie, Stützung des Immunsystems und Tumorpatienten angeboten werden.

Eventuell kann die Krankenkostzulage bei Empfängern von Sozialhilfe oder Grundsicherung für Arbeitssuchende den Mehrbedarf wegen einer kostenaufwendigeren Ernährung decken.

4. Zuzahlung

Die Zuzahlung für den Patienten richtet sich nach der **verordneten Rezeptzeile** und beträgt 10 % des Abgabepreises, mindestens jedoch 5,- €, maximal 10,- €, jedoch nicht mehr als die Kosten des Mittels.

Die für die enterale Ernährung notwendigen ☞ *Hilfsmittel* wie z.B. Applikationshilfen, Ernährungspumpe, Infusions- und Tischständer, Absaug- und Inhalationsgeräte fallen unter die Regelungen der Zuzahlung bei nicht zum Verbrauch bestimmten Hilfsmitteln, Details unter ☞ *Zuzahlungen Krankenversicherung*.

Praxistipp

Hersteller enteraler Ernährung bieten Indikationswegweiser an.

Ernährung bei Opioidanwendung

Das Wichtigste in Kürze

Bei Patienten, die Opioide einnehmen, müssen sich Diätempfehlungen in erster Linie nach der Grunderkrankung richten. Als direkte Nebenwirkung einer Einnahme von Opioiden kommt häufig Verstopfung vor, die aber durch viel Trinken und Vollwertkost abgemildert werden kann.

1. Grundsätzliches

Patienten, die Opioide einnehmen, sollten je nach Grunderkrankung oder zusätzlichen Erkrankungen bestimmte Diätempfehlungen beachten, z.B. eine kalziumreiche Ernährung bei Osteoporose. Viele Krankenkassen bieten Ernährungsberatung für eine gesunde Ernährung im Allgemeinen und im Besonderen für ernährungsbedingte oder durch die Ernährung zu beeinflussende Krankheiten. Spezielle Empfehlungen gibt es für Schmerzpatienten, die auf Opioide angewiesen sind. Sie leiden als Nebenwirkung der Opioide oft unter Obstipation (Verstopfung), die durch mangelnde Bewegung und ungünstige Ernährung noch verstärkt werden kann.

2. Ausreichend trinken

Viele Betroffene - besonders Ältere und Frauen - trinken zu wenig, so dass sie bereits vor der Opioid-Anwendung unter Verstopfung leiden. Als Nebenwirkung der Opioide kommt es bei ihnen dann häufiger zu Mundtrockenheit. Deshalb sollten Schmerzpatienten besonders auf eine reichliche Flüssigkeitszufuhr achten. 2 bis 3 Liter Flüssigkeit pro Tag sind empfehlenswert, am besten eignen sich Wasser und Kräutertees. Patienten, die Schwierigkeiten haben, ihre tägliche Trinkmenge einzuschätzen, sollten sich die Tagesration am Morgen bereitstellen oder einen Trinkplan erstellen.

3. Alkohol meiden

Opioide und Alkohol verstärken sich gegenseitig in ihren Wirkungen und Nebenwirkungen. Schmerzpatienten sollten deshalb grundsätzlich auf alkoholische Getränke verzichten.

Eine Ausnahme kann bei Tumorpatienten in fortgeschrittenem Stadium und anderen Palliativpatienten gelten. Alkoholgenuss darf hier unter dem vorrangigen Aspekt der Lebensqualität betrachtet werden, falls der Patient den Wunsch danach äußert.

4. Ausgewogene Vollwertkost

Schmerzpatienten sollten eine ausgewogene Vollwerternährung mit reichlich Obst und Gemüse anstreben. Wasserreiches Obst und Gemüse, z.B. Melonen, Gurken, Tomaten, helfen genügend Flüssigkeit aufzunehmen. Lebensmittel, die Verstopfung begünstigen, sollten durch ballaststoffreiche Speisen ersetzt werden, z.B. Vollkornbrot statt Weißbrot. Zusätzlich bringen eingeweichte Trockenfrüchte oder Leinsamen einen trägen Darm in Schwung.

5. Essen mit Genuss

Wichtig ist genussvolles Essen sowie langsames und gründliches Kauen. Patienten ohne entsprechende Schmerztherapie neigen z.T. dazu, nicht mehr genug zu essen, möglicherweise aus Schwäche, Depression, Appetitlosigkeit oder weil sie bei den Mahlzeiten vor Schmerzen nicht ruhig sitzen können.

Ersatzpflege

(§ 39 SGB XI)

Das Wichtigste in Kürze

Ersatzpflege, auch Verhinderungspflege genannt, ist die Pflege durch eine andere als die normalerweise tätige Pflegeperson, wenn diese wegen Erholungsurlaub, Krankheit oder anderen Gründen verhindert ist.

1. Voraussetzungen

Folgende Voraussetzungen müssen für die Ersatzpflege erfüllt sein:

- Die normalerweise tätige Pflegeperson ist zur häuslichen Pflege des Pflegebedürftigen wegen Erholungsurlaub, Krankheit oder anderen Gründen verhindert.
- Wenn die Ersatzpflege **erstmalig** in Anspruch genommen wird, **muss** die Pflegeperson den Pflegebedürftigen bereits **mindestens 6 Monate** in seiner häuslichen Umgebung **gepflegt** haben.
  Den Beginn der Pflege in häuslicher Umgebung setzen die meisten Pflegekassen mit der Einstufung in eine ☞ *Pflegestufe* gleich.
- Prinzipiell müssen die ☞ *Vorversicherungszeit* erfüllt, die ☞ *Pflegebedürftigkeit* festgestellt und die Pflegeleistung bei der Pflegekasse beantragt werden.

Ersatzpflege wird auch anerkannt, wenn:

- die Wohnung des Pflegebedürftigen renoviert werden muss.
- alle Familienmitglieder bei der Ernte eingebunden sind (Landwirtschaft).
- die Zeit überbrückt werden muss, bis ein Heimplatz gefunden ist.
- es sich um ☞ *Kurzzeitpflege* oder ☞ *Sterbebegleitung* in einem Hospiz handelt.

2. Dauer und Kosten

Die Pflegekasse übernimmt die Kosten einer **notwendigen** Ersatzpflege für **maximal 4 Wochen im Jahr** (sogenannte Urlaubsvertretung).

- Die Kosten für eine Ersatzpflegekraft dürfen dabei 1.470,- € im Kalenderjahr nicht überschreiten.
- Handelt es sich bei der Ersatzpflegekraft um eine Person, die mit dem Pflegebedürftigen bis zum zweiten Grad verwandt oder verschwägert ist oder in häuslicher Gemeinschaft mit ihm lebt, dürfen die Kosten den Betrag des jeweiligen Pflegegelds, also 215,- € (Pflegestufe I), 420,- € (Stufe II), 675,- € (Stufe III), nicht überschreiten (Details ☞ *Pflegegeld Pflegeversicherung*).

Als **Verwandte** gelten Eltern, Kinder, Großeltern, Enkelkinder, Geschwister.
Als **Verschwägerte** gelten Stiefeltern, Stiefkinder, Stiefenkelkinder (Enkelkinder des Ehepartners), Schwiegereltern, Schwiegerkinder, Großeltern des Ehepartners, Schwager/Schwägerin.
So weit diese verwandten bzw. verschwägerten Personen notwendige Aufwendungen wie z.B. Fahrtkosten oder Verdienstausfall entstehen, können diese Kosten **auf Nachweis** von der Pflegekasse bis zu maximal 1.470,- € übernommen werden.

- Wird die Verhinderungs- bzw. Ersatzpflege **in einer stationären Einrichtung** (z.B. Wohnheim für Behinderte, Kurzzeitpflege oder Pflegeheim) erbracht, übernimmt die Pflegekasse die pflegebedingten Kosten bis zu einer Höhe von 1.470,- € im Kalenderjahr.

Die Kosten für **Unterkunft und Verpflegung** (sogenannte Hotelkosten) sind vom Pflegebedürftigen selbst zu tragen.

3. Sozialhilfe - Hilfe zur Pflege

Leistet das Sozialamt „Hilfe zur Pflege", so kann es unter Umständen die Kosten der Ersatzpflege übernehmen.

Praxistipps

- Sind die Voraussetzungen erfüllt, kann neben der Ersatzpflege im selben Jahr auch die ☞ *Kurzzeitpflege* beansprucht werden.
- Die Leistungen des Familienentlastenden Dienstes (FED), der bei Familien mit behinderten Kindern diese stundenweise betreut, um den restlichen Familienangehörigen Aktivitäten ohne das behinderte Kind zu ermöglichen, kann bei einer Einstufung durch die Pflegekasse über die Ersatzpflege abgerechnet werden. Auch für behinderte Erwachsene gilt diese Möglichkeit. Ab einer Betreuung von über 8 Stunden täglich wird in der Regel das Pflegegeld um einen Tag gekürzt. Allerdings handhaben das die Pflegekassen unterschiedlich.

Wer hilft weiter?

Individuelle Auskünfte erteilen die ☞ *Pflegekassen* bzw. das Sozialamt.

Erstreaktionen auf den Tod naher Angehöriger

Das Wichtigste in Kürze

Es gibt vier Formen der Reaktion auf den Tod eines Angehörigen: Fühlen, Tun, Denken und Vermeiden. Grundsätzlich sind all diese Reaktionen richtig und sollten von anderen Angehörigen und professionellen Helfern nicht gewertet, sondern möglichst wertfrei respektiert werden.

1. Erstreaktionen

Es gibt vier mögliche Erstreaktionen auf den Tod nächster Angehöriger:

- **Fühlen**
  Die weithin bekannte und akzeptierte gefühlsbetonte Reaktion, z.B. weinen.
- **Tun**
  Manche Trauernden reagieren mit Aktivität auf den Verlust. Sie gehen in die Arbeit, sie putzen das ganze Haus, sie organisieren, treiben Sport.
- **Denken**
  Diese Betroffenen wollen alles analysieren, grübeln, wollen begreifen. Sie befragen Pflegepersonal und Ärzte, lesen Fachbücher. Sie wirken sehr sachlich, kühl und distanziert und wirken nicht, als bräuchten sie Hilfe.
- **Vermeiden**
  Nach außen wirken diese Betroffenen oft leblos, doch der Schmerz ist auch bei ihnen da, sie zeigen ihn nicht. Diese Trauernden meiden die Auseinandersetzung mit dem Tod des Angehörigen, um sich zu schützen und auszuhalten, was ihnen widerfahren ist.

2. Wertungen vermeiden

Trauer wird in unserem Kulturkreis meist gleichgesetzt mit Weinen. Weinen löst den Schmerz, Weinen lindert - das ist allgemein akzeptiert. Aber nicht jeder Mensch kann weinen. Manche Menschen weinen nie. Manche weinen zwei Tage lang und dann nie mehr. Andere können erst nach Monaten weinen.

Angehörige sollten gegenseitig die jeweilige Trauerreaktion möglichst wahrnehmen und akzeptieren, aber nicht interpretieren oder werten. Fehldeutungen wie „Du trauerst ja nicht" oder Ähnliches können zu einer zusätzlichen emotionalen Belastung führen und das „Ich-bin-nicht-normal-Gefühl", das viele Trauernde empfinden, eventuell noch verstärken. Professionelle Begleiter im Umfeld können vermitteln, indem sie Verständnis für die Art der Reaktion wecken und zum Gespräch unter den Betroffenen ermutigen.

Erwerbsminderungsrente, Erwerbsunfähigkeit

☞ *Abgestufte Erwerbsminderungsrente*

Festbetrag

☞ *Hilfsmittel*
☞ *Pflegehilfsmittel*

Führerschein

Das Wichtigste in Kürze

Auch nach einer Krankheit (z.B. Schlaganfall, Herzinfarkt) oder trotz einer Einschränkung (z.B. Diabetes) wollen viele Menschen weiterhin selbstständig und mobil sein und deshalb Auto fahren. Doch wer sich infolge körperlicher oder geistiger Mängel nicht sicher im Verkehr bewegen kann, darf am Verkehr nur teilnehmen, wenn er selbst Vorsorge getroffen hat, dass er andere nicht gefährdet (§ 2 Abs. 1 Fahrerlaubnis-Verordnung (FeV)). Bei Zweifeln an der Fahrtauglichkeit kann die Führerscheinstelle ein fachärztliches Gutachten, eine medizinisch-psychologische Untersuchung (MPU) oder ein technisches Gutachten anfordern.

1. Erstantrag auf Führerschein

Der Antrag auf Erteilung einer Fahrerlaubnis ist bei der Führerscheinstelle im Landratsamt oder bei der Stadtverwaltung zu stellen. Die Antragstellung kann auch über die Fahrschule vorgenommen werden. Bei diesem Antrag ist anzugeben, ob eine körperliche oder geistige Einschränkung vorliegt. Dies sollte der Antragsteller wahrheitsgemäß angeben. Die Führerscheinstelle entscheidet dann, ob und welche Gutachten beizubringen sind und wer diese erstellen kann.

2. Führerschein und schwere Krankheit

Bei Führerscheininhabern, die z.B. einen Schlaganfall oder Herzinfarkt hatten oder bei denen Diabetes diagnostiziert wurde, ist der behandelnde Arzt verpflichtet, den Patienten auf mögliche Einschränkungen und Gefahren hinzuweisen. Der Arzt sollte den Patienten auch schriftlich bestätigen lassen, dass er auf die Gefahr hingewiesen wurde, andernfalls könnten Ärzte für die Kosten möglicher Unfälle haftbar gemacht werden. Oft steht diese Empfehlung auch im Abschlussbericht von Rehamaßnahmen.
Ob der Patient dies dann bei der zuständigen Führerschein- bzw. Kfz-Zulassungsstelle meldet und seine Fahrtauglichkeit überprüfen lässt, bleibt diesem selbst überlassen.
Ist ein Patient fahruntauglich und steuert dennoch ein Kraftfahrzeug, macht er sich strafbar und muss für mögliche Schäden selbst aufkommen. Bei einem Unfall muss er mit strafrechtlichen und versicherungsrechtlichen Konsequenzen rechnen.

2.1. Fahrradfahren

Auch Fahrradfahrer, die nach einer schweren Erkrankung (siehe oben) am Verkehr teilnehmen und aufgrund ihres Gesundheitszustands einen Unfall verursachen, können ihren Führerschein verlieren. Bei entsprechendem Verdacht macht die Polizei eine Mitteilung an die Führerscheinstelle, welche dann den Patienten auffordert, die Fahrtauglichkeit prüfen zu lassen.

3. Zweifel an der Fahrtauglichkeit

3.1. Fachärztliches Gutachten

Bestehen Zweifel an der Fahrtauglichkeit, fordert die Führerscheinstelle in der Regel ein fachärztliches Gutachten. Der Facharzt sollte nicht der behandelnde Arzt sein.

3.2. Medizinisch-psychologisches Gutachten

Bestehen laut diesem Facharztgutachten noch immer Bedenken, fordert die Führerscheinstelle ein medizinisch-psychologisches Gutachten bzw. eine Untersuchung (MPU). Dabei wird Folgendes getestet:

- Medizinischer Bereich: Körperlicher Allgemeinzustand, Sinnesfunktionen, fachärztlicher Befund, neurologischer Befund (falls erforderlich), Medikamenteneinnahme

- Psychologischer Bereich: Wahrnehmung, Aufmerksamkeit, Orientierung, Reaktion, Belastbarkeit
  Im Gespräch mit dem Arzt und Psychologen geht es um die Einstellungen zum Straßenverkehr (Vorausschauen, Planen, Erkennen von Gefahren), aber auch um die Fähigkeit zur Selbsteinschätzung und den Umgang mit Schwierigkeiten.

3.3. Technisches Gutachten

Als dritte Möglichkeit kann die Führerscheinstelle ein technisches Gutachten (von TÜV oder DEKRA) fordern: Dabei werden Umbauten bzw. Zusatzgeräte am Kraftfahrzeug festgelegt, die wegen der Behinderung erforderlich sind. Auch eine Fahrprobe mit Prüfer kann gefordert werden. Nach dieser TÜV-Prüfung werden die erforderlichen Auflagen bzw. Beschränkungen in den Führerschein eingetragen. Will der behinderte Autofahrer diese ändern, ergänzen oder streichen lassen, weil sich z.B. sein gesundheitlicher Zustand verbessert hat, muss er das bei der Führerscheinbehörde erneut beantragen. Nur die Behörde kann ein erneutes technisches Gutachten veranlassen.

3.3.1. Beispiele für Umbauten

Zu den Umbauten am Auto gehören beispielsweise:

- Handbedienung von Bremse, Kupplung und Gas
- Lenkhilfen
- Rollstuhl-Einstiegs- und Verladehilfen

3.4. Konsequenzen und Kosten

Kommt der Betroffene der Forderung der Führerscheinstelle zur Erstellung o.g. Gutachten nicht nach, kann der Führerschein eingezogen werden. Die Kosten der Gutachten trägt der Betroffene selbst.

4. Dauerbehandlung mit Arzneimitteln

Bei nachgewiesenen Intoxikationen und anderen Wirkungen von Arzneimitteln, die die Leistungsfähigkeit zum Führen eines Kraftfahrzeugs beeinträchtigen, ist bis zu deren völligem Abklingen die Voraussetzung zum Führen von Kraftfahrzeugen aller Art nicht gegeben. Näheres unter ☞ *Autofahren bei Schmerzmitteleinnahme*.

Wer hilft weiter?

Bei Fragen helfen der behandelnde Arzt, die Führerscheinstelle, TÜV oder DEKRA sowie Stellen, die medizinisch-psychologische Untersuchungen durchführen.

Funktionstraining

☞ *Reha-Sport und Funktionstraining*

GdB

☞ *Grad der Behinderung*

Geschwister kranker Kinder

Das Wichtigste in Kürze

In Familien mit schwer kranken Kindern kann es dazu kommen, dass sich gesunde Kinder vernachlässigt fühlen. Sowohl die Eltern als auch das Umfeld sollten darauf achten, dass die gesunden Kinder ins Familienleben eingebunden werden und ausreichend Zeit und Zuwendung bekommen. Unabdingbar sind altergerechte, ehrliche Erklärungen zur Erkrankung des Geschwisters.

1. Häufige Ausgangssituation

Wenn ein Kind schwer erkrankt, gelten das Mitgefühl und die Aufmerksamkeit der Eltern und Verwandten in erster Linie dem Patienten. Die Sorgen und Nöte der Geschwister treten oft in den Hintergrund. Es wird - bewusst oder unbewusst - erwartet, dass die Geschwister sich in die neue Situation einfügen und sich so unauffällig wie möglich verhalten. Das Ausmaß der Veränderungen für die Geschwister wird meist nicht im vollen Umfang wahrgenommen und ihre Betreuung wird auf den notwendigen Alltag reduziert:

- Geregelten Tagesablauf einhalten.
- Hinbringen und Abholen vom Kindergarten, von der Schule.
- Kochen.
- Spielen.

2. Mangelnde Kommunikation

Je weniger in der Familie gesprochen wird, desto größer ist die Möglichkeit, dass Geschwister Wut und Aggression entwickeln. Diese Gefühle können eine Eigendynamik entwickeln, sich immer tiefer in die Kinderseele eingraben und als Störung manifestieren. Die Geschwister spüren: Es ist etwas Schlimmes geschehen. Deshalb sollte man sie einbeziehen, nicht ausgrenzen.
Je nach Alter haben Geschwister Fragen zur Erkrankung und zur Situation:

- Muss mein Bruder/meine Schwester sterben?
- Kann ich diese Krankheit auch bekommen?
- Warum beachtet mich niemand mehr?
- Wie lange muss mein Bruder/meine Schwester im Krankenhaus bleiben?
- Wann haben meine Eltern wieder Zeit für mich?

Eltern sollten die Geschwister ermutigen, über ihre Befürchtungen, Bedenken, Wünsche und Gefühle zu reden. Fragen sollten möglichst offen beantwortet werden, aber es sollte nicht mehr erklärt werden als das Kind wissen will. Wenn Kinder ausweichende Antworten bekommen, spüren sie, dass ihre Fragen nicht erwünscht sind und fragen nicht weiter. Aber sie füllen das Vakuum mit eigenen Phantasievorstellungen. Gegenseitige Hilfe ist am besten möglich, wenn die Eltern wissen, was in den Kindern vorgeht. Damit kann verhindert werden, dass sich ein Teufelskreis aus Missverstehen und Angst entwickelt.

3. Eltern in Not

Die Geschwister erleben die Wut, die Verzweiflung und die Ohnmacht ihrer Eltern. Sie spüren die Angst, die auf der gesamten Familie lastet. Dies belastet sie und kann sich noch verstärken, wenn keine offene Kommunikation stattfindet. Da die Eltern unter Umständen selbst so stark belastet sind, dass sie dies nicht mehr erkennen, ist hier auch das Umfeld gefragt, Entlastung in jeder Form anzubieten.

4. Eltern und deren Umgang mit der Erkrankung des Kindes

Gehen die Eltern positiv mit der Erkrankung des Kindes um, so sind in der Regel auch die Geschwister unbelasteter in der Situation. Kinder lernen von den Eltern und wachsen mit dem Mut und dem Optimismus, den die Eltern ausstrahlen. Ein Leitsatz könnte sein: „Wir schaffen das gemeinsam."

5. Geschwisterkonstellation (Geschlecht und Altersunterschied)

Die Rivalität zwischen gleichgeschlechtlichen Geschwistern ist meist größer als zwischen Junge und Mädchen. Dies hat zur Folge, dass gleichgeschlechtliche Kinder häufiger streiten, dass das gesunde Geschwister sich schneller zurückgesetzt fühlt, eifersüchtig wird, sich zurückzieht oder auffälliges, um Aufmerksamkeit heischendes Verhalten zeigt. Andersgeschlechtliche Geschwister sind dagegen eher bereit, dem schwer kranken Kind Zuwendung und Verständnis zu geben.Ältere Kinder erleben meist durch die Geburt eines Geschwisters, eine „Entthronung", eine veränderte Situation und damit eine einhergehende Verunsicherung. Ist das neugeborene Geschwisterchen schwer krank, dann kann die Verunsicherung noch größer sein.

6. Praktische Tipps zum Umgang mit und zur Unterstützung von Geschwistern

Die folgenden Tipps richten sich vor allem an Eltern, gelten aber sinngemäß auch für alle anderen nahestehenden Erwachsenen wie Verwandte, Freunde oder Nachbarn.

- **Mit den Geschwistern sprechen.**
  Um Ängste abzubauen, ist es hilfreich, offen und ehrlich mit den Geschwistern zu sprechen. Es ist ratsam, sie frühzeitig, ehrlich und so ausführlich wie möglich über die Erkrankung aufzuklären.
- **Auf die Geschwister hören.**
  Es kann passieren, dass sich Geschwister zurückziehen und von sich aus nicht sagen, was sie bewegt. Oft zeigen nonverbale Signale, was in ihnen vorgeht. Kleine Gesten, zartes Streicheln oder Wutausbrüche können die Eltern erkennen lassen, wie belastet die Geschwister durch die veränderte Situation sind.
- **Geschwister nicht unterschätzen.**
  Die Geschwister spüren den Kummer der Eltern meist mehr, als die Eltern annehmen. Sie lernen frühzeitig, was es bedeutet, Verantwortung für den Patienten zu übernehmen und Rücksicht - auch auf die Eltern - zu nehmen.
- **Den Geschwistern ein eigenes Leben zugestehen.**
  Die Geschwister sollten ein Leben wie gleichaltrige Altersgenossen haben dürfen. Eltern sollten darauf achten, dass sie den Geschwistern keine lebenslange Fürsorgepflicht für den Patienten aufbürden. Sie sollen auch keine überzogenen Hoffnungen in die gesunden Kinder setzen und sie mit der Situation überfordern. Das könnte zur Folge haben, dass sich die Geschwister unter Druck gesetzt fühlen und nur noch Erwartungen erfüllen (anstatt Eigeninitiative zu entwickeln) oder jegliche Leistung verweigern.
- **Bewusst Zeit nehmen.**
  Es ist nicht allein wichtig, wie viel Zeit sich Eltern für die Geschwister nehmen, sondern dass sie sich die wenige Zeit bewusst nehmen und dann allein für das/die Geschwister da sind.
- **Eltern sollten auf sich selbst achten.**
  Erschöpfte Eltern sind den Kindern keine Hilfe. Die Eltern brauchen hin und wieder eine Auszeit, um ihre Lebensbatterie wieder aufzuladen. Die Zeit zum Verschnaufen müssen sie sich selbst zugestehen und sie sollte ihnen auch von Außenstehenden zugestanden werden.
- **Hilfe suchen.**
  Eltern können sich einer Selbsthilfegruppe anschließen, um so Kontakt zu Gleichbetroffenen zu bekommen und sich auszutauschen. Dies kann auch der Weg sein, um Adressen von hilfreichen Organisationen zu erhalten, z.B. familienentlastender Dienst, ☞ *Kurzzeitpflege* oder ☞ *Ambulante Kinderhospize*.

Wer hilft weiter?

- Bei klassischen Erziehungsproblemen: Erziehungs- und Familienberatungsstellen (www.betanet.de, Bereich Adressen mit dem Suchwort „Erziehungsberatung") und Beratungsstellen von pro familia (Bundesverband pro familia, Stresemannallee 3, 60596 Frankfurt/M., Telefon 069 639002, www.profamilia.de).
- Bei Problemen mit schwerstkranken Kindern helfen ☞ *Kinderhospizdienste* (Adressen Seite 229) und ☞ *Kinderhospize* (Adressen Seite 232).
- Adressen von Selbsthilfegruppen unter www.betanet.de, Bereich Adressen, als Suchwort die jeweilige Krankheit eingeben.

Gesundheitsfonds

Das Wichtigste in Kürze

Mit Einführung des Gesundheitsfonds wurde die Finanzierung der gesetzlichen Krankenversicherung (GKV) neu gestaltet. Seit 1.1.2009 fließen alle Einnahmen der GKVen in den Gesundheitsfonds und wer-

den dann an die einzelnen Krankenkassen weiterverteilt. In Zukunft bestimmen die Krankenkassen ihren Beitragssatz nicht mehr selbst, sondern es wird ein einheitlicher Beitragssatz für alle Versicherten festgelegt.

1. Hintergrund

Der Gesundheitsfonds ist ein Bestandteil der Gesundheitsreform 2007 bzw. des „Gesetzes zur Stärkung des Wettbewerbs in der gesetzlichen Krankenversicherung" (GKV-Wettbewerbsstärkungsgesetz), das seit 1.4.2007 in Kraft ist.
Ziel des Gesundheitsfonds sollen gerechtere Voraussetzungen für den Wettbewerb der Krankenkassen sein. Die Gelder werden an die einzelnen Krankenkassen verteilt. Für jeden Versicherten gibt es einen Grundbetrag, dazu kommen Zuschläge, die sich nach Alter, Geschlecht und schweren oder chronischen Erkrankungen zusammensetzen.

2. Beitragssatz

Seit 1.1.2009 gilt für alle Krankenkassen ein einheitlicher Beitragssatz von 15,5 %. Außerdem gibt es einen ermäßigten Beitragssatz von 14,9 % für freiwillig Versicherte ohne Krankengeldanspruch.
Der Beitragssatz soll bis zum 1.11. eines Jahres, mit Wirkung ab dem 1.1. des darauffolgenden Jahres, durch die Bundesregierung festgelegt werden. Soll der Beitragssatz innerhalb eines Jahres angepasst werden, dann muss dies 2 Monate vorher angekündigt werden. Beispiel: Eine Beitragssatzerhöhung zum 1.7.2010 muss spätestens am 1.5.2010 angekündigt werden.

3. Zusatzbeitrag

Die Krankenkassen können einen Zusatzbeitrag für die Versicherten erheben, wenn das Geld aus dem Gesundheitsfonds für die Leistungen nicht ausreicht. Der Zusatzbeitrag darf maximal 1 % der beitragspflichtigen Einnahmen betragen. Erhebt eine Krankenkasse diesen Zusatzbetrag, dann kann der Versicherte vom Sonderkündigungsrecht Gebrauch machen.
Krankenkassen, die mit dem zugewiesenen Geld aus dem Fonds auskommen, können ihren Mitgliedern Prämienauszahlungen oder andere finanzielle Vergünstigungen gewähren. Zahlt die Krankenkasse diese Prämie nicht oder verringert sie die Höhe der Zahlung, kann der Versicherte auch vom Sonderkündigungsrecht Gebrauch machen.
Empfänger von ☞ *Sozialhilfe* und einer ☞ *Grundsicherung im Alter und bei Erwerbsminderung* müssen den Zusatzbeitrag nicht selbst aufbringen, dies übernimmt das Sozialamt bzw. das Grundsicherungsamt. Bei Empfängern von ☞ *Arbeitslosengeld II* kann die Agentur für Arbeit die Beiträge in Härtefällen übernehmen.

Wer hilft weiter?

Das Bundesversicherungsamt, das bereits den RSA zwischen den Krankenkassen durchführt, verwaltet auch den Gesundheitsfonds. Unter www.bundesversicherungsamt.de finden Sie Informationen zum Gesundheitsfonds, zum früheren und zum jetzigen RSA.

Gleichstellung behindert schwerbehindert

☞ *Behinderung*

Grad der Behinderung

Das Wichtigste in Kürze

Der Grad der Behinderung (GdB) beziffert bei Behinderten die Schwere der Behinderung. Er wird durch das Versorgungsamt festgestellt, so weit er nicht bereits anderweitig festgestellt wurde, z.B. durch einen Rentenbescheid oder durch eine Verwaltungs- oder Gerichtsentscheidung. Für die Feststellung gibt es bundesweite Richtlinien, die sogenannten „Anhaltspunkte". Letztlich entscheidend ist immer eine Gesamtsicht der tatsächlichen Beeinträchtigung, es werden nicht einfach mehrere GdB-Werte aufaddiert.

1. Anhaltspunkte für die ärztliche Gutachtertätigkeit

Das Versorgungsamt richtet sich bei der Feststellung der Behinderung, des GdB und der Ausstellung eines ☞ *Schwerbehindertenausweises* nach den „Anhaltspunkten für die ärztliche Gutachtertätigkeit im sozialen Entschädigungsrecht und nach dem Schwerbehindertenrecht". Die Anhaltspunkte gelten bundesweit und sollen für eine möglichst einheitliche Praxis sorgen. Vom Bundesministerium für Arbeit und Soziales wurden sie zuletzt im Januar 2008 überarbeitet und herausgebracht.
Diese Anhaltspunkte enthalten allgemeine Beurteilungsregeln und Einzelangaben darüber, wie hoch der GdB bei welchen Behinderungen festzusetzen ist. Es handelt sich allerdings nur um einen Orientierungsrahmen, die Berechnung des GdB ist vom **individuellen Einzelfall** abhängig.

Die Anhaltspunkte können unter www.bmas.de > Publikationen heruntergeladen werden.

2. Grad der Schädigungsfolgen (GdS), Minderung der Erwerbsfähigkeit (MdE)

GdB, GdS und MdE werden nach gleichen Grundsätzen bemessen. Die Begriffe unterscheiden sich lediglich dadurch, dass der GdS und die MdE nur auf Schädigungsfolgen (kausal) bezogen sind, während der GdB auf alle Gesundheitsstörungen unabhängig von ihrer Ursache (final) bezogen ist. Der GdB wird in 10er-Graden bis maximal 100 angegeben, während der GdS und die MdE in Prozentsätzen angezeigt werden. GdB, MdE und GdS haben die Auswirkungen von Funktionsbeeinträchtigungen auf alle Lebensbereiche, nicht nur die Einschränkungen im Erwerbsleben zum Inhalt. Sie sind ein Maß für die körperlichen, geistigen, seelischen und sozialen Auswirkungen einer Funktionsbeeinträchtigung aufgrund eines Gesundheitsschadens.
Der GdS wird insbesondere im sozialen Entschädigungsrecht verwendet, mit dem Kernstück Kriegsopferversorgung und dessen rechtlichem Rahmen im Sinne des Bundesversorgungsgesetzes (BVG).
Die MdE ist insbesondere bei der Unfallversicherung (SGB VII) maßgeblich und dabei z.B. für den Erhalt einer Verletztenrente notwendig.

3. Bemessung

Für die Bemessung des GdB ist vor allem die **tatsächliche** Leistungseinschränkung durch die Erkrankung bzw. Behinderung maßgeblich. Bei der Beurteilung ist vom klinischen Bild **und** von den Funktionseinschränkungen im Alltag auszugehen. Die GdB von mehreren Erkrankungen werden dabei nicht zusammengerechnet. Maßgebend sind die Auswirkungen der einzelnen Funktionsbeeinträchtigungen in ihrer Gesamtheit unter Berücksichtigung ihrer wechselseitigen Beziehungen zueinander.

4. Nachteilsausgleiche

Abhängig vom GdB sind die Nachteilsausgleiche für Behinderte. Einen Überblick über die GdB-abhängigen Nachteilsausgleiche erhalten Sie auf Seite 159.

5. Antrag auf Erhöhung

Verschlechtert sich der Gesundheitszustand eines schwerbehinderten Menschen oder kommt eine weitere dauerhafte Einschränkung durch eine neue Erkrankung dazu, dann sollte beim Versorgungsamt ein Antrag auf Erhöhung des GdB gestellt werden. Der Vordruck für den Antrag wird auf Anfrage vom Versorgungsamt zugeschickt und es wird geprüft, ob ein neuer ☞ *Schwerbehindertenausweis* mit eventuell neuen Merkzeichen ausgestellt wird.

Grundsicherung für Arbeitssuchende

(SGB II)

Das Wichtigste in Kürze

Die „Grundsicherung für Arbeitssuchende" (SGB II) umfasst Leistungen für **erwerbsfähige, hilfebedürftige** Menschen von 15 bis 64 Jahren. Als erwerbsfähig gilt, wer gesundheitlich im Stande ist mindestens 3 Stunden am Tag zu arbeiten. Hilfebedürftig sind Menschen, die ihren Lebensunterhalt nicht aus eigenem Einkommen oder Vermögen bestreiten können.
Die Grundsicherung wurde 2005 neu eingeführt und ist als „Hartz IV" bekannt. Leistungsempfänger sind frühere Empfänger von Arbeitslosenhilfe und ein Teil der früheren Sozialhilfeempfänger. ☞ *Sozialhilfe* gibt es nur noch für **nicht** erwerbsfähige Menschen.

1. Voraussetzungen

Leistungen nach dem SGB II erhalten Personen, die

- das 15. Lebensjahr vollendet und das 65. Lebensjahr noch nicht vollendet haben
  und
- erwerbsfähig sind
  und
- hilfebedürftig sind
  und
- ihren gewöhnlichen Aufenthalt in der Bundesrepublik Deutschland haben.

Leistungen erhalten auch Personen, die mit erwerbsfähigen Hilfebedürftigen in einer Bedarfsgemeinschaft leben.

1.1. Erwerbsfähig

Erwerbsfähig ist, wer nicht wegen Krankheit oder Behinderung auf absehbare Zeit außerstande ist, unter den üblichen Bedingungen des allgemeinen Arbeitsmarktes **mindestens 3 Stunden täglich** zu arbeiten.

1.2. Hilfebedürftig

Hilfebedürftig sind Menschen, wenn sie ihren Lebensunterhalt nicht aus eigenem Einkommen und Vermögen bestreiten können. Auf die Leistungen der Grundsicherung für Arbeitssuchende wird eigenes **Einkommen** und vorhandenes **Vermögen** angerechnet. Details siehe ☞ *Arbeitslosengeld II > Einkommen und Vermögen.*

1.3. Bedarfsgemeinschaft

Zur Bedarfsgemeinschaft gehören:

- erwerbsfähige Hilfebedürftige
- im Haushalt lebende Eltern oder Elternteil eines unverheirateten erwerbsfähigen Kindes unter 25 Jahren und der im Haushalt lebende Partner dieses Elternteils
- Partner des erwerbsfähigen Hilfebedürftigen, das sind:
  - der nicht dauernd getrennte lebende Ehegatte
  - der nicht dauernd getrennt lebende Lebenspartner
  - die Person, die mit dem erwerbsfähigen Hilfebedürftigen in einem gemeinsamen Haushalt lebt und dabei
    - mit diesem länger als ein Jahr zusammenlebt oder
    - mit einem gemeinsamen Kind zusammenlebt oder
    - Kinder oder Angehörige im Haushalt versorgt oder
    - befugt ist, über Einkommen und Vermögen des anderen zu verfügen.
- dem Haushalt angehörende unverheiratete Kinder unter 25 Jahren des erwerbsfähigen Hilfebedürftigen oder seines Partners, wenn sie nicht aus eigenem Einkommen oder Vermögen die Leistungen zur Sicherung ihres Lebensunterhalts beschaffen können

2. Leistungen nach dem SGB II

Ein Kernanliegen der Hartz-IV-Reform ist es, dass hilfebedürftige Menschen so schnell wie möglich ihren Lebensunterhalt selbst verdienen. Dies soll durch eine bessere und schnellere Betreuung erreicht werden.

- **Dienstleistungen**, z.B. Information, Beratung und umfassende Unterstützung mit dem Ziel der Eingliederung in Arbeit. Jeder ALG-II-Empfänger bekommt einen **persönlichen Ansprechpartner** bei der Agentur für Arbeit, mit dem eine Eingliederungsvereinbarung abgeschlossen wird.
- **Geldleistungen**, z.B. zur Eingliederung der erwerbsfähigen Hilfebedürftigen in Arbeit und zur Sicherung des Lebensunterhalts der erwerbsfähigen Hilfebedürftigen (☞ *Arbeitslosengeld II*) und der mit ihnen in einer Bedarfsgemeinschaft lebenden Personen (= Sozialgeld)
- **Sachleistungen**

3. Zuständigkeit

Leistungen der Grundsicherung für Arbeitssuchende werden in der Regel von den örtlichen Agenturen für Arbeit, den Arbeitsgemeinschaften (ARGE) sowie den kreisfreien Städten und Kreisen (kommunale Träger) erbracht. Die kommunalen Träger sind für folgende Leistungen zuständig:

- Unterkunft und Heizung
- Kinderbetreuungskosten
- Schuldner- und Suchtberatung
- Psychosoziale Betreuung
- Erstausstattung für Bekleidung und Wohnung
- Mehrtägige Klassenfahrten

Wer hilft weiter?

Die örtliche Agentur für Arbeit oder die Gemeinde/Kommune oder eine der Arbeitsgemeinschaften (ARGE).

Grundsicherung im Alter und bei Erwerbsminderung

(§§ 41 ff. SGB XII)

Das Wichtigste in Kürze

Die Grundsicherung sichert den Lebensunterhalt von Menschen, die wegen Alters oder aufgrund voller Erwerbsminderung nicht mehr arbeiten können, und deren Einkünfte für den notwendigen Lebensunterhalt nicht ausreichen. Höhe und Umfang der Grundsicherung sind mit der Sozialhilfe vergleichbar. Eigenes Einkommen und Vermögen werden auf die Grundsicherung angerechnet.

1. Voraussetzungen

Leistungsberechtigt sind Menschen mit gewöhnlichem Aufenthalt in Deutschland,

- die das **65. Lebensjahr** vollendet haben **oder**
- die das **18. Lebensjahr** vollendet haben **und** - unabhängig von der jeweiligen Arbeitsmarktlage - aus medizinischen Gründen **dauerhaft voll erwerbsgemindert** sind,

wenn sie ihren Lebensunterhalt nicht selbst aus ihrem Einkommen und Vermögen (☞ *Einsatz von Einkommen und Vermögen*) bestreiten können.

Für Personen, die nach dem 31.12.1946 geboren sind, wird die Altersgrenze für die Grundsicherung im Alter schrittweise auf 67 Jahren angehoben.

1.1. Leistungsausschluss

Nicht leistungsberechtigt sind

- Personen, wenn das zu versteuernde Gesamteinkommen der Eltern oder Kinder jährlich 100.000,- € übersteigt.
- Personen, die ihre Bedürftigkeit in den letzten 10 Jahren vorsätzlich oder grob fahrlässig herbeigeführt haben.

2. Umfang und Höhe

Die Grundsicherung ist abhängig von der Bedürftigkeit und entspricht in der Höhe der Hilfe zum Lebensunterhalt in der Sozialhilfe.
Die Grundsicherung umfasst folgende Leistungen:

- Den für den Antragsberechtigten maßgebenden ☞ *Regelsatz der Sozialhilfe*
- Die angemessenen tatsächlichen Aufwendungen für Unterkunft und Heizung (bei nicht getrennt lebenden Ehegatten oder

bei einer eheähnlichen Partnerschaft jeweils anteilig) i.S.v. § 29 SGB XII
- Kranken- und Pflegeversicherungsbeiträge, so weit keine Pflichtversicherung besteht (§ 32 SGB XII)
- Einen Mehrbedarfszuschlag i.S.v. § 30 SGB XII
- Einmalige Leistungen i.S.v. § 31 SGB XII
- Hilfe zum Lebensunterhalt in Sonderfällen i.S.v. § 34 SGB XII, insbesondere Übernahme von Mietschulden

Von diesem Bedarf werden die eigenen Einkünfte abgezogen, die Differenz wird als Grundsicherung ausgezahlt. Sind die Einkünfte höher als der Bedarf, besteht kein Anspruch auf eine Grundsicherungsleistung.

Praxistipps

- Die Darstellung dieses sehr komplexen Themenbereichs beschränkt sich auf allgemeingültige Angaben. Individuelle und oft einzelfallabhängige Besonderheiten finden hier keine Berücksichtigung. Fragen sind mit dem zuständigen Sachbearbeiter des Sozialamts zu klären.
- Empfänger von Grundsicherung im Alter oder bei Erwerbsminderung werden von der Rundfunk- und Fernsehgebühr befreit und erhalten eine Telefongebührenermäßigung.

3. Anrechnung von Einkommen und Vermögen

Grundsicherungsleistungen erhalten nur Bedürftige, die ihren Lebensunterhalt nicht oder nicht vollständig bestreiten können. Angerechnet werden
- **eigenes** Einkommen und Vermögen und
- Einkommen und Vermögen des nicht getrennt lebenden **Ehe- oder Lebenspartners**, so weit es deren Eigenbedarf übersteigt.

Was alles zum Einkommen (§§ 82 ff. SGB XII) und zum Vermögen (§ 90 SGB XII) zählt, finden Sie unter ☞ *Einsatz von Einkommen und Vermögen.*

4. Dauer

Die Grundsicherung wird in der Regel für 12 Kalendermonate bewilligt.
Erstbewilligung: Die Auszahlung beginnt am Ersten des Monats, in dem der Antrag gestellt worden ist.
Änderung der Leistung: Die Auszahlung beginnt am Ersten des Monats, in dem die Voraussetzungen für die Änderung eingetreten und mitgeteilt worden sind. Bekommt der Berechtigte infolge der Änderung weniger Leistungen, beginnt der neue Bewilligungszeitraum am Ersten des Folgemonats.

Wer hilft weiter?

Der Antrag kann beim zuständigen Sozialamt gestellt werden, in dessen Bereich der Antragsberechtigte seinen gewöhnlichen Aufenthaltsort hat.

Häusliche Krankenpflege

(§ 37 SGB V - § 32 SGB VII)

Das Wichtigste in Kürze

Häusliche Krankenpflege bedeutet, dass ein Patient zu Hause von Fachpersonal versorgt wird. Neben der medizinischen Versorgung kann das auch die Körperpflege, Ernährung, Mobilität und den Haushalt des Patienten umfassen. Die häusliche Krankenpflege wird in der Regel von der Krankenkasse finanziert und ist nicht zu verwechseln mit der „häuslichen Pflege" der Pflegeversicherung.

1. Voraussetzungen

Die Krankenversicherung und die Unfallversicherung stellen unter bestimmten Voraussetzungen eine häusliche Krankenpflege oder übernehmen die Kosten dafür. In Einzelfällen tritt die Krankenhilfe des Sozialhilfeträgers für die Kosten ein.

Häusliche Krankenpflege kann verordnet werden, wenn:
- eine Krankenhausbehandlung erforderlich,

aber nicht ausführbar ist (z.B. Patient verweigert aus nachvollziehbaren Gründen die Zustimmung zur Krankenhauseinweisung)
oder
- eine Krankenhausbehandlung vermieden oder verkürzt wird.
In beiden Fällen handelt es sich um die sogenannte **Krankenhausvermeidungspflege**.
oder
- sie zur Sicherung des ärztlichen Behandlungszieles erforderlich ist (z.B. falls der Arzt Injektionen im nötigen Umfang nicht selbst vornehmen kann). In diesem Fall handelt es sich um die sogenannte **Sicherungspflege**.

Weitere Voraussetzung:
- Keine im Haushalt lebende Person kann den Patient im erforderlichen Umfang pflegen und versorgen.

1.1. Ort der Pflege

Ist die Krankenkasse der Kostenträger, wird die häusliche Krankenpflege an geeigneten Orten erbracht, an denen sich der Patient regelmäßig aufhält, z.B.:
- in der Wohnung des Patienten
- in betreuten Wohnformen, z.B. Wohngemeinschaften
- in Schulen und Kindergärten
- bei besonders hohem Pflegebedarf in Werkstätten für Behinderte
- bei besonders hohem Bedarf an medizinischer Behandlungspflege (für mindestens 6 Monate) ausnahmsweise in Heimen

2. Dauer

Die **Krankenhausvermeidungspflege** ist bis zu 4 Wochen je Krankheitsfall möglich. In medizinisch begründeten Fällen (Prüfung durch MDK) auch länger.

Bei der **Sicherungspflege** ist keine zeitliche Begrenzung durch den Gesetzgeber vorgegeben, jedoch ist die Dauer von der Satzung der Krankenkasse oder der Berufsgenossenschaft abhängig.

3. Umfang

Umfang der Krankenhausvermeidungspflege:
- Behandlungspflege
- Grundpflege
- Hauswirtschaftliche Versorgung

Umfang der Sicherungspflege:
- Behandlungspflege
- Grundpflege nur, wenn dies in der Satzung des Kostenträgers geregelt ist
- Hauswirtschaftliche Versorgung nur, wenn dies in der Satzung des Kostenträgers geregelt ist

Leistungsinhalte:
- **Behandlungspflege** sind:

  - medizinische Hilfeleistungen
    z.B. Verabreichung von Medikamenten, Anlegen von Verbänden, Injektionen, Messen der Körpertemperatur, Spülungen und Einreibungen
    oder
  - verrichtungsbezogene krankheitsspezifische Pflegemaßnahmen
    z.B. An- und Ausziehen von Kompressionsstrümpfen der Klasse 2, Sekret absaugen oder Wechseln einer Sprechkanüle.
    Auch wenn sie bereits im Hilfebedarf bei der Feststellung der Pflegebedürftigkeit in der Pflegeversicherung berücksichtigt worden sind, sind diese verordnungsfähig.
- Grundpflege sind pflegerische Leistungen nichtmedizinischer Art, z.B. Körperpflege, Ernährung, Mobilität.
- Hauswirtschaftliche Versorgung ist z.B. Einkaufen, Kochen, Putzen, Spülen, Waschen, Heizen.

Praxistipp
Voraussetzung für eine Kostenübernahme der Häuslichen Krankenpflege durch die Krankenkasse ist, dass auf der Verordnung

des Arztes Behandlungspflege verordnet ist. Grundpflege und hauswirtschaftliche Versorgung ohne Notwendigkeit von Behandlungspflege wird nicht übernommen.

4. Verordnung

Die Verordnung einer häuslichen Krankenpflege erfolgt in der Regel durch einen Vertragsarzt, z.B. den Hausarzt.

Hält ein Krankenhausarzt bei Entlassung eines Patienten eine häusliche Krankenpflege für erforderlich, so kann er diese anstelle des Vertragsarztes für maximal 3 Tage verordnen. Der Krankenhausarzt soll vor der Entlassung den weiterbehandelnden Vertragsarzt darüber informieren.

5. Zuzahlung

Versicherte, die das 18. Lebensjahr vollendet haben, zahlen 10 % der Kosten pro Tag für längstens 28 Tage im Kalenderjahr, sowie 10,- € pro Verordnung.

6. Sachleistungserbringung

Vorrangig erbringen die Krankenkassen oder die Berufsgenossenschaften eine Sachleistung, d.h.: Sie stellen die Pflegekraft.
Wenn die Sachleistungserbringung nicht möglich ist, werden die Kosten der Pflegekräfte der Sozialstationen, Krankenpflegevereine etc. von der Krankenkasse oder der Berufsgenossenschaft übernommen. Dies muss unbedingt **vorher** mit dem Leistungsträger abgesprochen und von diesem genehmigt sein.

6.1. Ausnahme

Die Krankenkassen und die Berufsgenossenschaften erstatten die Kosten für eine **selbst beschaffte Kraft** in angemessener Höhe (d.h. in Anlehnung an das tarifliche oder übliche Entgelt einer Pflegekraft), falls:

- die Krankenkasse keine Kraft für die häusliche Krankenpflege stellen kann, z.B. wenn die Kapazität der von der Krankenkasse eingestellten Pflegekräfte erschöpft ist.
- die selbst beschaffte Pflegekraft geringere Kosten verursacht.
- die zu pflegende Person aus nachvollziehbaren Gründen nur eine bestimmte selbst ausgewählte Kraft akzeptiert. Diese Kraft muss geeignet sein, pflegerische Dienste zu erbringen, was allerdings nicht notwendigerweise eine abgeschlossene Ausbildung voraussetzt.

7. Richtlinien

Der Gemeinsame Bundesausschuss hat zur Häuslichen Krankenpflege im allgemeinen und zur psychiatrischen Krankenpflege im speziellen Richtlinien erstellt. Diese Richtlinien können Sie unter www.g-ba.de > Informations-Archiv > Richtlinien downloaden. Die detaillierte Auflistung der Diagnosen zur Verordnung psychiatrischer Krankenpflege finden sich unter Punkt 27a.

Wer hilft weiter?

Krankenkassen und Berufsgenossenschaften.

Haushaltshilfe

(§ 38 SGB V - § 28 SGB VI i.V.m. §§ 44, 54 SGB IX - § 42 SGB VII i.V.m. §§ 44, 54 SGB IX)
auch ☞ *Begleitperson*

Das Wichtigste in Kürze

Eine Haushaltshilfe ist eine fremde oder verwandte Person, die die tägliche Arbeit im Haushalt erledigt. Sie übernimmt alle zur Weiterführung des Haushalts notwendigen Arbeiten, z.B. Einkauf, Kochen, Waschen oder Kinderbetreuung. Die Kosten werden in der Regel dann übernommen, wenn die Mutter ins Krankenhaus muss und daheim Kinder unter 12 Jahren zu versorgen sind. Zuständig können verschiedene Kostenträger sein. Sie stellen entweder eine Haushaltshilfe oder erstatten deren tarifliche bzw. übliche Kosten. Haushaltshilfe muss beantragt werden.

1. Voraussetzungen

Haushaltshilfe kann eine Leistung der Krankenversicherung, der Unfallversicherung oder der Rentenversicherung sein, bei Geringverdienenden oder nicht Versicherten auch eine Leistung der Sozialhilfe, die sich dabei an den Leistungen der Krankenversicherung orientiert.

1.1. Voraussetzungen Krankenversicherung

Die Krankenkasse stellt eine Haushaltshilfe, wenn:

- die Weiterführung des Haushalts nicht möglich ist wegen Krankenhausbehandlung, medizinischer Vorsorgeleistungen, ☞ *häuslicher Krankenpflege* oder ☞ *Medizinischer Rehabilitation*
  und
- ein Kind im Haushalt lebt, das bei Beginn der Haushaltshilfe das 12. Lebensjahr noch nicht vollendet hat
  oder das behindert und auf Hilfe angewiesen ist, z.B. für Ernährung, Körperpflege, seelische Betreuung
  und
- keine im Haushalt lebende Person (auf Volljährigkeit kommt es nicht an) den Haushalt weiterführen kann, z.B. wegen Alters, schlechtem Gesundheitszustand, des Umfangs der Haushaltsführung.
  Wichtig ist hierbei, dass sich die andere im Haushalt lebende Person (z.B. der Ehepartner oder ältere Kinder) nicht wegen der Weiterführung des Haushalts von ihrer Berufstätigkeit, Berufs- oder Schulausbildung beurlauben lassen muss, d.h. der Haushaltsangehörige kann seine eigene berufliche oder schulische Rolle beibehalten.

1.2. Voraussetzungen Unfallversicherung

Die Berufsgenossenschaft übernimmt die Kosten für eine Haushaltshilfe, wenn:

- die Weiterführung des Haushalts nicht möglich ist wegen ☞ *Medizinischer Rehabilitation* oder ☞ *Teilhabe am Arbeitsleben* (infolge von Arbeitsunfall oder Berufskrankheit)
  und
- ein Kind im Haushalt lebt, das bei Beginn der Haushaltshilfe das 12. Lebensjahr noch nicht vollendet hat
  oder das behindert und auf Hilfe angewiesen ist, z.B. für Ernährung, Körperpflege, seelische Betreuung
  und
- keine im Haushalt lebende Person (auf Volljährigkeit kommt es nicht an) den Haushalt weiterführen kann, z.B. wegen Alters, schlechtem Gesundheitszustand, des Umfangs der Haushaltsführung.
  Wichtig ist hierbei, dass sich die andere im Haushalt lebende Person (z.B. der Ehepartner oder ältere Kinder) nicht wegen der Weiterführung des Haushalts von ihrer Berufstätigkeit, Berufs- oder Schulausbildung beurlauben lassen muss, d.h. der Haushaltsangehörige kann seine eigene berufliche oder schulische Rolle beibehalten.

1.3. Voraussetzungen Rentenversicherung

Der Rentenversicherungsträger übernimmt die Kosten für eine Haushaltshilfe, wenn:

- die Weiterführung des Haushalts nicht möglich ist wegen ☞ *Medizinischer Rehabilitation* oder ☞ *Teilhabe am Arbeitsleben*
  und
- ein Kind im Haushalt lebt, das bei Beginn der Haushaltshilfe das 12. Lebensjahr noch nicht vollendet hat
  oder das behindert und auf Hilfe angewiesen ist, z.B. für Ernährung, Körperpflege, seelische Betreuung
  und

H

- keine im Haushalt lebende Person (auf Volljährigkeit kommt es nicht an) den Haushalt weiterführen kann, z.B. wegen Alters, schlechtem Gesundheitszustand, des Umfangs der Haushaltsführung. **Wichtig** ist hierbei, dass sich die andere im Haushalt lebende Person (z.B. der Ehepartner oder ältere Kinder) nicht wegen der Weiterführung des Haushalts von ihrer Berufstätigkeit, Berufs- oder Schulausbildung beurlauben lassen muss, d.h. der Haushaltsangehörige kann seine eigene berufliche oder schulische Rolle beibehalten.

Außerdem sind die rentenversicherungsrechtlichen Voraussetzungen zu den ergänzenden Leistungen zur Reha zu erfüllen.

Praxistipps

- Es sollte individuell mit der Krankenkasse abgeklärt werden, in welchem Umfang die Kostenübernahme für eine Haushaltshilfe in der Satzung festgelegt ist.
- Anspruch auf Haushaltshilfe besteht auch bei **Mitaufnahme der haushaltsführenden Person als Begleitperson ins Krankenhaus** (Grundsatzurteil des BSG vom 23.11.1995). Zudem müssen die weiteren o.g. Voraussetzungen vorliegen.
- Wurde der Antrag auf eine Haushaltshilfe abgelehnt und leben Kinder im Haushalt, deren Versorgung infolge Erkrankung der Mutter/des Vaters nicht gewährleistet ist, kann beim Jugendamt ein Antrag auf ambulante Familienpflege gestellt werden.
- Behinderte können die Kosten für eine Hilfe im Haushalt unter Umständen steuerlich geltend machen.

2. Leistungsumfang

2.1. Sachleistungserbringung

Vorrangig erbringen die Krankenkassen, die Berufsgenossenschaften und die Rentenversicherungsträger eine Sachleistung, das heißt: sie stellen die Haushaltskraft.
Die Krankenkassen haben mit geeigneten Organisationen (z.B. Trägern der freien Wohlfahrtspflege, ambulanten Pflegediensten oder Sozialstationen) Verträge über die Erbringung von Haushaltshilfe geschlossen. Haushaltshilfekräfte dieser Vertragsorganisationen erbringen die Leistung und rechnen dann direkt mit der Krankenkasse ab.

2.2. Selbst beschaffte Haushaltshilfe

Wenn die Sachleistungserbringung nicht möglich ist, werden die Kosten für eine selbst beschaffte Haushaltshilfe in angemessener Höhe, d.h. in Anlehnung an das tarifliche oder übliche Entgelt einer Haushaltshilfe, von Krankenkasse oder Berufsgenossenschaft übernommen. Dies muss unbedingt vorher mit dem Leistungsträger abgesprochen und von diesem genehmigt sein.

Keine Kostenerstattung gibt es für Verwandte und Verschwägerte bis zum 2. Grad, d.h.: Eltern, Kinder, Großeltern, Enkelkinder, Geschwister, Stiefeltern, Stiefkinder, Stiefenkelkinder, Schwiegereltern, Schwiegerkinder, Großeltern des Ehepartners, Schwager/Schwägerin.

2.3. Fahrtkosten, Verdienstausfall

Die Krankenkassen, die Berufsgenossenschaften und die Rentenversicherungsträger können die erforderlichen Fahrtkosten und den Verdienstausfall für Verwandte und Verschwägerte bis zum 2. Grad (s.o.) erstatten. Den Verdienstausfall muss der Arbeitgeber bestätigen. Ein entsprechendes Formular gibt es bei den Kostenträgern.

2.4. Anderweitige Unterbringung

Ausnahmsweise können die zuständigen Kostenträger anstelle der Haushaltshilfe die Kosten für die Mitnahme oder anderweitige Unterbringung der Kinder bis zur Höhe der Haushaltshilfe-Kosten übernehmen, so weit darunter der Reha-Erfolg nicht leidet.

3. Zuzahlung

Die Zuzahlung beträgt 10 % der Kosten pro Kalendertag, jedoch mindestens 5,- € und höchstens 10,- €. Eine Befreiung von der Zuzahlung ist bei Erreichen der Belastungsgrenze möglich, Näheres unter ☞ *Zuzahlungsbefreiung Krankenversicherung.*

Wer hilft weiter?

Antragsformulare auf eine Haushaltshilfe gibt es bei den Krankenkassen, den Berufsgenossenschaften und den Rentenversicherungsträgern. Sie beraten auch bei Detailfragen und geben individuelle Auskünfte.

Heilmittel

(§ 32 SGB V - § 15 SGB VI i.V.m. § 26 SGB IX - § 30 SGB VII)

Das Wichtigste in Kürze

Heilmittel im sozialrechtlichen Sinn sind äußerliche Behandlungsmethoden wie Krankengymnastik, Massage, Ergotherapie oder Logopädie. Werden Heilmittel ärztlich verordnet, übernimmt die Krankenkasse die Kosten. Der Patient muss in der Regel zuzahlen: 10,- € pro Verordnung plus 10 % der Heilmittelkosten.

1. Definition und Erstattungsfähigkeit

Heilmittel wirken mit dem Ziel der Krankheitsbekämpfung überwiegend äußerlich auf den menschlichen Organismus ein. Dazu gehören nicht allgemeine Gebrauchsgegenstände des täglichen Lebens wie Kleidung oder Hygienemittel.

2. Erstattungsfähige Heilmittel

Zu den Heilmitteln, die von den Kostenträgern übernommen werden, gehören unter anderem

- einzelne Maßnahmen der physikalischen Therapie, z.B. Massage, Krankengymnastik/ Physiotherapie, Lymphdrainage.
  Diese sind in der Regel auf 6 Einheiten pro Verordnung begrenzt.
- einzelne Maßnahmen der **podologischen** Therapie, Behandlung krankhafter Veränderungen am Fuß infolge von Diabetes mellitus.
- einzelne Maßnahmen der **Stimm-, Sprech- und Sprach**therapie, z.B. Logopädie.
  Diese sind in der Regel auf 10 Einheiten pro Verordnung begrenzt.
- einzelne Maßnahmen der **Ergotherapie**, z.B. Beschäftigungs- und Arbeitstherapie.
  Diese sind in der Regel auf 10 Einheiten pro Verordnung begrenzt.

3. Kostenträger

Heilmittel werden auf ärztliche Verordnung von der Krankenversicherung oder der Unfallversicherung übernommen. In Einzelfällen tritt die Krankenhilfe des Sozialhilfeträgers für die Kosten ein.

3.1. Kostenträger Unfallversicherung

Die Unfallversicherung nennt insbesondere:

- Physikalische Therapie
- Sprachtherapie
- Beschäftigungstherapie

Beschränkungen wegen Unwirtschaftlichkeit, geringer oder zweifelhafter Wirkung finden sich in der Unfallversicherung nicht. Allerdings kann der Unfallversicherungsträger nach seinem Ermessen und dem Grundsatz sparsamer und wirtschaftlicher Mittelverwendung Einschränkungen vornehmen.

4. Zuzahlung

Gesetzlich Krankenversicherte, die das 18. Lebensjahr vollendet haben, zahlen 10 % der Kosten plus 10,- € je Verordnung zu, **auch bei** Massagen, Bädern und Krankengymnastik als Bestandteil der ärztlichen bzw. ambulanten Behandlung.

5. Befreiung von der Zuzahlung

Von der Zuzahlung befreit sind:

- Schwangere, jedoch nur von der Zuzahlung zu Heilmitteln, die im Zusammen-

hang mit der Schwangerschaft/Entbindung verordnet werden.
- Kinder und Jugendliche bis zum 18. Lebensjahr.
- Versicherte der Unfallversicherung.
- Patienten, die die Belastungsgrenze überschreiten, Details ☞ *Zuzahlungsbefreiung Krankenversicherung*.

5.1. Praxistipp Unfallversicherung

Mit dem Vermerk „FREI, da über Unfallversicherung" auf der Verordnung vermeidet der Arzt Nachfragen und Unklarheiten. Sind allerdings **Festbeträge** im Sinne der Krankenversicherung festgesetzt, trägt auch die Unfallversicherung die Kosten der Heilmittel nur bis zu dieser Höhe. Auf eventuelle Mehrkosten über die Festbeträge hinaus hat der Arzt Patienten hinzuweisen.

6. Therapiebesuch zu Hause

Die Verordnung von Heilmitteln außerhalb der Praxis des Therapeuten, insbesondere in Form eines Hausbesuchs, ist **ausnahmsweise** nur dann zulässig, wenn der Patient aus medizinischen Gründen den Therapeuten nicht aufsuchen kann bzw. wenn der Hausbesuch aus medizinischen Gründen zwingend notwendig ist.

Praxistipps

- Der verordnende Arzt muss auf der Verordnung „Hausbesuch" ankreuzen.
- Der Patient muss Folgendes zuzahlen: 10,- € pro Verordnung plus 10 % der Kosten für jeden Hausbesuch plus Fahrtkosten.

7. Richtlinien

Der Gemeinsame Bundesausschuss hat zur Verordnung von Heilmitteln sogenannte Heilmittel-Richtlinien erstellt. Diese Richtlinien können Sie unter www.g-ba.de > Informationsarchiv > Richtlinien downloaden.

7.1. Heilmittelkatalog

Innerhalb der Heilmittelrichtlinien regelt der sogenannte Heilmittelkatalog die jeweiligen Indikationen zu den einzelnen Heilmittelmaßnahmen der Physikalischen, Podologischen, Stimm-, Sprech- und Sprach- sowie Ergotherapie.
Bei der Kostenübernahme für Heilmittel gibt es Unterschiede zwischen den Krankenkassen.

Wer hilft weiter?

Krankenkassen und Berufsgenossenschaften.

Hilfsmittel

(§§ 33, 34 Abs. 4 SGB V - § 15 SGB VI i.V.m. § 26 SGB IX - § 31 SGB VII)

Das Wichtigste in Kürze

Ein Hilfsmittel ist ein Gegenstand oder ein Gerät, das unmittelbar auf eine Behinderung ausgerichtet ist, z.B. ein Hörgerät, eine Prothese, eine Brille oder ein Rollstuhl. Je nach Alter des Patienten, nach Art des Hilfsmittels und nach Kostenträger werden die Kosten für ein Hilfsmittel ganz, teilweise oder gar nicht übernommen.

1. Definition und Erstattungsfähigkeit

Grundsätzlich gilt: Ein Hilfsmittel muss unmittelbar auf die Behinderung selbst ausgerichtet sein und die beeinträchtigten Körperfunktionen wiederherstellen, ausgleichen, ersetzen, erleichtern oder ergänzen bzw. zur Befriedigung von allgemeinen lebensnotwendigen Grundbedürfnissen (z.B. Ernährung, Fortbewegung, Hygiene, Kommunikation) erforderlich sein.

1.1. Erstattungsfähige Hilfsmittel

Zu den Hilfsmitteln, die von den Kostenträgern übernommen werden, zählen unter anderem

- Hörhilfen,
- Körperersatzstücke, orthopädische Hilfsmittel,
- Rollstühle sowie
- in bestimmten Sonderfällen auch Sehhilfen.

Über die allgemein bekannten Hilfsmittel hinaus sind beispielsweise auch die nachfolgend aufgeführten von den Kostenträgern anerkannt:

- Baby-Rufanlage mit optischem Signal bei Taubheit der Mutter
- Geeichte Personen-Standwaage zur Selbstüberwachung
- Einmalwindeln für Erwachsene
- Fahrrad-Rollstuhl-Kombination (Rollstuhlboy)
- Farberkennungsgerät
- Behindertengerechtes Kranken- oder Kinderbett

1.2. Keine Kostenübernahme

Nicht zu den Hilfsmitteln, die von den Sozialversicherungsträgern erstattet werden, zählen:

- **Allgemeine Gebrauchsgegenstände des täglichen Lebens**
  Das sind Gegenstände, die für alle oder die Mehrzahl der Menschen unabhängig von Krankheit oder Behinderung unentbehrlich sind, z.B.: normaler Autokindersitz, elektrisches Heizkissen, Gegenstände eines durchschnittlichen Haushalts, gewöhnlicher PC, Standardtelefon.
- **Sächliche Hilfsmittel mit geringem oder umstrittenem therapeutischen Nutzen**
  Z.B. Handgelenkmanschetten, Applikationshilfen für Wärme und Kälte, Afterschließbandagen, Mundsperrer, Penisklemmen.
- **Sächliche Hilfsmittel mit geringem Abgabepreis**
  Z.B. Alkoholtupfer, Armtragetücher, Augenbadewannen, Augenklappen, Augentropfpipetten, Badestrümpfe, Brillenetuis, Brusthütchen mit Sauger, Einmalhandschuhe (Ausnahme s.u.), Gummihandschuhe, Ohrenklappen, Salbenpinsel, Urinflaschen, Zehenspreizer.
  Ausnahme:
  Zu den verordnungsfähigen Hilfsmitteln zählen sterile Handschuhe zur regelmäßigen Katheterisierung und unsterile Einmalhandschuhe bei Querschnittsgelähmten mit Darmlähmung zur Darmleerung. Außerdem können sterile Einmalhandschuhe verordnet werden, wenn sie zusammen mit sterilen Absaugkathetern (Trachialkanüle) benötigt werden.

2. Kostenträger

Die Kostenübernahme ist bei den Trägern nach der Art der Hilfsmittel unterschiedlich geregelt. Zudem werden in der Regel nur Kosten bis zur Höhe des Festbetrags (siehe unten) übernommen.

Bei allen Trägern ist auch die **leihweise Überlassung** vorgesehen, z.B. bei haltbaren Gegenständen wie Krücken, Rollstühlen, Krankenbetten, Badehilfen etc.

2.1. Krankenversicherung

Die Krankenversicherung übernimmt die Kosten mit z.T. starken Einschränkungen. Die Versorgung mit Hilfsmitteln erfolgt in der Regel durch die Vertragspartner der Krankenkasse. Bezieht der Versicherte aufgrund eines berechtigten Interesses Hilfsmittel bei einem anderen Leistungserbringer, der nicht Vertragspartner der Krankenkasse ist, muss der Versicherte die Mehrkosten selbst tragen. Um dies zu vermeiden, sollte sich der Versicherte vorab die Vertragspartner der Krankenkasse benennen lassen.

Bei der Kostenübernahme ist zu unterscheiden zwischen Hilfsmitteln, für die ein Festbetrag (s.u.) besteht, und Hilfsmitteln ohne Festbetrag.

- Hilfsmittel mit Festbetrag
  Die Kassen übernehmen die Kosten bis zur Höhe des Festbetrags (s.u.).

- Hilfsmittel ohne Festbetrag beim Vertragspartner
  Die Kassen übernehmen die Kosten bis maximal zur Höhe des vertraglich vereinbarten Preises.
- Hilfsmittel ohne Festbetrag bei Leistungserbringern, die nicht Vertragspartner der Krankenkasse sind
  Die Kassen erstatten nur Kosten in Höhe des niedrigsten Preises einer vergleichbaren Leistung des Vertragspartners.

2.1.1. Festbeträge

Festbeträge gibt es in der Krankenversicherung für Hilfsmittel in den Gruppen Seh-, Hörhilfen und Inkontinenzmittel sowie Hilfsmittel zur Kompressionstherapie, Stoma-Artikel und Einlagen. Die Krankenkasse erstattet nur bis zu diesem Betrag. Wird ein Hilfsmittel ausgewählt, das über dem Festbetrag liegt, muss der Versicherte den Differenzbetrag (Eigenanteil) selbst übernehmen. Die Zuzahlung richtet sich nur nach der Höhe des Festbetrags. In der Regel wird der Patient also dann Eigenanteil plus Zuzahlung leisten.

2.2. Sozialhilfe

Die Krankenhilfe des Sozialhilfeträgers tritt in seltenen Einzelfällen für die Kosten ein. Er orientiert sich dabei an der Kostenübernahme durch die Krankenkassen.

2.3. Unfallversicherung

Die Unfallversicherung übernimmt bei Vorliegen der entsprechenden Voraussetzungen (Arbeitsunfall, Wegeunfall, Berufskrankheit) z.B. Kosten für Körperersatzstücke und orthopädische Hilfsmittel einschließlich der notwendigen Änderung, Instandsetzung und Ersatzbeschaffung sowie die Ausbildung im Gebrauch der Hilfsmittel **ohne Zuzahlung**.
Ausnahme: Bei Verordnung von orthopädischen Schuhen muss ein Eigenanteil übernommen werden.

Der Hilfsmittelkatalog der Unfallversicherung umfasst auch Gebrauchsgegenstände des täglichen Lebens in Normal- oder Sonderausführung, wenn der Versicherte auf ihren Gebrauch angewiesen ist.

2.4. Pflegeversicherung

Die ☞ *Pflegeversicherung* bezeichnet Hilfsmittel als ☞ *Pflegehilfsmittel*. Näheres siehe dort.

2.5. Kostenübernahme einzelner Hilfsmittel

Körperersatzstücke/Prothesen übernehmen die Krankenkassen und die Berufsgenossenschaften voll.

3. Reparatur, Betriebskosten etc.

Die **Krankenkassen** und die **Berufsgenossenschaften** übernehmen auch
- die **Änderung, Instandsetzung und Ersatzbeschaffung** vieler Hilfsmittel
- die **Ausbildung** im Gebrauch des Hilfsmittels
- die **Betriebskosten** des Hilfsmittels (z.B. Unterhaltskosten für einen Blindenhund, Wartung eines Lifters, Reparatur eines Rollstuhls).
- **Wartungen und technische Kontrollen**, wenn diese aufgrund eines unvertretbaren gesundheitlichen Risikos für den Versicherten erforderlich sind.

Reparaturkosten tragen die **Krankenkassen** bis zur Höhe des Festbetrages bzw. bis zur Höhe des vertraglich vereinbarten Preises des Hilfsmittelerbringers.
Die **Berufsgenossenschaften** tragen Reparaturkosten in der Regel voll.

Nicht übernommen werden alle diese Kosten bei **vorsätzlicher oder grob fahrlässiger** Beschädigung.

4. Zuzahlung

Bei der Zuzahlung wird zwischen „**nicht** zum Verbrauch bestimmten" und „zum Verbrauch bestimmten" Hilfsmitteln unterschieden.
Gibt es für das Hilfsmittel einen **Festbetrag** (siehe 2.2.1), dann richtet sich die Zuzahlung nach diesem.

4.1. Nicht zum Verbrauch bestimmte Hilfsmittel

Nicht zum Verbrauch bestimmte Hilfsmittel können mehrmals von einem Versicherten oder im Wiedereinsatz von verschiedenen Versicherten verwendet werden, z.B. Rollstuhl, Beatmungsgerät, Absauggerät. Der Versicherte zahlt 10 % des Abgabepreises zu, jedoch mindestens 5,- und maximal 10,- €.

4.2. Zum Verbrauch bestimmte Hilfsmittel

Zum Verbrauch bestimmte Hilfsmittel können wegen ihrer Beschaffenheit, ihres Materials oder aus hygienischen Gründen nur einmal ununterbrochen benutzt werden und sind in der Regel für den Wiedereinsatz nicht geeignet. Dazu zählen z.B. Windelhosen (Produktgruppe 15), Bettschutzeinlagen und Einmalhandschuhe (Produktgruppe 19). Der Versicherte zahlt 10 % des Abgabepreises (je Packung) zu, maximal jedoch 10,- € monatlich. Dies gilt unabhängig davon, ob die zum Verbrauch bestimmten Hilfsmittel aufgrund einer oder mehrerer Indikationen oder aus mehreren Produktgruppen benötigt werden.

4.3. Zuzahlungsbefreiung

Eine Befreiung bei Überschreiten der Belastungsgrenze ist möglich, Details ☞ *Zuzahlungen Krankenversicherung*.

Von der Zuzahlung befreit sind

- Schwangere, wenn die Verordnung des Hilfsmittels in unmittelbarem Zusammenhang mit der Schwangerschaft/Entbindung steht.
- Kinder und Jugendliche bis zum 18. Geburtstag
- Versicherte der Unfallversicherung
  Sind allerdings **Festbeträge** im Sinne der Krankenversicherung festgesetzt, trägt auch die Unfallversicherung die Kosten der Hilfsmittel nur bis zu dieser Höhe, so unter anderem beim Brillengestell. Auf eventuelle Mehrkosten über die Festbeträge hinaus hat der Arzt Patienten hinzuweisen.

Praxistipp

Mit dem Vermerk „FREI, da über Unfallversicherung" auf dem Rezept vermeidet der Arzt Nachfragen und Unklarheiten.

5. Richtlinien

Der Gemeinsame Bundesausschuss hat zur Verordnung von Hilfsmitteln sogenannte Hilfsmittel-Richtlinien erstellt. Diese Richtlinien können Sie unter www.g-ba.de > Informations-Archiv > Richtlinien downloaden.

6. Praxistipp Hilfsmittelkatalog

Apotheken, Sanitätshäuser oder z.B. orthopädische Schuhmacher verfügen in der Regel über einen (Auszug aus dem) Hilfsmittelkatalog. Wenn Patienten ihr Hilfsmittelrezept dort vorlegen, bekommen sie genaue Informationen, wie viel die Krankenkasse oder Berufsgenossenschaft laut Katalog für das verordnete Hilfsmittel zahlt und wie hoch der Eigenanteil ist, der zu leisten ist. Die einschlägigen Fachgeschäfte wissen auch, ob man das Hilfsmittel gleich mitnehmen kann oder ob es zuerst von der Krankenkasse genehmigt werden muss.

Wer hilft weiter?

Krankenkassen und Berufsgenossenschaften

Hospize

☞ *Ambulante Hospize*
☞ *Ambulante Kinderhospize*
☞ *Kinderhospize*
☞ *Stationäre Hospize*
☞ *Tageshospize*

Kinderheilbehandlung

(§§ 31, 12 SGB VI)

Das Wichtigste in Kürze

Eine Kinderheilbehandlung ist eine Kur für Kinder, die vom Rentenversicherungsträger beim Vorliegen bestimmter Indikationen und versicherungsrechtlicher Voraussetzungen bezahlt wird. Sie zählt zu den sonstigen Leistungen zur Rehabilitation und kann in der Regel alle 4 Jahre beantragt werden.

1. Voraussetzungen

1.1. Versicherungsrechtliche Voraussetzungen

Für die Kostenübernahme durch den Rentenversicherungsträger muss der beantragende Elternteil des zu behandelnden Kindes eine der folgenden versicherungsrechtlichen Voraussetzungen erfüllen:

- 6 Kalendermonate mit Pflichtbeiträgen in den letzten 2 Jahren vor Antragstellung
  oder
- innerhalb von 2 Jahren nach Beendigung einer Ausbildung wird eine versicherte oder selbstständige Beschäftigung bis zur Antragstellung ausgeübt oder nach einer solchen Beschäftgung liegt Arbeitsunfähigkeit oder Arbeitslosigkeit bis zur Antragstellung vor
  oder
- Erfüllung der allgemeinen Wartezeit von 5 Jahren (§ 50 SGB VI)
  oder
- Bezug einer Altersrente
  oder
- Bezug einer Rente wegen verminderter Erwerbsfähigkeit.

Oder: Das Kind selbst bezieht eine Waisenrente aus der Rentenversicherung.

1.2. Mögliche Indikationen

Die Kosten einer Kinderheilbehandlung können unter anderem bei folgenden Erkrankungen übernommen werden:

- Krankheiten der Atemwege,
- allergischen Krankheiten,
- Hautkrankheiten,
- Herz- und Kreislaufkrankheiten,
- Leber-, Magen-, Darmkrankheiten,
- Nieren- und Harnwegskrankheiten,
- Stoffwechselkrankheiten,
- Krankheiten des Bewegungsapparats,
- neurologischen Erkrankungen,
- psychosomatischen und psychomotorischen (Verhaltens-)Störungen,
- Übergewicht in Verbindung mit weiteren Risikofaktoren oder anderen Erkrankungen.

1.3. Ausschluss

Die Rentenversicherungsträger übernehmen die Kosten **nicht**:

- bei akuten Erkrankungen und Infektionskrankheiten z.B. Scharlach, Diphtherie (hier ist die Krankenkasse zuständig).
- bei Fällen, in denen die Aussicht auf eine spätere Erwerbsfähigkeit nicht verbessert werden kann.
- wenn das Kind sich aufgrund von Verhaltensstörungen nicht in die Gemeinschaft einordnen kann.
- wenn frühere Kinderheilbehandlungen ohne triftigen Grund abgebrochen wurden.

1.4. Kostenträger Krankenkasse

Liegen die o.g. Voraussetzungen für eine Kostenübernahme durch den Rentenversicherungsträger nicht vor, können Kinderheilbehandlungen von der Krankenkasse im Rahmen der ☞ *Medizinischen Rehabilitation* übernommen werden.

2. Definition Kinder

Als „Kinder", die Anspruch auf eine Kinderheilbehandlung haben können, gelten:

1. bis zur Vollendung des 18. Lebensjahres:
   - die Kinder des Versicherten
   - die im Haushalt aufgenommenen Stief- und Pflegekinder
   - die im Haushalt aufgenommenen Enkel und Geschwister des Versicherten
2. die unter 1) genannten Kinder bis zur Vollendung des 27. Lebensjahres
   - bei schulischer oder beruflicher Ausbildung
   - bei Ableistung eines freiwilligen sozialen oder ökologischen Jahres
3. die unter 1) genannten Kinder ohne Altersbegrenzung bei körperlicher, geistiger oder seelischer Behinderung, wodurch ein Selbstunterhalt dieser Kinder unmöglich ist.

Die Altersbegrenzung erhöht sich durch den gesetzlichen Wehr- oder Zivildienst, so weit hierdurch die Schul- oder Berufsausbildung unterbrochen wurde.

3. Dauer und Wartezeit

Kinderheilbehandlungen dauern in der Regel 4 Wochen. Eine Verlängerung ist möglich, wenn sie aus medizinischen und therapeutischen Gründen notwendig ist und die Notwendigkeit vom Arzt oder von der Klinik begründet wird.
Zwischen 2 bezuschussten Kinderheilbehandlungen muss in der Regel ein Zeitraum von 4 Jahren liegen.

3.1. Ausnahmen

Der Rentenversicherungsträger genehmigt Kinderheilbehandlungen vor Ablauf der 4-Jahres-Frist, wenn vorzeitige Leistungen aus gesundheitlichen Gründen dringend erforderlich sind, weil ansonsten mit einer weiteren Minderung der Leistungsfähigkeit zu rechnen ist.

4. Begleitperson

Bei Kindern bis zum vollendeten 15. Lebensjahr werden auch die Reisekosten für einen Reisebegleiter übernommen. Die Kosten für die Unterbringung einer Begleitperson während der Kinderheilbehandlung übernehmen die Rentenversicherungsträger nur, wenn die Begleitperson aus medizinischen und therapeutischen Gründen notwendig ist. Die Notwendigkeit muss vom behandelnden Arzt oder einem Arzt der Rehaklinik begründet werden.

Wer hilft weiter?

Auskünfte und Beratungsstellen vor Ort vermitteln die Rentenversicherungsträger bzw. die Krankenkassen.
Bei Fragen zur Kinder- und Jugendrehabilitation hilft auch die Arbeitsgemeinschaft Rehabilitation von Kindern und Jugendlichen Bundesrepublik Deutschland e.V., Cecilienhöhe 3, 55543 Bad Kreuznach, weiter. Ansprechpartner Wolfgang Niemeyer, Telefon 0671 8355-167, Fax 0671 35084, www.arbeitsgemeinschaft-kinderrehabilitation.de.

Kinderhospize

Das Wichtigste in Kürze

Kinderhospize sind Einrichtungen für schwer kranke Kinder von der Geburt bis zum 18. Lebensjahr (oder auch junge Erwachsene auf deren ausdrücklichen Wunsch), die an einer unheilbaren Erkrankung mit einer begrenzten Lebenserwartung leiden. Eine kurative Therapie ist nicht mehr möglich und die Diagnostik sollte weitgehend abgeschlossen sein. Die Aufnahme erfolgt als „Hospizpflege" und/ oder als ☞ *Kurzzeitpflege*. In Deutschland gibt es derzeit 8 stationäre Kinderhospize.

1. Ziele und Aufgaben

Die Aufnahme eines Kindes im Kinderhospiz soll eine Entlastung für die Eltern darstellen, die ihr Kind bisher zu Hause versorgt haben, und dies oft auch nach dem Aufenthalt weiter tun. Das Hospiz soll ihnen Ruhepausen verschaffen, um Kraft tanken zu können.

Aufgaben eines Kinderhospizes

- Palliativmedizinische Behandlung, insbesondere Schmerzlinderung und Symptomkontrolle.
- Palliative Kinderkrankenpflege.
- Begleitung und Beratung der Eltern und der Geschwister.
- Angebot von Therapien, z.B. Krankengymnastik.
- Soziale Betreuung.
- Sterbe- und Trauerbegleitung.

2. Einrichtung, Mitarbeiter und Tagesablauf

Einrichtung des Kinderhospizes

In Kinderhospizen hat jedes kranke Kind in der Regel sein eigenes Kinderzimmer und es sind extra Räume zum Spielen vorhanden. Meist kann im Zimmer mindestens ein Angehöriger mit übernachten. Alle Kinderhospize haben zusätzlich einen Snoezelenraum oder eine Traumlandschaft eingerichtet, die den Kindern, Eltern und Geschwistern zum Entspannen und Wohlfühlen dienen. Es gibt spezielle Abschiedsbereiche, einen gemeinsamen Wohn- und Essbereich und Elternzimmer.

Mitarbeiter

In einem Kinderhospiz arbeiten Fachkräfte wie Kinderkrankenschwestern und -pfleger, Pädagogen, Psychologen, Sozialarbeiter, Seelsorger und teilweise auch Ärzte zusammen mit ehrenamtlichen Mitarbeitern, die eine fachspezifische Fortbildung absolviert haben. Eine enge Kooperation besteht mit Kinderärzten und Kliniken.
Ehrenamtliche Mitarbeiter haben die Aufgabe, zusätzliche Freizeitangebote zu schaffen, um die Lebensqualität der kleinen Bewohner und auch der Geschwister zu verbessern. Die Kinder sollen alles Notwendige und Gewünschte erhalten, um sich in ihrer Umgebung wohl zu fühlen.

Tagesablauf

Kinderhospize gewährleisten eine Rund-um-die-Uhr-Betreuung. Im Gegensatz zu Kinderkliniken ist der Tagesablauf in einem Hospiz nicht generell festgelegt. Für jedes Kind wird der Tag nach den individuellen Vorstellungen und entsprechend der Persönlichkeit gestaltet. An feste Zeiten sind nur die Verabreichung der Medikamente und das Lagern der Patienten gebunden. Besuche der Angehörigen können zu jeder Tageszeit erfolgen. Wenn der Wunsch besteht, können sie auch im Kinderhospiz übernachten.

3. Aufnahme

Vor Aufnahme des Kindes besprechen Hospizmitarbeiter mit den Eltern/Angehörigen die Rahmenbedingungen und Versorgungsnotwendigkeiten wie:

- Aufnahmedatum und -dauer.
- Pflegebedarf, Pflegeanamnese.
- Wissen um die Vorlieben und Gewohnheiten des Kindes.
- Aufnahme der Eltern und ☞ *Geschwister*.
- Finanzierung.

4. Antrag und Kostenträger

Voraussetzung für die Aufnahme in einem Kinderhospiz ist eine **ärztliche Verordnung** des (Kinder-)Arztes. Diese beinhaltet die Diagnose und eine Aussage zur Notwendigkeit der Pflege in einem Kinderhospiz. Aufgrund der Verordnung wird dann ein entsprechender **Antrag** zusammen mit den Mitarbeitern des Kinderhospizes bei der Kranken- oder Pflegekasse des Kindes gestellt. Antragsformulare sind beim Kinderhospiz oder bei der Kasse erhältlich. In der Regel sollte **vor** Aufnahme eine Kostenübernahmeerklärung der Kasse vorliegen.
Für die Angehörigen ist der Aufenthalt in der Regel kostenfrei.

4.1. Tagessatz

Da es **keine** eindeutige gesetzliche Rahmenbedingung gibt, werden die Kosten in den einzelnen Kinderhospizen unterschiedlich gehandhabt. Sie sind abhängig von der Diagnose des Kindes und dem Tagessatz des Hospizes. Dieser Tagessatz liegt im Allgemeinen zwischen 250,- und 300,- €. Der jeweilige Tagessatz ist der Satz, der von den Krankenkassen anerkannt wird. Die realen Kosten liegen weit höher.

4.2. Kostenübernahme Krankenkasse

Die Höhe des Zuschusses ist in der Satzung der Krankenkasse festgelegt, beträgt jedoch nicht weniger als kalendertäglich 151,20 € (= 6 % der monatlichen Bezugsgröße). **Voraussetzung** für die Gewährung des Zuschusses ist, dass eine eindeutig lebensbegrenzende Diagnose feststeht. Manchmal ist es schwierig, eine Kostenübernahmeerklärung der Krankenkasse zu erhalten. Wird eine Hospizpflege nicht bewilligt, gibt es unter Umständen keine Finanzierung durch die Krankenkasse und die Kosten müssen aus Spenden oder von der Familie gezahlt werden. Eine notwendige Aufnahme wird aber in der Regel nicht an den finanziellen Möglichkeiten der Familie scheitern.

4.2.1. Kinderpflege-Krankengeld

Die gesetzliche Krankenkasse zahlt zudem ☞ *Kinderpflege-Krankengeld* für den berufstätigen Elternteil, der seiner Berufstätigkeit aufgrund der Betreuung des Kindes nicht nachgehen kann. Voraussetzungen können unter anderem sein, wenn das Kind:

- stationär in einem Kinderhospiz versorgt wird
  oder
- ambulante Leistungen eines Hospizdienstes erhält (☞ *Ambulante Kinderhospize*)
  oder
- palliativmedizinisch im Krankenhaus behandelt wird.

Zuständig ist die Krankenkasse des Elternteils, der das Kind pflegt. Mehr Details unter ☞ *Kinderpflege-Krankengeld.*

4.3. Kostenübernahme Pflegekasse

Die Pflegekasse übernimmt für Kinder mit einer ☞ *Pflegestufe* Hospizkosten im Rahmen der ☞ *Kurzzeitpflege.*
Kranke Kinder und Jugendliche können mit dieser Finanzierungsmöglichkeit maximal 28 Tage im Jahr (auch mehrmalige kurze Aufenthalte sind möglich) in einem Kinderhospiz aufgenommen werden. Dafür muss sich das Kind nicht unmittelbar in der letzten Lebensphase befinden. Auch Eltern und Geschwister des kranken Kindes können im Kinderhospiz aufgenommen werden.

In der finalen Lebensphase können Kinder und Jugendliche im Normalfall sofort und zeitlich unbefristet in das Kinderhospiz kommen und im Sterbeprozess begleitet werden. Die Pflegekasse zahlt einen Anteil, der sich in der Regel nach der ☞ *Pflegestufe* des Kindes richtet.

4.4. Kostenübernahme weiterer Kostenträger

Wenn die Leistungen der Kranken- und Pflegeversicherung nicht ausreichen, ist ein Eigenanteil selbst zu tragen. Sollte der Eigenanteil die finanziellen Möglichkeiten der Eltern übersteigen, kann die ☞ *Sozialhilfe* diesen Betrag decken. Der Träger des Hospizes leistet ebenfalls einen Anteil.

5. Finanzierung der Kinderhospize

Die Einnahmen aus Kranken- und Pflegekasse decken nur einen sehr kleinen Teil der Kinderhospizkosten. Die Hospize finanzieren sich hauptsächlich aus Spenden, auch die Aufnahme der Eltern und Geschwisterkinder wird zum größten Teil daraus finanziert. In einigen Kinderhospizen müssen sich die Eltern an Unterkunft und Verpflegung mit einem Eigenanteil beteiligen, der von ihren finanziellen Möglichkeiten abhängt.

Wer hilft weiter?

Adressen von Kinderhospizen sind zu finden:

- ab Seite 232.
- bei der deutschen Hospiz Stiftung unter www.hospize.de > Adressen Hospizdienste > pdf Kinderhospize bundesweit.
- beim Bundesverband Kinderhospiz unter www.bundesverband-kinderhospiz.de.
- unter www.betanet.de, Suchbereich „Adressen" mit dem Suchwort „Kinderhospiz".

Kinderpflege-Krankengeld

(§ 45 SGB V)

Das Wichtigste in Kürze

Kinderpflege-Krankengeld zahlt die Krankenkasse bei Erkrankung des Kindes, wenn ein berufstätiger Elternteil die Betreuung und Pflege übernehmen muss. Zuständig ist die Krankenkasse des Elternteils, der diese Leistung in Anspruch nimmt. Grundsätzlich gibt es 10 Tage pro Jahr und Kind, die Höhe richtet sich nach dem Einkommen, ist aber niedriger als das Einkommen.

1. Voraussetzungen

- Der Elternteil, der Kinderpflegekrankengeld in Anspruch nimmt, muss einen Anspruch auf Krankengeld haben.
- Versicherteneigenschaft des Kindes, Familienversicherung genügt.
- Kind lebt im Haushalt des Versicherten.
- Kind hat das 12. Lebensjahr noch nicht vollendet oder ist behindert (ohne Altersbegrenzung).
- Aufgrund ärztlichen Zeugnisses ist eine Beaufsichtigung, Betreuung oder Pflege des Kindes und damit ein Fernbleiben von der Arbeit erforderlich.
- Keine andere im Haushalt lebende Person kann zur Pflege, Betreuung und Beaufsichtigung anwesend sein.
- Kein Anspruch gegenüber dem Arbeitgeber auf bezahlte Freistellung.
- Verdienstausfall.

Praxistipp

Zur Auszahlung des Kinderpflege-Krankengelds sind 2 Bescheinigungen notwendig:

- Die **ärztliche** Bescheinigung, dass aufgrund Betreuung, Beaufsichtigung oder Pflege des Kindes ein Erscheinen am Arbeitsplatz nicht möglich ist. Diese Bescheinigung geht an die Krankenkasse **und** an den Arbeitgeber.
  Üblich sind Formulierungen wie die folgende:
  „Ärztliche Bestätigung
  Aus ärztlicher, medizinischer und therapeutischer Sicht ist die Pflege, Betreuung und Beaufsichtigung des Kindes - Name, geboren, wohnhaft - durch - Name, geboren, wohnhaft - notwendig, da ansonsten ein Krankenhausaufhalt nicht zu vermeiden wäre. Zum Wohl des Kindes empfehlen wir deshalb dringendst eine Freistellung von Frau/Herrn ...
  Datum, Unterschrift"
- Die Bescheinigung des **Arbeitgebers**, dass der betreuende Elternteil zwar von der Arbeit freigestellt wird, aber für diese Zeit kein Gehalt erhält. Diese Bescheinigung geht an die Krankenkasse. Die Krankenkassen halten auch Formulare für diese Bestätigung vor.

2. Höhe

Die Berechnung des Kinderpflege-Krankengelds erfolgt wie beim ☞ *Krankengeld.*

3. Dauer

Kinderpflege-Krankengeld gibt es pro Kalenderjahr

- für erwerbstätige und versicherte **Eltern** pro Elternteil längstens 10 Arbeitstage pro Kind, insgesamt aber nicht mehr als 25 Arbeitstage je Elternteil für alle Kinder
- für **alleinerziehende** Versicherte längstens 20 Arbeitstage pro Kind, ins-

gesamt aber nicht mehr als 50 Arbeitstage für alle Kinder

Kinderpflege-Krankengeld wird für **Arbeitstage** gewährt, d.h. für Tage, an denen der Versicherte ohne die Verhinderung durch die Krankheit seines Kindes gearbeitet hätte.

3.1. Besonderheit bei Betreuung und Pflege schwerstkranker Kinder

Die oben genannte maximale Dauer der Zahlung von Kinderpflege-Krankengeld wird bei Betreuung und Pflege schwerstkranker Kinder aufgehoben.

3.1.1. Voraussetzungen

- Schwerste unheilbare Erkrankung des Kindes laut ärztlichem Zeugnis,
  Das heißt: Die Krankheit hat ein sich zunehmend verschlimmerndes weit fortgeschrittenes Stadium erreicht, eine palliativmedizinische Behandlung ist notwendig bzw. von einem Elternteil erwünscht und die Lebenserwartung ist auf Wochen bzw. wenige Monate begrenzt.
- **und**
  das Kind ist gesetzlich krankenversichert
  und
- das Kind hat das 12. Lebensjahr noch nicht vollendet
  oder
  ist behindert und auf andere Hilfe angewiesen.

Unter diesen Voraussetzungen hat **ein Elternteil**

- Anspruch auf Kinderpflegekrankengeld für die gesamte Dauer der Pflege sowie
- Anspruch gegen den Arbeitgeber auf unbezahlte Freistellung von der Arbeitsleistung. Dieser Anspruch gilt auch für Arbeitnehmer, die **nicht** in der gesetzlichen Krankenversicherung versichert sind.

4. Beginn

Der Anspruch auf Kinderpflege-Krankengeld beginnt mit dem ersten Tag des Fernbleibens von der Arbeit. Der Versicherte kann wählen, an welchen Tagen er zur Betreuung des Kindes der Arbeit fernbleiben will.

5. Übertragung

Übertragung von Ansprüchen zwischen versicherten Ehegatten ist zulässig, wenn ein Ehegatte die Betreuung nicht übernehmen kann und der Arbeitgeber den Freistellungsanspruch (nochmals) gegen sich gelten lässt.

Der **Anspruch des Versicherten gegenüber dem Arbeitgeber** auf unbezahlte Freistellung ist nicht durch Vertrag ausschließ- oder beschränkbar. Vorrang vor dem Kinderpflege-Krankengeld hat ein Anspruch auf bezahlte Freistellung (begründet z.B. über § 616 BGB, vorübergehende Verhinderung, Arbeitsvertrag oder Tarifvertrag). Erfüllt der Arbeitgeber seine Verpflichtung zur Zahlung des Arbeitsentgelts nicht, so muss die Krankenkasse das Kinderpflege-Krankengeld gewähren. Der Lohnanspruch des Versicherten geht dann auf die Krankenkasse über.

6. Arbeitslosigkeit

Arbeitslosengeld und Arbeitslosengeld II werden bei Pflege eines erkrankten Kindes weiter bezogen. Weil die pflegende Person dann der Arbeitsvermittlung nicht mehr zur Verfügung steht, muss der Agentur für Arbeit die ärztliche Bestätigung vorgelegt werden, dass Pflege, Betreuung und Aufsicht des Kindes durch diese bestimmte Person erforderlich sind. Arbeitslosen steht dieselbe Anzahl an Kinderpflegetagen wie Berufstätigen zu. Die Bezugsdauer des Arbeitslosengelds verlängert sich dadurch nicht.

Wer hilft weiter?

Krankenkassen

Kindertrauer

Das Wichtigste in Kürze

Oft scheuen sich Eltern davor, Kinder in familiäre Trauer- oder Todessituationen mit einzubeziehen. Dabei ist es wichtig, dass Kindern in solchen Fällen mit Offenheit und Sensibilität begegnet wird. Gera-

de Kinder müssen Gelegenheit bekommen, Trauer in ihrem Umfeld zu hinterfragen und altersgerechte und ehrliche Antworten zu bekommen, um die erlebten Veränderungen verarbeiten zu können.

1. Eltern sind auch Betroffene

Erwachsene wollen Kinder oft schonen. Doch Kinder erleben den Tod zunächst als nichts Erschreckendes. Aber sie erleben die Erwachsenen, erleben Bestürzung, Weinen, Apathie, Aggression, Arbeitswut, Hilflosigkeit, ... Jedes Kind spürt: Es ist etwas Schlimmes geschehen. Deshalb sollte man Kinder einbeziehen, nicht ausgrenzen, indem man z.B. versucht, seine Gefühle vor Kindern zu verbergen.
Kinder spüren die Unsicherheit und reagieren darauf: Jedes Kind in seiner Art. Besonders wenn die Eltern des Kindes selbst stark vom Todesfall betroffen sind, sollte das Umfeld mit darauf achten, ob die Eltern noch die Kraft haben, auch die Trauer ihrer Kinder mit zu begleiten.

Die folgenden Tipps richten sich vor allem an Eltern, gelten aber sinngemäß auch für alle anderen nahestehenden Erwachsenen wie Verwandte, Freunde oder Nachbarn. Sie sind möglichst konkret gehalten, dürfen aber nicht als Pauschalrezept gelesen werden.

2. Umgang mit dem Gefühl Trauer

- **Kindern die Chance geben zu lernen, wie man trauert.**
  Auch Eltern sollten ihre Trauer zeigen und nichts überspielen. So geben sie ihren Kindern die Möglichkeit, Trauer an anderen und die eigene Trauer zu erleben.
- Dabei **Zuwendung, Körperkontakt, Geborgenheit geben.** So können Kinder auch erleben, dass die Gemeinsamkeit tröstet. Darauf achten, dass verschiedene Trauerreaktionen (☞ *Erstreaktionen auf den Tod naher Angehöriger*) gleich respektiert werden.
- **Dem Kind Gelegenheit geben, mit seinen Gefühlen umzugehen, es ermutigen, Gefühle zu zeigen.**
  Eltern sollten sich Zeit nehmen, wenn das Kind weint oder Angst hat. Sie sollten mit ihm über die Gefühle sprechen und ihm Gelegenheit geben, seine Gefühle auszudrücken.
  Kinder schonen ihre Eltern oft, weil sie nicht wollen, dass diese noch trauriger werden. Sie weinen heimlich oder nehmen vor der traurigen Stimmung zu Hause Reißaus.

3. Trauer lernen

- **Kinder auch über die kleinen Verluste im Leben trauern lassen.**
  Die Katze stirbt, ein Freund zieht in eine andere Stadt, das Lieblingsstofftier ging verloren. Das sind Gelegenheiten für Kinder, das Abschiednehmen zu lernen.
- **Über Todesfälle im Umfeld informieren.**
  Wenn Kinder nur die Verhaltensänderung der Erwachsenen wahrnehmen, aber keine Erklärung dafür bekommen, entwickeln sie eigene Fantasien.
- **Über Tod und Trauer sprechen.**
  Eltern sollten dem Kind vermitteln, dass es mit all seinen Fragen kommen kann, und Gelegenheiten nutzen, mit ihm über das Sterben, den Tod und das Erlebte zu sprechen. Zeit für das Gespräch ist wichtig: Wenn allerdings wenig Zeit ist, sind 10 intensive, auf das Kind konzentrierte Minuten besser als eine halbe Stunde, in der der Erwachsene nebenher z.B. die Spülmaschine einräumt, den Tisch deckt, in der Zeitung blättert oder mit halbem Auge auf den Fernseher/PC schaut.
- **Die Endgültigkeit des Todes vermitteln.**
  Umschreibende, verharmlosende Bezeichnungen des Todes nähren nur Hoffnungen, die zwangsläufig zu Enttäuschungen führen.

4. Kinder einbeziehen

- **Kinder so weit als möglich einbeziehen.**
  Eine Ausgrenzung im Umfeld eines Verlus-

tes kann für Kinder schwer zu ertragen sein.

- **Auch Kindern Gelegenheit zum Abschiednehmen geben.**
  Kinder nehmen keinerlei Schaden, wenn sie den Toten sehen, ihn berühren, sich verabschieden, im Gegenteil: Kleine Kinder sind sehr unbefangen und für größere Kinder ist ebenso wichtig wie für Erwachsene, den Tod zu begreifen. Eltern dürfen/sollten Kinder zu allen Trauerfeierlichkeiten mitnehmen und sie nicht ausschließen.

5. Auf Veränderungen achten

- **Spielen, malen, basteln, werken.**
  Kinder zum Malen, Werken, Basteln ermuntern. Manches Kind spricht nicht, aber es malt plötzlich ganz andere Bilder. Nachfragen, was die Bilder bedeuten. Auf die Interpretationen der Kinder hören, nicht selbst interpretieren. Ein Kind nicht von selbst gewählten Motiven wie Sarg, Kreuz, Kirche etc. abbringen, sondern dem Kind seine Zeit lassen.
  Bei Spielen, insbesondere Rollenspielen, kann es passieren, dass plötzlich der Verstorbene zu Besuch kommt oder die Kinder spielen Sterben und Beerdigung. Das ist unproblematisch und ihre (sehr heilsame) Art, mit dem Erlebten umzugehen.
- **Antwort geben auf möglicherweise bestehende Schuldgefühle.**
  Viele Kinder glauben, dass sie irgendwie mit Schuld sind am Tod eines Angehörigen. Auf entsprechende Andeutungen achten und diese gegebenenfalls ausräumen.

6. Da sein

- **Dem Kind die Sicherheit geben, dass die Eltern noch lange für ihr Kind da sind.**
  Der Verlust einer geliebten Person weckt in Kindern die Angst, auch andere könnten plötzlich sterben. Gegen diese Angst hilft die Zusicherung der Eltern, dass sie noch lange leben werden - aber auch, dass alle Menschen irgendwann sterben müssen.
- **Kinder sollten wissen: Auch Kinder können sterben.**
  Aber Eltern sollten dabei ganz deutlich sagen, dass das sehr selten passiert: Nur bei sehr schweren Krankheiten oder bei Unfällen zum Beispiel.
- **Geduldig sein, Zeit lassen.**
  Vor allem bei älteren Kindern und Jugendlichen kann es sein, dass sie die traurige Atmosphäre zu Hause meiden. Dass sie sich keinerlei Reaktion anmerken lassen. Eltern sollten dann Offenheit signalisieren, aber nicht drängen. Diese Balance ist schwer zu halten.
- **Fragen ehrlich beantworten.**
  Kinder brauchen die Sicherheit, dass ihre Fragen ehrlich beantwortet werden. Erwachsene sollten bei entsprechenden Fragen („Kommt Oma jetzt in den Himmel?") einfach zugeben, dass sie nicht alles wissen. Oder, wenn sie im Glauben verwurzelt sind: Dass sie etwas sicher glauben, es aber keine Beweise gibt. Zum Trost durchaus erwähnen, dass es allen Menschen so geht.
- **Sicherheit und Normalität vermitteln.**
  Das Leben geht weiter. Kinder wollen leben. Wichtig und vor allem richtig ist, was der Familie hilft, weiterzuleben. Wenn z.B. der alljährliche Sommerurlaub ansteht, ist es allein die Entscheidung der Familie, ob sie gerade jetzt den Tapetenwechsel braucht oder ob sie den Urlaub absagt, weil er zu viel zusätzliche Unruhe bringt.

7. Ausdrücken von Trauer

Kinder drücken ihre Trauer oft anders aus, als Erwachsene es erwarten:

- Manche lachen, statt zu weinen, um sich vor dem Unfassbaren zu schützen.
- Manche werden aggressiv, weil sie überfordert sind.
- Manche sind besonders lieb, damit die Eltern nicht noch trauriger werden.
- Manche machen sich ihren eigenen Reim

K

Mehr Informationen: www.betanet.de

und entwickeln unter Umständen Fantasien, die beängstigender sind als die Realität.

Im Umgang damit hilft nur Offenheit gepaart mit Sensibilität.

Wer hilft weiter?

- Ehe- und Familienseelsorger, Ehe- und Familienberatungsstellen anderer Träger, Einrichtungen der ☞ *Sterbebegleitung*, Selbsthilfegruppen. Adressen finden Sie unter www.betanet.de, Bereich Adressen mit dem Suchwort „Trauer".
- Adressen von Trauerangeboten für trauernde Kinder finden Sie ab Seite 243.

Kombinationsleistung

(§ 38 SGB XI)

Das Wichtigste in Kürze

Kombinationsleistung bedeutet, dass die Pflege eines Patienten zum Teil von einer nicht professionellen Pflegeperson (z.B. Angehörige) und zum Teil von einer professionellen Pflegekraft (z.B. ambulanter Pflegedienst) erbracht wird. Die Pflegeversicherung erstattet dann zuerst den Aufwand der Fachkraft und zahlt für die „restliche" Pflege anteilig Pflegegeld an Angehörige. Die prozentuale Aufteilung kann halbjährlich verändert werden.

1. Aufteilung und Höhe

Die Kombinationsleistung gehört zur Häuslichen Pflege. Sie kombiniert ☞ *Pflegesachleistung* mit ☞ *Pflegegeld Pflegeversicherung.*

Wird die Pflegesachleistung nicht in voller Höhe in Anspruch genommen, kann gleichzeitig ein entsprechend gemindertes, anteiliges Pflegegeld beansprucht werden. Das Pflegegeld wird um den Prozentsatz gemindert, den der Pflegebedürftige in Form von Sachleistungen in Anspruch genommen hat. Insgesamt dürfen beide Leistungen zusammen 100 % nicht übersteigen.

1.1. Berechnungsbeispiel

Bei Pflegestufe II besteht ein voller Anspruch auf Pflegesachleistung in Höhe von monatlich 980,- €.

Davon nimmt der Pflegebedürftige 75 % = 735,- € in Anspruch.

Er hat daher noch einen Anspruch auf Pflegegeld in Höhe von 25 %.

Der volle Anspruch auf Pflegegeld der Pflegestufe II beträgt 420,- €. 25 % von 420,- € ergeben ein Pflegegeld von 105,- €, über das der Pflegebedürftige verfügen kann.

1.2. Kombinationsleistung und Tages- und Nachtpflege

Zusätzlich zu 100 % Kombinationsleistung kann noch bis zu 50 % ☞ *Tages- oder Nachtpflege* in Anspruch genommen werden, so dass ein Gesamtanspruch von 150 % entsteht. Die Aufteilung zwischen Pflegegeld und Pflegesachleistung (= Kombinationsleistung) und Tages- oder Nachtpflege verläuft nicht starr, vorgegeben ist lediglich dass 100 % von einer Leistung nicht überschritten werden dürfen. Es können nicht mehr als 100 % Kombinationsleistung oder 100 % Tages- und Nachtpflege abgerechnet werden.

1.2.1. Aufteilungsbeispiel

Ein Pflegebedürftiger hat die Pflegestufe II, er wird stundenweise in einer Tageseinrichtung betreut. Zusätzlich wird er von seiner Frau und einem Pflegedienst versorgt.

Die Leistungsverteilung könnte folgendermaßen aussehen:

- 60 % Tagespflege = 588,- € von 980,- €
- 50 % Pflegesachleistung = 490,- € von 980,- €
- 40 % Pflegegeld = 168,- € von 420,- €

Insgesamt kommt der Versicherte auf den höchstmöglichen Gesamtanspruch von 150 %.

K

Soziale Fragen? betafon 01805 - 238 2366!

1.3. Änderung der Aufteilung

An die einmal gewählte prozentuale Aufteilung von Geld- und Sachleistung ist der Pflegebedürftige **6 Monate lang gebunden**, um unvertretbaren Verwaltungsaufwand bei den Pflegekassen zu vermeiden.
Jedoch **kann** diese Entscheidung ausnahmsweise vorzeitig geändert werden, wenn eine wesentliche Veränderung der Verhältnisse eingetreten ist, z.B. wenn die häusliche Pflege nur durch eine höhere Anzahl von Pflegeeinsätzen durch den ambulanten Pflegedienst sichergestellt werden kann.
Wenn sich **nachträglich** herausstellt, dass weniger Sachleistungen als geplant geleistet wurden, wird im Nachhinein auch ein erhöhtes anteiliges Pflegegeld bezahlt.

1.4. Besonderheit

In den ersten 4 Wochen einer vollstationären Krankenhausbehandlung, einer stationären medizinischen Rehamaßnahme oder einer ☞ *Häuslichen Krankenpflege*, um einen Krankenhausaufenthalt zu vermeiden oder zu verkürzen, wird das anteilige Pflegegeld einer Kombinationsleistung weitergezahlt.

2. Voraussetzungen

Prinzipiell müssen die ☞ *Vorversicherungszeit* erfüllt, die ☞ *Pflegebedürftigkeit* festgestellt und die Pflegeleistung bei der Pflegekasse beantragt werden.

Wer hilft weiter?

☞ *Pflegekassen*

Kraftfahrzeugsteuer

(§ 3 a Abs. 1 KraftStG)

Das Wichtigste in Kürze

Schwerbehinderte können als „Erleichterung im Personenverkehr" auf Antrag Steuervergünstigungen für ihr Kraftfahrzeug bekommen. Möglich sind eine Halbierung der Steuer oder eine komplette Befreiung.

1. Voraussetzung

Das oder die Kraftfahrzeuge müssen **auf den Behinderten zugelassen** sein, d.h.: Er ist der Halter.
Nicht erforderlich ist, dass der behinderte Fahrzeughalter einen ☞ *Führerschein* besitzt. Daher ist die Steuerbegünstigung z.B. auch bei Kindern, auf die ein Kraftfahrzeug zugelassen ist, möglich. Allerdings darf das Fahrzeug nur für den Transport oder die Haushaltsführung des Behinderten bzw. des behinderten Kindes benutzt werden.

2. Antrag

Die Steuervergünstigung muss bei der Kfz-Zulassungsstelle oder beim Finanzamt mit dem ☞ *Schwerbehindertenausweis* beantragt werden. Sie wird im Kfz-Schein eingetragen.

Wenn das Fahrzeug auf das Kind zugelassen wird, sind neben den üblichen Kfz-Papieren und Bescheinigungen folgende Unterlagen bei der An/Ummeldung notwendig:
☞ *Schwerbehindertenausweis*, Ausweise der Eltern, Unterschrift der Eltern für die Zulassung auf das Kind, Versicherungsdoppelkarte auf einen Elternteil (Schadensfreiheitsrabatt der Eltern bleibt erhalten). Nach der An/Ummeldung ist das dem Schwerbehindertenausweis beiliegende ausgefüllte Antragsformular an das Versorgungsamt zu senden.

3. Formen

Es gibt zwei Formen der Steuervergünstigung:

- **Steuerbefreiung**
  für Schwerbehinderte mit Merkzeichen H, Merkzeichen Bl oder Merkzeichen aG.
  Zusätzlich können diese Schwerbehinderten auch die unentgeltliche Beförderung in Öffentlichen Verkehrsmitteln in Anspruch nehmen

- **Steuerermäßigung um 50 %**
  für Schwerbehinderte mit Merkzeichen G oder Merkzeichen Gl.
  Alternativ können diese Schwerbehinderten die unentgeltliche Beförderung in öffentlichen Verkehrsmitteln in Anspruch nehmen.

Wer hilft weiter?

Finanzamt

Krankengeld

(§§ 44 ff. SGB V)

Das Wichtigste in Kürze

Krankengeld erhalten versicherte Patienten von der Krankenkasse, wenn sie länger als 6 Wochen arbeitsunfähig sind. Das Krankengeld wird individuell berechnet und ist niedriger als das Nettoeinkommen. Innerhalb von 3 Jahren gibt es höchstens eineinhalb Jahre lang Krankengeld für dieselbe Krankheit.
In bestimmten Fällen wird ein gekürztes bzw. kein Krankengeld gezahlt. Details unter ☞ *Krankengeld > Keine oder gekürzte Zahlung.*

Kinderpflege-Krankengeld erhalten Eltern während der Betreuung ihres kranken Kindes, Näheres unter ☞ *Kinderpflege-Krankengeld.*

1. Voraussetzungen

Das Krankengeld ist eine sogenannte **Lohnersatzleistung**, d.h. sie wird nur gezahlt, wenn nach 6 Wochen kein Anspruch (mehr) auf Lohnfortzahlung durch den Arbeitgeber (§ 3 Entgeltfortzahlungsgesetz) besteht.
Weitere Voraussetzungen sind:

- Versicherteneigenschaft zum Zeitpunkt des Eintritts der Arbeitsunfähigkeit.
- Arbeitsunfähigkeit aufgrund Krankheit
  oder
- stationäre Behandlung in Krankenhaus, Vorsorge- oder Reha-Einrichtung auf Kosten der Krankenkasse.
  Definition „stationär"
  Teil-, vor- und nachstationäre Behandlung genügt, wenn sie den Versicherten daran hindert, seinen Lebensunterhalt durch die zuletzt ausgeübte Erwerbstätigkeit zu bestreiten.
- Es handelt sich immer um dieselbe Krankheit bzw. um eindeutige Folgeerkrankungen derselben Grunderkrankung. Tritt während der Arbeitsunfähigkeit eine weitere Krankheit auf, verlängert sich die Leistungsdauer dennoch nicht.

1.1. Kein Anspruch auf Krankengeld

Keinen Anspruch auf Krankengeld haben:

- versicherungspflichtige Personen in Einrichtungen der Jugendhilfe
- Teilnehmer an Leistungen zur ☞ *Teilhabe am Arbeitsleben* sowie zur Berufsfindung und Arbeitserprobung, die nicht nach dem Bundesversorgungsgesetz erbracht werden; Ausnahme bei Anspruch auf Übergangsgeld
- Studenten (in der Regel bis zum Abschluss des 14. Fachsemesters oder bis zur Vollendung des 30. Lebensjahres)
- Praktikanten
- hauptberuflich selbstständig Erwerbstätige
- Familienversicherte
- Bezieher einer **vollen** Erwerbsminderungsrente, Erwerbsunfähigkeitsrente, einer Vollrente wegen Alters, eines Ruhegehalts, eines versicherungspflichtigen Vorruhestandsgehalts
- Bezieher von Arbeitslosengeld II und Sozialgeld
- Personen die infolge der Gesundheitsreform 2007 krankenversicherungspflichtig wurden (§ 5 Abs. 1 Nr. 13 SGB V).
  Ausnahme: Dennoch Anspruch auf Krankengeld haben abhängig und nicht nur geringfügig Beschäftigte.

1.2. Freiwillig Versicherte

Hauptberuflich Selbstständige, die freiwillig in einer gesetzlichen Krankenversicherung

versichert sind, haben keinen Anspruch auf Krankengeld. Allerdings müssen die Krankenversicherungen sogenannte Wahltarife für Krankengeld bzw. Krankentagegeld anbieten. Der Versicherte muss einen Wahltarif für Krankengeld abschließen, um bei Krankheit finanzielle Leistungen von der Krankenversicherung zu erhalten.
Angestellte, die aufgrund von Überschreiten der Versicherungspflichtgrenze freiwillig versichert sind, erhalten ab der 7. Woche Arbeitsunfähigkeit Krankengeld.

1.3. Anspruch auf Krankengeld

(§ 46 SGB V)

Anspruch auf Krankengeld entsteht

- bei Krankenhausbehandlung
  mit der Aufnahme, also vom Beginn der Krankenhausbehandlung bzw. der Behandlung in Vorsorge- oder Reha-Einrichtungen.
- bei Arbeitsunfähigkeit
  mit dem auf die ärztliche Feststellung der Arbeitsunfähigkeit folgenden Tag.

2. Höhe

(§ 47 SGB V)

Das Krankengeld beträgt

- 70 % des regelmäßigen Arbeitsentgelts (sogenanntes regelmäßiges Bruttoentgelt),
- maximal aber 90 % des regelmäßigen Nettoarbeitsentgelts.
- **Abgezogen** vom Krankengeld werden Sozialversicherungsbeiträge für die Arbeitslosen-, Pflege- und Rentenversicherung. Die Krankenkasse übernimmt die Beiträge der Krankenversicherung und jeweils die Hälfte der drei genannten Versicherungen. Damit ergibt sich in der Regel ein Abzug von 12,33 % bei Krankengeldempfängern mit Kindern bzw. von 12,58 % bei kinderlosen Empfängern.

2.1. Definition „regelmäßiges" Entgelt

Bezüge, die wegen außergewöhnlicher Umstände gewährt wurden oder ausfielen, bleiben beim „regelmäßigen" Entgelt unbeachtet. Einmalige Zahlungen wie z.B. Weihnachtsgeld oder Urlaubsgeld gehören, wenn sie tatsächlich regelmäßig wiederkehrend geleistet werden, zum „regelmäßigen" Bruttoentgelt.

2.2. Höchstbetrag des Krankengeldes

Bei freiwillig Versicherten über der Beitragsbemessungsgrenze wird nur das Arbeitsentgelt bis zur Höhe der kalendertäglichen Beitragsbemessungsgrenze berücksichtigt, das ist 2009 ein Betrag von 122,50 € (= Beitragsbemessungsgrenze 44.100,- € : 360). Da das Krankengeld 70 % dieses Arbeitsentgelts beträgt, kann es **maximal 85,75 €** täglich betragen.

2.3. Berechnungsbeispiel

Das Krankengeld wird kalendertäglich für 30 Tage je Kalendermonat gezahlt.
Das folgende Berechnungsbeispiel enthält keine regelmäßigen Zusatzleistungen. Diese Berechnung gilt auch für das ☞ *Kinderpflege-Krankengeld.*

Monatlich brutto 3.000,- €
3.000,- € : 30 für Kalendertag = 100,- €
davon 70 % = **70,- €**
Monatlich netto 1.800,- €
1.800 : 30 für Kalendertag = 60,- €
davon 90 % = **54,- €**
Folgt: Krankengeld beträgt 54,- € täglich

2.4. Sonderregelung

Bei Bezug von Arbeitslosengeld oder Arbeitslosengeld bei beruflicher Weiterbildung wird Krankengeld in Höhe dieser Leistungen gezahlt.

3. Dauer

(§ 48 SGB V)

Krankengeld gibt es wegen **derselben** Krankheit für eine maximale Leistungsdauer von 78 Wochen (546 Kalendertage) innerhalb von je 3 Jahren ab Beginn der Arbeitsunfähigkeit. Bei den 3 Jahren handelt es sich um die sogenannte **Blockfrist**.

3.1. Blockfrist

Eine Blockfrist beginnt mit dem erstmaligen Eintritt der Arbeitsunfähigkeit für die ihr zugrunde liegende Krankheit. Bei jeder Arbeitsunfähigkeit wegen einer anderen Erkrankung beginnt eine neue Blockfrist. Es ist möglich, dass mehrere Blockfristen nebeneinander laufen.

3.2. „Dieselbe Krankheit"

heißt: identische Krankheitsursache. Es genügt, dass ein nicht ausgeheiltes Grundleiden Krankheitsschübe bewirkt.

3.3. Leistungsdauer

Die Leistungsdauer verlängert sich nicht, wenn während der Arbeitsunfähigkeit eine andere Krankheit hinzutritt. Es bleibt bei maximal 78 Wochen.

3.4. Erneuter Anspruch auf Krankengeld wegen derselben Krankheit

Nach Ablauf der Blockfrist (= 3 Jahre), in der der Versicherte wegen derselben Krankheit Krankengeld für 78 Wochen bezogen hat, entsteht ein erneuter Anspruch auf Krankengeld wegen derselben Erkrankung unter folgenden Voraussetzungen:

- **erneute** Arbeitsunfähigkeit wegen derselben Krankheit,
- mindestens 6 Monate **keine** Arbeitsunfähigkeit wegen dieser Krankheit und
- mindestens 6 Monate **Erwerbstätigkeit** oder der Arbeitsvermittlung zur Verfügung stehend.

Zeiten, in denen der Anspruch auf Krankengeld zwar theoretisch besteht, aber tatsächlich **ruht** oder **versagt** wird (s.u.), werden wie Bezugszeiten von Krankengeld angesehen (§ 48 Abs. 3 SGB V).

3.4.1. Beispiel

Der Arbeitgeber zahlt bei Arbeitsunfähigkeit des Arbeitnehmers dessen Arbeitsentgelt bis zu 6 Wochen weiter (§ 3 EntgeltfortzahlungsG), das heißt der Anspruch auf Krankengeld besteht zwar, aber er ruht (§ 49 Abs. 1 SGB V). Erst danach gibt es Krankengeld. Die 6 Wochen Entgeltfortzahlung werden aber wie Krankengeld-Bezugszeiten behandelt, so dass noch maximal 72 Wochen (78 Wochen abzüglich 6 Wochen = 72 Wochen) Krankengeld gezahlt wird.

Praxistipp

Zahlt der Arbeitgeber bei Arbeitsunfähigkeit des Arbeitnehmers das Entgelt jedoch nicht weiter, obwohl hierauf ein Anspruch nach § 3 Entgeltfortzahlungsgesetz besteht, gewährt die Krankenkasse bei Vorliegen der Voraussetzungen (s.o.) das Krankengeld, da das Krankengeld nur bei **tatsächlichem** Bezug des Arbeitsentgelts ruht. Der Anspruch des versicherten Arbeitnehmers gegen den Arbeitgeber auf Entgeltfortzahlung geht dabei auf die Krankenkasse über.

Wer hilft weiter?

Krankenkassen

Krankengeld > Keine Zahlung

(§§ 49-52 SGB V)

Das Wichtigste in Kürze

Krankengeld erhalten Patienten, wenn sie länger als 6 Wochen arbeitsunfähig sind. Bei Bezug anderer Leistungen wie Arbeitslosengeld oder Elterngeld kann der Anspruch auf Krankengeld ruhen, bei Bezug von unterschiedlichen Renten gekürzt werden. Kein Anspruch auf Krankengeld besteht z.B. nach dem Ablauf von 78 Wochen, es kommt zur sogenannten Aussteuerung des Versicherten.
Details zu Anspruch, Höhe und Dauer des Krankengelds unter ☞ *Krankengeld*.

1. Anspruch auf Krankengeld ruht

(§ 49 SGB V)

Der Anspruch auf Krankengeld ruht

- bei Erhalt von (mehr als einmalig gezahltem) Arbeitsentgelt. Das gilt besonders bei Entgeltfortzahlung (§ 3 Entgeltfortzahlungsgesetz) bis zu 6 Wochen.
- bei Inanspruchnahme von Elternzeit nach dem Bundeselterngeld- und Elternzeitgesetz bis zum 3. Geburtstag eines Kindes. Dies gilt nicht, wenn die Arbeitsunfähigkeit vor Beginn der Elternzeit eingetreten ist oder wenn das Krankengeld aus einer versicherungspflichtigen Teilzeitbeschäftigung während der Elternzeit errechnet wird.
- bei Bezug von Versorgungskrankengeld, Übergangsgeld, Arbeitslosengeld bei beruflicher Weiterbildung, Kurzarbeitergeld; auch bei Ruhen dieser Ansprüche wegen einer Sperrzeit.
- bei Bezug von Mutterschaftsgeld oder Arbeitslosengeld.
- solange die Arbeitsunfähigkeit der Krankenkasse nicht gemeldet ist. Meldefrist bis zu einer Woche nach Beginn der Arbeitsunfähigkeit.

2. Ausschluss von Krankengeld

(§ 50 SGB V)

Krankengeld ist ausgeschlossen bei Bezug von:

- Regelaltersrente
- Altersrente für langjährige Versicherte
- ☞ *Altersrente für Schwerbehinderte*
- Altersrente wegen Arbeitslosigkeit oder nach Altersteilzeit
- Altersrente für Frauen
- Rente wegen **voller** Erwerbsminderung (☞ *Abgestufte Erwerbsminderungsrente*)
- Ruhegehalt nach beamtenrechtlichen Grundsätzen
- Vorruhestandsgeld

Mit Beginn einer der o.g. Renten endet der Anspruch auf Krankengeld. War das Krankengeld höher als diese nachträglich bewilligte Rente, darf der Versicherte den Teil des Krankengelds behalten, der über diese Rente hinausging (sogenannter Spitzbetrag).

3. Kürzung des Krankengelds

(§ 50 SGB V)

Krankengeld wird gekürzt um den Zahlbetrag der

- Altersrente, Rente wegen Erwerbsminderung oder Landabgabenrente, jeweils aus der Alterssicherung der Landwirte (ALG)
- Teilrente wegen Alters aus der Rentenversicherung
- Rente wegen teilweiser Erwerbsminderung (früher: Rente wegen Erwerbs- bzw. Berufsunfähigkeit, ☞ *Abgestufte Erwerbsminderungsrente*)
- Knappschaftsausgleichsleistung, Rente für Bergleute

so weit die Leistung **nach** Beginn der Arbeitsunfähigkeit oder stationären Behandlung zuerkannt wird.

Praxistipp

Wenn eine der genannten Zahlungen eintrifft, ist dies der Krankenkasse schnellstmöglich mitzuteilen. Das erspart spätere Rückzahlungen.

4. Wegfall des Krankengelds

(§ 51 SGB V)

4.1. Antrag auf Reha

Wenn die Erwerbsfähigkeit des Patienten nach ärztlichem Gutachten erheblich gefährdet oder gemindert ist, **kann** die Krankenkasse dem Versicherten eine Frist von 10 Wochen setzen, um einen Antrag auf Rehamaßnahmen zu stellen.

4.2. Antrag auf Rente

(§ 51 SGB V)

Wird ein Krankengeldempfänger von der Krankenkasse aufgefordert einen Antrag auf Rente zu stellen, dann muss er dem innerhalb von 10 Wochen nachkommen. Hat er noch Anspruch auf Krankengeld, erhält er

dieses weiter, bis über den Rentenantrag entschieden ist. Hat er keinen Anspruch auf Krankengeld mehr, kann er bei der Agentur für Arbeit ☞ *Arbeitslosengeld bei Arbeitsunfähigkeit* beantragen.
Wenn mit Vollendung des 65. Lebensjahres das Recht auf den Bezug von Regelaltersrente oder Altersrente aus der Alterssicherung der Landwirte eintritt, **kann** die Krankenkasse dem Versicherten eine Frist von 10 Wochen setzen, um die Rente zu beantragen.

4.3. Drohendes Ende des Krankenversicherungsschutzes

Es liegt beim Vorliegen der Voraussetzungen allein im Ermessen der Krankenkasse, ob sie den Wegfall des Krankengelds plant und den Versicherten auffordert, innerhalb von 10 Wochen einen Antrag auf Reha oder Rente zu stellen.
Kommt der Versicherte dieser Aufforderung nicht fristgerecht nach, ruht mit Ablauf der Frist der Anspruch auf Krankengeld und die **Mitgliedschaft in der Krankenkasse endet**. Wird der Antrag später gestellt, lebt der Anspruch auf Krankengeld mit dem Tag der Antragstellung wieder auf, aber nicht die Mitgliedschaft.
Um weiter krankenversichert zu bleiben, gibt es u.a. folgende Möglichkeiten:
- Freiwillige Versicherung bei einer gesetzlichen Krankenkasse
- Familienversicherung
- Private Krankenversicherung

5. Aussteuerung: Ende des Anspruchs auf Krankengeld

Wird der Anspruch auf Krankengeld (78 Wochen Arbeitsunfähigkeit innerhalb von 3 Jahren wegen derselben Erkrankung) ausgeschöpft und ist der Versicherte noch immer arbeitsunfähig, dann **endet seine Mitgliedschaft in der gesetzlichen Krankenversicherung**. Dieser Vorgang wird auch Aussteuerung genannt.
Die Krankenkasse informiert das Mitglied rund 2 Monate vor der Aussteuerung darüber. Damit weiter ein Anspruch auf medizinische Leistungen besteht, ist es wichtig weiterhin Mitglied der Krankenkasse zu bleiben. Es gibt folgende Möglichkeiten:
- Freiwillige Versicherung bei einer gesetzlichen Krankenkasse
- Familienversicherung (wenn z.B. der Ehemann/die Ehefrau Mitglied einer gesetzlichen Krankenkasse ist)
- Private Krankenversicherung
- Beantragung von ☞ *Arbeitslosengeld bei Arbeitsunfähigkeit*, einer Sonderform des Arbeitslosengeldes im Sinne der Nahtlosigkeit

Praxistipp

Ist abzusehen, dass der Krankengeldbezug endet, sollte sich der Betroffene unbedingt rechtzeitig mit der Krankenkasse in Verbindung setzen, um den künftigen Versicherungsschutz zu klären.

6. Leistungsbeschränkungen

(§ 52 SGB V)
Unter bestimmten Voraussetzungen liegt es im Ermessen der Krankenkasse, Krankengeld ganz oder teilweise für die Dauer der Krankheit zu versagen oder zurückzufordern.

6.1. Voraussetzungen

Zuziehung der Krankheit
- vorsätzlich (z.B. Selbstverstümmelung, Beteiligung an Schlägerei)
- bei einem vom Versicherten begangenen Verbrechen (Mindeststrafmaß 1 Jahr)
- durch vorsätzliches Vergehen (Geld- oder Freiheitsstrafe)
- durch eine medizinisch nicht indizierte Maßnahme, z.B. eine ästhetische Operation, eine Tätowierung oder ein Piercing (**hier** kein Ermessen, sondern Verpflichtung der Krankenkasse, das Krankengeld zu beschränken).

6.2. Maßgebliche Kriterien dieser Ermessensausübung

- Grad des Verschuldens des Versicherten
- Höhe der Aufwendungen der Krankenkasse
- wirtschaftliche Leistungsfähigkeit des Versicherten

Wer hilft weiter?

Krankenkassen

Krankenpflege

☞ *Häusliche Krankenpflege*

Künstliche Ernährung

☞ *Enterale Ernährung*
☞ *Parenterale Ernährung*

Kurzzeitpflege

(§ 42 SGB XI)

Das Wichtigste in Kürze

Kurzzeitpflege ist die vorübergehende Pflege eines pflegebedürftigen Patienten in einem Heim, wenn die häusliche oder teilstationäre Pflege nicht möglich oder nicht ausreichend ist. Die Kosten der Kurzzeitpflege werden von der Pflegekasse bis zu maximal 4 Wochen pro Kalenderjahr bis zu einer Höhe von 1.470,- € übernommen. Der Patient muss die Kosten für Unterkunft und Essen selbst zahlen.

1. Anspruch

Anspruch auf die Unterbringung eines Pflegebedürftigen in einer Kurzzeitpflege besteht, wenn für eine Übergangszeit im Anschluss an eine stationäre Behandlung oder in sonstigen Krisensituationen eine vorübergehende häusliche oder teilstationäre Pflege nicht möglich oder nicht ausreichend ist.

Prinzipiell müssen die ☞ *Vorversicherungszeit* erfüllt, die ☞ *Pflegebedürftigkeit* festgestellt und die Pflegeleistung bei der ☞ *Pflegekasse* beantragt werden.

2. Verhältnis zu anderen Leistungen der Pflegeversicherung

Die Kurzzeitpflege ist eine Pflege in einer **vollstationären Einrichtung**, so dass während des dortigen Aufenthaltes weitere Leistungen der häuslichen Pflege **nicht** gewährt werden.

3. Umfang

Die Pflegekasse übernimmt

- die pflegebedingten Aufwendungen
- die Aufwendungen der sozialen Betreuung
- die Leistungen der medizinischen Behandlungspflege.

4. Dauer

Bis zu maximal 4 Wochen im Kalenderjahr.

5. Höhe

Bis zu einem Gesamtbetrag von 1.470,- € im Jahr **ohne** Differenzierung nach der Pflegestufe, **einheitlich** für alle Pflegebedürftigen.

6. Eigenanteil

Es ist vom Versicherten ein täglicher Eigenanteil zu leisten. Dieser setzt sich aus den Kosten für Unterkunft und Verpflegung (sogenannte „Hotelkosten") und sogenannten Investitionskosten zusammen.

Praxistipp

Sind die Voraussetzungen erfüllt, kann neben der Kurzzeitpflege im selben Jahr auch die ☞ *Ersatzpflege* beansprucht werden, um pflegenden Angehörigen die Möglichkeit der Erholung oder eines Urlaubs zu geben.

Wer hilft weiter?

☞ *Pflegekassen*

MDK

Das Wichtigste in Kürze

Der „Medizinische Dienst der Krankenversicherung" arbeitet als Gutachter für Kranken- und Pflegekassen. Er wird z.B. hinzugezogen bei der Begutachtung der Pflegebedürftigkeit, bei Reha-Anträgen, bei strittigen (oft teuren) medizinischen Versorgungsformen oder bei Zweifeln an der Arbeitsunfähigkeit.

1. Allgemeines

MDK ist die Abkürzung für „Medizinischer Dienst der Krankenversicherung". Er arbeitet als neutraler und unabhängiger Beratungs- und Begutachtungsdienst für alle Krankenkassen und ☞ *Pflegekassen* und wird bei medizinischen Fragen zu Rate gezogen. Nur ein Teil der Arbeit ist für Ärzte und Patienten direkt relevant. Träger des MDK sind die gesetzlichen Krankenkassen.

2. Begutachtung für die Krankenkassen

Bei **schwierigen medizinischen Fällen** können Krankenkassen, Ärzte und Patienten den MDK beratend hinzuziehen. Das Ergebnis der Beratung kann die Begutachtung des Patienten und eine gutachtliche Stellungnahme des MDK sein. Typische Bereiche, in denen der MDK hinzugezogen wird, sind:

- Bewilligung von Vorsorge- und Rehamaßnahmen
- Beseitigung von Zweifeln an der Arbeitsunfähigkeit
- Einsatz von Heil- und Hilfsmitteln
- Angemessenheit zahnmedizinischer Leistungen
- Beurteilung seltener Untersuchungs- und Behandlungsmethoden

3. Begutachtung für die Pflegekassen

Für die Pflegekassen begutachtet der MDK die Pflegebedürftigkeit von Patienten. Er prüft, ob die Voraussetzungen für die ☞ *Pflegebedürftigkeit* erfüllt sind, stellt fest, ob und welche Vorbeuge- und Rehamaßnahmen notwendig sind, gibt Anregungen zur Verbesserung der Pflegesituation und erstellt ein Gutachten. Aufgrund des Gutachtens wird die ☞ *Pflegestufe* festgelegt.

4. Verbindlichkeit - Meinungsverschiedenheiten

Gutachten des MDK sind **verbindlich**; das regeln der Bundesmanteltarifvertrag Ärzte (§ 62 BMV/Ä) und der Ersatzkassen-Vertrag (§ 19 EKV).
Der MDK sichtet alle von der Kasse vorgelegten Unterlagen und entscheidet, wenn ausreichend medizinisch aussagefähige Informationen vorliegen, oft nach Aktenlage. Wenn die Unterlagen nicht ausreichen, wird der Patient in eine wohnortnahe MDK-Beratungsstelle zur Begutachtung eingeladen. Dabei steht die körperliche, geistige und seelische Beurteilung des Patienten, gemessen an den Anforderungen des Arbeitsplatzes, im Vordergrund.
Bestehen zwischen dem behandelnden Vertragsarzt und dem MDK Meinungsverschiedenheiten

- über eine Leistung, zu welcher der MDK eine Stellungnahme abgegeben hat,
- über das Vorliegen von Arbeitsunfähigkeit oder
- über Maßnahmen zur Wiederherstellung der Arbeitsfähigkeit,

kann der behandelnde Arzt unter Darlegung seiner Gründe ein **Zweitgutachten** bei der Kasse beantragen. Dieses Zweitgutachten soll durch einen Arzt des Fachgebiets erstellt werden, in das die verordnete Leistung oder die Behandlung der vorliegenden Erkrankung fällt.

Wer hilft weiter?

- Krankenkassen.
- Adressen der MDKs der einzelnen Bundesländer finden Sie unter www.mdk.de.

M

Soziale Fragen? betafon 01805 - 238 2366!

Medikamente

☞ *Arznei- und Verbandmittel*

Medizinische Rehabilitation

(§ 40 SGB V - §§ 15, 32 SGB VI i.V.m. § 26 SGB IX - §§ 26, 33 SGB VII i.V.m. § 26 SGB IX)

Das Wichtigste in Kürze

Die Medizinische Rehabilitation ist ein Teilbereich der ☞ *Rehabilitation.* Sie umfasst Maßnahmen, die auf die **Erhaltung oder Besserung des Gesundheitszustands** ausgerichtet sind und vorwiegend die Durchführung medizinischer Leistungen erfordern. Medizinische Reha wird ambulant oder stationär erbracht, ambulant hat Vorrang. Zwischen 2 Maßnahmen müssen in der Regel 4 Jahre Wartezeit liegen.

1. Leistungen

Zur Medizinischen Rehabilitation zählen z.B.:

- Anschlussheilbehandlung nach Krankenhausaufenthalt
- ☞ *Kinderheilbehandlung*
- Medizinische Rehabilitation für Mütter und Väter
- ☞ *Onkologische Nachsorgeleistungen*
- Vorsorgeleistungen und Vorsorgekuren
- Frühförderung behinderter Kinder und von Behinderung bedrohter Kinder
- Sozialpädiatrische nichtärztliche Leistungen
- ☞ *Sozialmedizinische Nachsorge* für Kinder bis 14 Jahre
- Entwöhnungsbehandlung für Suchtkranke
- ☞ *Stufenweise Wiedereingliederung*
- Geriatrische Rehabilitation für ältere Menschen

Im Rahmen der Medizinischen Reha können auch viele weitere Behandlungen und Leistungen erbracht werden, z.B. Krankenbehandlung, Früherkennung von Krankheiten, Psychotherapie, Zahnbehandlung, ☞ *Arznei- und Verbandmittel,* ☞ *Heilmittel* oder ☞ *Hilfsmittel.*

2. Zuständigkeit und Voraussetzungen

Nahezu alle Träger der Sozialversicherung übernehmen unter bestimmten Voraussetzungen und nach ärztlicher Verordnung die Kosten Medizinischer Reha. Der Träger, der die vorhergehenden medizinischen Leistungen erbracht hat, ist möglichst auch für die Rehabilitation zuständig (sogenannter **Grundsatz der Einheitlichkeit der Trägerschaft**). Wird eine Rehamaßnahme zur Wiederherstellung der Gesundheit durchgeführt, ist meist die Krankenkasse der Kostenträger, eine Rehamaßnahme zur Wiederherstellung oder zum Erhalt der Erwerbsfähigkeit wird meist vom Rentenversicherungsträger finanziert. Näheres unter ☞ *Rehabilitation > Zuständigkeit.*

2.1. Allgemein gültige Voraussetzungen

Folgende Voraussetzungen müssen bei jedem Träger einer Medizinischen Reha erfüllt sein:

- Die Rehamaßnahme ist aus medizinischen Gründen erforderlich.
- Die Rehamaßnahme muss vom Arzt verordnet sein und vom Kostenträger **vorher** genehmigt werden.

2.2. Persönliche Voraussetzungen der Rentenversicherung

Unter folgenden persönlichen Voraussetzungen trägt der Rentenversicherungsträger die Medizinische Rehabilitation (§ 10 SGB VI):

- Die Erwerbsfähigkeit ist wegen Krankheit oder körperlicher, geistiger oder seelischer Behinderung erheblich gefährdet oder gemindert
  und
- voraussichtlich kann eine Minderung der Erwerbsfähigkeit abgewendet werden

oder
die Erwerbsfähigkeit kann gebessert oder wiederhergestellt werden

2.3. Versicherungsrechtliche Voraussetzungen der Rentenversicherung

Unter folgenden versicherungsrechtlichen Voraussetzungen trägt der Rentenversicherungsträger die Rehabilitation (§ 11 SGB VI):

- Erfüllung der Wartezeit von 15 Jahren. Wartezeiten sind z.B. die Zeiten, in denen Beiträge gezahlt wurden bzw. Zeiten, in denen Rentenanwartschaften erworben wurden, z.B. Kindererziehungszeiten.
  oder
- Erfüllung der allgemeinen Wartezeit von 5 Jahren (§ 50 SGB VI) bei verminderter Erwerbsfähigkeit oder absehbarer verminderter Erwerbsfähigkeit
  oder
- 6 Kalendermonate mit Pflichtbeiträgen in den letzten 2 Jahren vor Antragstellung
  oder
- innerhalb von 2 Jahren nach Beendigung einer Ausbildung wird eine versicherte oder selbstständige Beschäftigung bis zur Antragstellung ausgeübt oder nach einer solchen Beschäftigung liegt Arbeitsunfähigkeit oder Arbeitslosigkeit bis zur Antragstellung vor
  oder
- Bezug einer ☞ *Abgestuften Erwerbsminderungsrente*
  oder
- Anspruch auf große Witwen/Witwer-Rente (Rentenversicherung) wegen verminderter Erwerbsfähigkeit (§ 11 Abs. 3 SGB VI).

2.4. Ausschluss von Leistungen der Rentenversicherung

Der Rentenversicherungsträger übernimmt die Medizinische Reha nicht (§§ 12, 13 SGB VI):

- in der Phase akuter Behandlungsbedürftigkeit einer Krankheit
  Ausnahme: bei Behandlungsbedürftigkeit während der Medizinischen Rehabilitation
- anstelle einer ansonsten erforderlichen Krankenhausbehandlung
- wenn sie dem allgemein anerkannten Stand medizinischer Erkenntnisse nicht entspricht
- bei Bezug oder Beantragung einer Altersrente von mindestens zwei Drittel der Vollrente (d.h.: kein Ausschluss bei Bezug/Antrag von einem Drittel bzw. der Hälfte der Vollrente)
- bei Anwartschaft auf Versorgung nach beamtenrechtlichen Vorschriften
- bei Versicherungsfreiheit als Bezieher einer Versorgung wegen Erreichens einer Altersgrenze, sogenannte Versorgungsbezüge
- bei Bezug einer Leistung, die regelmäßig bis zum Beginn einer Altersrente gezahlt wird, sogenannte Vorruhestandsleistungen, z.B. Altersübergangsgeld
- während Untersuchungshaft oder Vollzug einer Freiheitsstrafe oder freiheitsentziehender Maßregeln oder einstweiliger Unterbringung (§ 126 a StPO)
- im Ausland. Ausnahme: Wenn aufgrund gesicherter medizinischer Erkenntnisse für die vorliegende Erkrankung ein besserer Reha-Erfolg im Ausland zu erwarten ist.

2.5. Wartezeit

Zwischen 2 bezuschussten Rehamaßnahmen - egal ob ambulant oder stationär - muss in der Regel ein Zeitraum von 4 Jahren liegen. Nicht anzurechnen sind Leistungen zur medizinischen Vorsorge.

Ausnahmen macht die **Krankenkasse** nur bei medizinisch dringender Erforderlichkeit. Dies muss mit Arztberichten oder einem Gutachten des behandelnden Arztes bei der Krankenkasse begründet werden.
Der **Rentenversicherungsträger** genehmigt Medizinische Rehamaßnahmen vor Ablauf der 4-Jahres-Frist, wenn vorzeitige Leistungen aus gesundheitlichen Gründen dringend erforderlich sind, weil ansonsten mit einer weiteren Minderung der Leistungsfähigkeit zu rechnen ist.

3. Ziele

Ziele der Medizinischen Reha sind:
Vorsorge, um
- die Gesundheit zu stärken und einer absehbaren Erkrankung vorzubeugen.
- einer Gefährdung der gesundheitlichen Entwicklung eines Kindes entgegenzuwirken.
- eine ☞ *Pflegebedürftigkeit* zu vermeiden.

Reha vollziehen, um
- Krankheiten zu erkennen, zu heilen oder eine Verschlimmerung zu verhüten und/oder Beschwerden zu lindern.
- einer drohenden Behinderung vorzubeugen oder eine bestehende Behinderung zu beseitigen, zu verbessern oder ihre Verschlechterung zu vermeiden.
- eine Pflegebedürftigkeit zu verringern oder zu vermeiden.

4. Ambulante und stationäre Medizinische Reha

Es gibt zwei Arten Medizinischer Rehamaßnahmen, ambulante und stationäre. Letztere werden umgangssprachlich Kuren genannt.

Grundsätzlich gilt: ambulant vor stationär (§§ 23 Abs. 4, 40 Abs. 2 SGB V).
Das heißt: Erst wenn ambulante Maßnahmen nicht ausreichen, werden stationäre Leistungen erbracht.

Ausnahme: Bei Medizinischer Rehabilitation für Mütter und Väter und Vorsorgeleistungen und Vorsorgekuren für Mütter und Väter gilt „ambulant vor stationär" nicht.

4.1. Ambulante Rehamaßnahmen

Ambulante Rehamaßnahmen führt der Patient wohnortnah durch bzw. nimmt sie in Anspruch. Er wohnt z.B. zu Hause, nicht in der Reha-Einrichtung, d.h. der Patient kommt morgens in die behandelnde Einrichtung und verlässt diese nachmittags oder abends wieder. Möglich ist auch die Versorgung durch mobile Reha-Teams beim Patienten zu Hause. Eine ambulante Rehamaßnahme hat immer Vorrang vor einer stationären.

Voraussetzungen
- Eine ambulante Krankenbehandlung reicht nicht für den angestrebten Reha-Erfolg aus.
- Durchführung der ambulanten Rehamaßnahme in Einrichtungen mit Versorgungsvertrag oder in wohnortnahen Einrichtungen mit bedarfsgerechter, leistungsfähiger und wirtschaftlicher Versorgung.

Dauer
Die ambulante Rehamaßnahme dauert längstens **20 Behandlungstage**. Eine **Verlängerung** ist aus medizinischen Gründen möglich.

4.2. Stationäre Rehamaßnahmen

Stationäre Rehamaßnahmen werden umgangssprachlich oft als Kur bezeichnet. Der Patient wohnt für die Zeit der Reha in einer entsprechenden Einrichtung. Stationäre Rehamaßnahmen sind z.B. bei Nachbehandlungen schwerer Erkrankungen wie Herzinfarkt, Geschwulstleiden oder psychischen Erkrankungen möglich.

Voraussetzungen
- Eine **ambulante** Rehamaßnahme (s.o.) reicht nicht aus.
- Die stationäre Aufnahme ist aus medizinischen Gründen erforderlich.
- Durchführung der **stationären** Rehamaßnahme in Einrichtungen mit Versorgungsvertrag.

Dauer
Sie dauern längstens **3 Wochen**. Eine **Verlängerung** aus medizinischen Gründen ist möglich.
Regelung bei **Kindern** bis zum 14. Geburtstag: **4–6 Wochen.**

Praxistipp

Nimmt ein Elternteil, der zu Hause Kinder unter 12 Jahren betreut, an einer ambulanten oder stationären Rehamaßnahme teil, kann unter bestimmten Voraussetzungen eine ☞ *Haushaltshilfe* gewährt werden.

5. Richtlinien des GBA (Krankenkassen)

Der Gemeinsame Bundesausschuss hat zur Medizinischen Rehabilitation sogenannte Rehabilitations-Richtlinien erstellt. Diese Richtlinien können Sie unter www.g-ba.de > Informations-Archiv > Richtlinien downloaden.

6. Antrag

Den Antrag auf eine Medizinische Reha sollte zweckmäßigerweise der Arzt gemeinsam mit dem Patienten stellen. Informationen und Praxistipps zur Antragsstellung und zur Wahl der Reha-Einrichtung unter ☞ *Medizinische Rehabilitation > Antrag*.
Der Antrag ist an den zuständigen Träger zu richten, Details unter ☞ *Rehabilitation > Zuständigkeit*.

7. Urlaub

Ambulante und **stationäre** Medizinische Rehamaßnahmen dürfen **nicht** auf den Urlaub angerechnet werden. Deshalb besteht auch Anspruch auf Entgeltfortzahlung durch den Arbeitgeber (§§ 3, 9 EntgeltfortzahlungsG).

8. Finanzielle Leistungen während der Reha

Während einer ambulanten oder stationären Rehamaßnahme kann der Versicherte je nach individuellem Fall und Erfüllen der Voraussetzungen eine der folgenden Leistungen erhalten:

- Entgeltfortzahlung vom Arbeitgeber
- ☞ *Krankengeld* von der Krankenkasse
- Übergangsgeld vom Rentenversicherungsträger
- Verletztengeld von der Berufsgenossenschaft

9. Zuzahlung

Versicherte ab Vollendung des 18. Lebensjahres müssen bei fast allen ambulanten und stationären Rehamaßnahmen 10,- € Zuzahlung pro Tag leisten. Details unter ☞ *Medizinische Rehabilitation > Zuzahlungen*.

Wer hilft weiter?

- Individuelle Auskünfte erteilt der jeweils zuständige Sozialversicherungsträger: Rentenversicherungsträger, Berufsgenossenschaften, Krankenkassen, Jugendamt oder das Sozialamt.
- Informationen über Zuständigkeiten und Unterstützung bei der Antragstellung geben die gemeinsamen Servicestellen der Rehabilitationsträger.
- Bei Fragen zur Kinder- und Jugendrehabilitation hilft zudem weiter: Arbeitsgemeinschaft Rehabilitation von Kindern und Jugendlichen Bundesrepublik Deutschland e.V., Cecilienhöhe 3, 55543 Bad Kreuznach. Ansprechpartner Wolfgang Niemeyer, Telefon 0671 8355-167, Fax 0671 35084, www.arbeitsgemeinschaft-kinderrehabilitation.de.

Medizinische Rehabilitation > Antrag

Das Wichtigste in Kürze

Den Antrag auf eine Medizinische Reha sollte zweckmäßigerweise der Arzt gemeinsam mit dem Patienten stellen. Der Antrag ist an den zuständigen Träger zu richten, Details siehe ☞ *Rehabilitation > Zuständigkeit*. Erforderlich sind gegebenenfalls eine ärztliche Bescheinigung, Arztbericht(e) und ein eigenes, persönliches Schreiben.
Der Leistungsumfang bei ambulanten und stationären Rehamaßnahmen liegt im Er-

messen der Krankenkasse, des Renten- oder des Unfallversicherungsträgers und wird aufgrund medizinischer Erfordernisse festgelegt. Unter Umständen wird der MDK zur Prüfung der medizinischen Notwendigkeit herangezogen.

1. Antragstellung bei der Krankenkasse

Erkennt der behandelnde Arzt die Notwendigkeit einer Reha, so muss er bei der Krankenkasse einen Antrag auf „Einleitung von Leistungen zur Rehabilitation oder alternativen Angeboten" stellen.
Kommt nach Ansicht der Krankenkasse eine Rehamaßnahme und sie selbst als Kostenträger in Betracht, dann bekommt der Arzt die „Verordnung von Medizinischer Rehabilitation" zugeschickt. Falls der Antrag bei einem anderen Kostenträger (z.B. Berufsgenossenschaft, Rentenversicherungsträger) gestellt werden muss, wird dies von der Krankenkasse mitgeteilt.
Seit 1.4.2007 können nur noch Ärzte Leistungen zur Medizinischen Rehabilitation verordnen, die gemäß § 11 der Rehabilitations-Richtlinien hierfür qualifiziert sind.

2. Richtlinien des GBA (Krankenkassen)

Der Gemeinsame Bundesausschuss hat zur Medizinischen Rehabilitation sogenannte Rehabilitations-Richtlinien erstellt. Diese Richtlinien können Sie unter www.g-ba.de > Informations-Archiv > Richtlinien downloaden.

Praxistipp

Eigentlich genügt bei den Anträgen für Rehamaßnahmen die Angabe der Indikationen nach der ICD 10 (Internationale Klassifikation der Krankheiten). Es ist jedoch mittlerweile fast zur Regel geworden, dass der Arzt die Notwendigkeit der Medizinischen Rehabilitation **ausführlich** begründet. Auf jeden Fall vermindert es das Risiko einer Ablehnung beim Kostenträger, wenn dem Antrag sofort eine ausführliche ärztliche Begründung beigefügt wird. Es kann durchaus sein, dass der ☞ *MDK* über das ärztliche Attest hinaus den Patient zu einer **Begutachtung** einlädt, um die Notwendigkeit der Rehamaßnahme zu prüfen.

3. Wahl der Reha-Einrichtung

3.1. Kostenträger Krankenkasse

Der Patient kann eine zugelassene und zertifizierte Reha-Einrichtung selbst wählen.
Sind die Kosten höher als bei den Vertragseinrichtungen der Krankenkasse, zahlt der Patient die Mehrkosten.
Die Leistung wird in der Regel im Inland erbracht.

3.2. Kostenträger Rentenversicherung

Der Arzt kann eine Reha-Einrichtung vorschlagen. Soll die Maßnahme in einer bestimmten Einrichtung stattfinden, muss der Arzt das ausdrücklich vermerken und möglichst auch begründen. Auch die persönliche Lebenssituation, das Alter, das Geschlecht, die Familie oder die religiösen Bedürfnisse der Betroffenen sollten bei der Wahl eine Rolle spielen und berücksichtigt werden. Die Leistung wird in der Regel im Inland erbracht. Eine Kostenübernahme für eine Medizinische Reha im Ausland ist dann möglich, wenn aufgrund gesicherter medizinischer Erkenntnisse für die vorliegende Erkrankung ein besserer Reha-Erfolg dort zu erwarten ist.

Praxistipp

Das „Handbuch Reha- und Vorsorgeeinrichtungen" enthält einen Überblick über rund 1.400 Reha-Kliniken. Es erscheint jedes Jahr im Verlag MMI und liegt bei Ärzten und Beratungsstellen auf. Die Informationen stehen auch unter www.betanet.de > Rehakliniken.

Wer hilft weiter?

Der jeweils zuständige Kostenträger sowie die Servicestellen.

Medizinische Rehabilitation > Zuzahlungen

Das Wichtigste in Kürze

Versicherte ab Vollendung des 18. Lebensjahres müssen bei fast allen ☞ *Medizinischen Rehamaßnahmen* 10,- € Zuzahlung pro Tag leisten.

1. Dauer und gegenseitige Anrechnung

Die Dauer der Zuzahlung ist abhängig von der Art der Leistung, von der Dauer der Leistung, vom Kostenträger und von bereits im selben Kalenderjahr anderweitig geleisteten Zuzahlungen.

- Ist der Kostenträger die **Krankenkasse**, muss der Patient für ambulante und stationäre Rehamaßnahmen in der Regel **zeitlich unbegrenzt** zuzahlen.
  Dauert jedoch die ambulante Rehamaßnahme aus medizinischen Gründen länger als 42 Behandlungstage bzw. die stationäre Rehamaßnahme aus medizinischen Gründen länger als 6 Wochen, ist die Zuzahlung auf **28 Tage** begrenzt.
- Für stationäre Medizinische Rehamaßnahmen des **Rentenversicherungsträgers** zahlt der Patient längstens **42 Tage** innerhalb eines Kalenderjahres zu.
  Bereits im selben Kalenderjahr geleistete Zuzahlungen für ambulante und stationäre Rehamaßnahmen sowie für Krankenhausbehandlungen an den Rentenversicherungsträger und die Krankenkasse werden angerechnet.
- Bei einer Anschlussheilbehandlung **der Krankenkasse** zahlt der Patient längstens **28 Tage** innerhalb eines Kalenderjahres zu.
  Bereits im selben Kalenderjahr geleistete Zuzahlungen für Krankenhausbehandlung an die Krankenkasse und für eine Anschlussheilbehandlung an den Rentenversicherungsträger werden angerechnet.
- Bei einer Anschlussheilbehandlung **des Rentenversicherungsträgers** zahlt der Patient längstens **14 Tage** innerhalb eines Kalenderjahres zu.
  Bereits im selben Kalenderjahr geleistete Zuzahlungen für die stationäre Behandlung an den Rentenversicherungsträger und für die Krankenhausbehandlung, die der Anschlussheilbehandlung vorausgegangen ist, an die Krankenkasse werden angerechnet.
  Wenn der Versicherte mehrmals in einem Jahr stationär behandelt wird, werden die Tage der Zuzahlung an die **Krankenkasse** für Krankenhausbehandlung, ambulante und stationäre Rehamaßnahmen sowie Anschlussheilbehandlung angerechnet.

2. Zuzahlungsfreie Rehaleistungen

Keine Zuzahlung wird fällig bei

- ambulanten Reha-Leistungen der Rentenversicherung
- Reha-Leistungen der Unfallversicherung
- Bezug von Übergangsgeld
- ☞ *Kinderheilbehandlungen*
- Anschlussheilbehandlungen der Berufsgenossenschaft

Merkzeichen

☞ *Schwerbehindertenausweis*

Nachsorge

☞ *Sozialmedizinische Nachsorge*

Nachteilsausgleiche für Behinderte

Behinderte und Schwerbehinderte können als Ausgleich für die behinderungsbedingten Nachteile sogenannte „Nachteilsausgleiche"

für sich in Anspruch nehmen, z.B. Steuervergünstigungen, gesonderte Parkplätze, Vergünstigungen bei Bussen und Bahnen oder Zusatzurlaub und Kündigungsschutz am Arbeitsplatz.
Die Nachteilsausgleiche sind abhängig vom Merkzeichen und vom ☞ *Grad der Behinderung* (GdB). Beides, Merkzeichen und GdB, sind im ☞ *Schwerbehindertenausweis* eingetragen. 2 Tabellen geben einen Überblick über die verschiedenen Nachteilsausgleiche,

- Die Tabelle mit Nachteilsausgleichen sortiert nach Merkzeichen finden Sie auf Seite 158.
- Eine Tabelle mit Nachteilsausgleichen sortiert nach dem Grad der Behinderung finden Sie auf Seite 159.

Nachtpflege

☞ *Tages- und Nachtpflege*

Nahtlosigkeit

☞ *Arbeitslosengeld bei Arbeitsunfähigkeit*

Onkologische Nachsorgeleistung

(§ 31 SGB VI)

Das Wichtigste in Kürze

Als Onkologische Nachsorgeleistung gelten sogenannte Nach- und Festigungskuren bei Krebserkrankungen. Sie zählen zur ☞ *Medizinischen Rehabilitation* und müssen beantragt werden. Eine Onkologische Nachsorgeleistung dauert in der Regel 3 Wochen und findet in der Regel im ersten Jahr nach der Krebsbehandlung statt. Patienten zahlen 10,- € pro Tag zu.

1. Voraussetzungen

Damit der Rentenversicherungsträger die Kosten übernimmt, muss eine der folgenden **versicherungsrechtlichen Voraussetzungen** erfüllt sein:

- Erfüllung der allgemeinen Wartezeit von 5 Jahren (§ 50 SGB VI)
  oder
- 6 Kalendermonate mit Pflichtbeiträgen für eine versicherte Beschäftigung oder Tätigkeit in den letzten 2 Jahren vor Antragstellung
  oder
- innerhalb von 2 Jahren nach Beendigung einer Ausbildung wird eine versicherte oder selbstständige Beschäftigung bis zur Antragstellung ausgeübt oder nach einer solchen Beschäftgung liegt Arbeitsunfähigkeit oder Arbeitslosigkeit bis zur Antragstellung vor
  oder
- Bezieher einer Rente der Rentenversicherung
  oder
- Ehegatte/in und Kind eines/r Versicherten der Rentenversicherung

Zudem müssen folgende **persönliche Voraussetzungen** erfüllt sein:

- Eine Diagnose im Sinne einer malignen (= bösartigen) Geschwulst- und Systemerkrankung muss vorliegen.
- Eine operative oder Strahlen-Behandlung muss abgeschlossen sein. Eine laufende zytostatische Behandlung ist kein Hinderungsgrund für eine onkologische Nachsorgeleistung.
- Die durch die Tumorerkrankung oder deren Therapie erlittenen beruflichen, körperlichen, seelischen und/oder sozialen Beeinträchtigungen sollen voraussichtlich behoben oder gemildert werden.
- Die Belastbarkeit für eine Nachsorgebehandlung muss gegeben sein. Der Arzt gibt eine entsprechende Einschätzung ab.

2. Zuzahlung

Versicherte, die das 18. Lebensjahr vollendet haben, zahlen 10,- € täglich zu, für maximal 42 Tage im Kalenderjahr.
Findet die onkologische Nachsorgeleistung

als Anschlussheilbehandlung statt, ist die Zuzahlung auf 14 Tage begrenzt.
Details unter ☞ *Medizinische Rehabilitation > Zuzahlungen.*

3. Dauer

Onkologische Nachsorgeleistungen dauern **längstens 3 Wochen**, wenn erforderlich, auch länger.
Onkologische Nachsorgeleistungen können bis zum Ablauf eines Jahres nach einer beendeten Primärbehandlung erbracht werden. Darüber hinaus können spätestens bis zum Ablauf von 2 Jahren nach beendeter Primärbehandlung onkologische Nachsorgeleistungen erbracht werden, wenn erhebliche Funktionsstörungen entweder durch die Tumorerkrankung selbst oder durch Komplikationen bzw. Therapiefolgen vorliegen.
Die Nachsorgeleistung kann auch als Anschlussheilbehandlung erbracht werden.

Wer hilft weiter?

Auskünfte und Beratungsstellen vor Ort vermitteln die Rentenversicherungsträger.

Opioid-Ausweis

Das Wichtigste in Kürze

Menschen, die dauerhaft auf Opioide angewiesen sind, sollten einen sogenannten Opioid-Ausweis mit sich führen. Im Opioid-Ausweis sind die Schmerzmedikamente, die Dosierung und die Einnahmedaten vermerkt. Neben einer schriftlichen Einnahmeanordung können mit diesem Ausweis mitbehandelnde Ärzte über die Notwendigkeit der Opioide und die Art der Dosierung informiert werden. Die Vorlage des Ausweises stellt in der Regel sicher, dass die Schmerztherapie auch in fremden Krankenhäusern, z.B. nach Unfällen oder bei Akuterkrankungen im Urlaub, fortgeführt und der Patient weiterhin schmerzmedikamentös versorgt wird.

1. Aufbewahrung

Betroffene sollten ihren Opioid-Ausweis in der Brieftasche mit sich führen. Es ist unter Umständen notwendig, auch Angehörige oder Freunde über den Ausweis in Kenntnis zu setzen, damit das Dokument im Notfall dem fremden Arzt bzw. im Krankenhaus vorgelegt wird.
Auch für Patienten, die gegenüber Behörden ihre Fahrtauglichkeit nachweisen müssen, ist ein Opioid-Ausweis unerlässlich. Näheres siehe ☞ *Autofahren bei Schmerzmitteleinnahme.*

Wer hilft weiter?

Ein Opioid-Ausweis kann bezogen werden über

- Geschäftsstelle der Deutschen Gesellschaft für Schmerztherapie e. V., Adenauerallee 18, 61440 Oberursel, Telefon 06171 286060, E-Mail info@dgschmerztherapie.de, www.dgschmerztherapie.de.
- Deutsche Schmerzliga, Telefon 0700 375 375 375.

Organisatorisches nach dem Tod

Das Wichtigste in Kürze

Nach dem Tod eines nahen Angehörigen befinden sich die Betroffenen meist in einem psychischen Ausnahmezustand, in dem es vielen schwer fällt, notwendige Formalitäten zu erledigen und die Bestattung zu organisieren. Erste Formalie nach dem Tod eines Angehörigen ist die Benachrichtigung eines Arztes, der den Totenschein ausstellt. Parallel dazu sollten die engsten Angehörigen benachrichtigt und ein Bestattungsinstitut verständigt werden. Das Standesamt muss spätestens am nächsten Werktag informiert werden.

Mehr Informationen: www.betanet.de

O

1. Benachrichtigung des Arztes

1.1. Todesfall zu Hause

Ein Arzt, am besten der Hausarzt, untersucht den entkleideten Leichnam und stellt den Totenschein aus. Falls der Hausarzt nicht erreichbar ist, kann auch der ärztliche Notdienst verständigt werden.

1.2. Todesfall in einem Heim oder Krankenhaus

Die Verantwortlichen für das Heim oder das Krankenhaus verständigen den Arzt. Die Angehörigen müssen sich in diesem Fall nicht um die Ausstellung eines Totenscheins kümmern. Dieser wird vom Krankenhauspersonal ausgehändigt.

1.3. Verdacht auf Unfall oder Selbsttötung

Dies vermerkt der Arzt auf dem Totenschein. Er verständigt daraufhin die Kriminalpolizei oder die Gerichtsmedizin und diese führen dann womöglich eine Obduktion durch. Eine Obduktion wird zur Feststellung der Todesursache und zur Rekonstruktion des Sterbevorganges durchgeführt. Wenn auf dem Totenschein „Todesursache ungeklärt" angekreuzt ist, erfolgt in der Regel auch eine gerichtliche Obduktion. Erst nach der Freigabe des Verstorbenen, was innerhalb einer Woche erfolgt, kann die Bestattung erfolgen. Der Kriminalpolizist, der verständigt wurde und den Fall aufgenommen hat, bleibt Ansprechpartner für die Angehörigen.

2. Bescheinigungen und Urkunden

2.1. Todesbescheinigung

Eine Todesbescheinigung kann erst dann ausgestellt werden, wenn sichere Todeszeichen eingetreten sind. Frühestens ist dies nach 2 Stunden möglich. Eine Todesbescheinigung besteht aus einem nicht vertraulichen und einem vertraulichen Teil. Mehr Informationen unter ☞ *Todesbescheinigung.*

2.2. Beurkundung und Sterbeurkunde

Sterbefälle sind spätestens an dem auf den Todestag folgenden Werktag dem zuständigen Standesamt zu melden. Mehr unter ☞ *Organisatorisches nach dem Tod > Beurkundung und Sterbeurkunde.*

2.3. Testament und Erbschein

Existiert ein Testament, dann ist dieses umgehend beim Nachlassgericht abzugeben. Die Beantragung eines Erbscheins erfolgt ebenfalls beim zuständigen Nachlassgericht. Mehr unter ☞ *Testament.*

3. Benachrichtigungen

3.1. Personen im Umfeld

Die engsten Angehörigen, Verwandten und Freunde sollten beim Tod des Patienten sofort benachrichtigt werden, damit sie die Möglichkeit haben, sich vom Verstorbenen zu verabschieden. Des Weiteren sind Mitarbeiter, gegebenenfalls der Arbeitgeber, der Pfarrer und Vereine, in denen der Verstorbene Mitglied war, zu informieren.

3.2. Versicherungen

Einige Institutionen, z.B. Versicherungen, müssen über den Todesfall informiert werden.

3.3. Todesanzeigen, Trauerbriefe, Danksagungen

Todesanzeigen werden in der Tageszeitung als Bekanntgabe des Todes veröffentlicht. Trauerbriefe werden an ausgewählte und dem Verstorbenen nahestehende Personen versendet.

4. Bestattungsinstitut beauftragen

In der Regel wird ein Bestattungsinstitut für die Überführung und die Organisation der Bestattung verständigt. Mit diesem wird dann das weitere Vorgehen abgesprochen.

5. Kosten und Finanzierung

Im Regelfall müssen die Angehörigen alle anfallenden Kosten bei einem Todesfall übernehmen. Bei Menschen, die bedürftig sind, die keine Angehörigen haben oder deren Angehörigen die Kosten nicht zugemutet werden können, übernimmt das Sozialamt die ☞ *Bestattungskosten.*

Organisatorisches nach dem Tod > Beurkundung und Sterbeurkunde

Das Wichtigste in Kürze

Ein Todesfall muss immer beim zuständigen Standesamt angezeigt werden. Die Beurkundung und die Ausstellung der Sterbeurkunde erfolgt dann durch das Standesamt. Die Sterbeurkunde ist Voraussetzung für die Bestattung.

1. Meldung des Sterbefalls

Die Meldung des Sterbefalls muss spätestens am ersten Werktag nach dem Sterbefall beim zuständigen Standesamt erfolgen. Stirbt ein Mensch zu Hause, im Heim, im Krankenhaus oder im Hospiz, erfolgt die Beurkundung immer beim Standesamt am Sterbeort. Stirbt ein Mensch im Krankenhaus, spricht man von einem Krankenhaussterbefall. Der Tod zu Hause, im Heim oder im Hospiz wird häuslicher Sterbefall genannt.
Wenn nicht klar ist, ob der Verstorbene eines natürlichen Todes gestorben ist, ob Fremdverschulden oder ein Suizid vorliegt, ermittelt immer die Kriminalpolizei. In diesem Fall spricht man von „Kriposterbefall".

2. Erforderliche Unterlagen für die Beurkundung

Der Anzeigende hat sich durch einen gültigen Personalausweis oder Reisepass auszuweisen. Je nach Sterbefall werden unterschiedliche Bescheinigungen für die Beurkundung benötigt.

Krankenhaussterbefall
- Sterbefallurkunde des Krankenhauses
- Vom Arzt ausgestellte Todesbescheinigung

Häuslicher Sterbefall
- Todesbescheinigung

Kriposterbefall
- Sterbefallanzeige der Kriminalpolizei
- Freigabeschein der Staatsanwaltschaft
- Todesbescheinigung

Welche weiteren Unterlagen für die Beurkundung des Sterbefalls notwendig sind, richtet sich nach dem Familienstand des Verstorbenen.

3. Kosten

Die Beurkundung des Sterbefalls ist kostenfrei.

4. Sterbeurkunde

Die Sterbeurkunde bescheinigt den Tod eines Menschen, den Ort und den Zeitpunkt des Todes. Erhältlich sind Sterbeurkunden beim Standesamt des Sterbeorts.

Sterbeurkunden werden benötigt für
- Einwohnermeldeamt
- Friedhofsamt
- Krankenkasse
- Rentenversicherungsträger
- Private Versicherungen

5. Kosten

Für die vom Standesamt ausgestellten Sterbeurkunden müssen die Angehörigen die Kosten tragen. Eine Sterbeurkunde kostet 10,- €.

Wer hilft weiter?

Standesamt

Organspende

(TPG)

Das Wichtigste in Kürze

Bei Organspenden wird streng darauf geachtet Missbrauch auszuschließen. Deshalb sind Transplantationen von lebenden Spendern stark reglementiert. In einem Organspendeausweis kann man eindeutig kundtun, ob man überhaupt Organe spenden will und, wenn ja, welche.

1. Transplantationsgesetz

Um bei Organspende und -transplantation jede Form von Missbrauch auszuschließen, wurde 1997 das Transplantationsgesetz (TPG) erlassen.

- Transplantationen lebenswichtiger Organe dürfen nur in dafür zugelassenen Transplantationszentren durchgeführt werden.
- Organentnahme, -vermittlung und -transplantation sind organisatorisch und personell voneinander zu trennen.
- Den Tod des Spenders müssen 2 erfahrene Ärzte nach dem Stand der Erkenntnisse der Wissenschaft unabhängig voneinander feststellen und das Ergebnis ihrer Untersuchungen schriftlich dokumentieren.
- Die Entscheidung, ob jemand seine Organe spenden will, sollte zu Lebzeiten schriftlich dokumentiert werden (Organspendeausweis). Kommt im Todesfall eine Organspende nach ärztlicher Beurteilung in Betracht, werden die nächsten Angehörigen befragt, ob sich der Verstorbene zu Lebzeiten zur Frage der Organspende schriftlich oder mündlich erklärt hat. Ist darüber nichts bekannt, werden diese gebeten in seinem Sinne zu entscheiden.
- Die Lebendspende eines sich nicht regenerierenden Organs, z.B. der Niere, ist nur zugunsten eines Verwandten ersten oder zweiten Grades, des Ehepartners, des Verlobten oder einer dem Spender nahestehenden Person möglich.

2. Kostenträger

Die Behandlung des Organspenders ist als Krankenversicherungsleistung anerkannt und wird von der Krankenkasse des Organempfängers getragen. Organspender sind in der gesetzlichen Unfallversicherung pflichtversichert. Gesundheitsschäden, die infolge einer Organspende auftreten, werden wie Arbeitsunfälle behandelt.

3. Organspendeausweis

Im Organspendeausweis kann man das Einverständnis zur Organentnahme generell erteilen oder es auf bestimmte Organe oder Gewebe einschränken. **Der Organspendeausweis wird an keiner offiziellen Stelle registriert und hinterlegt.**

Praxistipp

Es ist sinnvoll, Angehörigen oder Freunden die Entscheidung bezüglich einer Organspende mitzuteilen und den Organspendeausweis bei den Personalpapieren mit sich zu tragen, da in einer Unfallsituation zuerst dort nachgeschaut wird.

Wer hilft weiter?

- Die Bundeszentrale für gesundheitliche Aufklärung (BzgA) betreibt zusammen mit der Deutschen Stiftung für Organtransplantation ein kostenloses **Infotelefon**, das Fragen rund um Organspende und Transplantation beantwortet: 0800 9040400, Mo-Do, 9-18 Uhr und Fr 9-16 Uhr.
- Im **Internet** unter www.organspende-info.de gibt es neben ausführlichen Informationen auch einen Organspendeausweis zum online Ausfüllen oder zum Herunterladen. Ausweis und Infomaterial können auch bei der Bundeszentrale für gesundheitliche Aufklärung (BzgA), Ostmerheimer Str. 220, Telefon 0221 8992-0, Fax 0221 8992-300, E-Mail order@bzga.de bestellt werden.

Palliative Care

☞ *Palliativversorgung*

Palliativpflege durch Angehörige

Das Wichtigste in Kürze

Die Pflege spielt eine zentrale Rolle in der Versorgung von Palliativpatienten. Sie kann sowohl von professionellen Pflegekräften als auch teilweise oder ganz von Angehörigen übernommen werden. Angehörige brauchen hier aber in jedem Fall fachliche Anleitung und psychosoziale Unterstützung.

1. Psychosoziale Betreuung

Um Angehörige in dieser schweren Situation nicht zu überfordern, brauchen sie genauso Betreuung und Unterstützung wie der Patient selbst. Bei den Angehörigen können Schuldgefühle und Ängste entstehen, dass sie Erwartungen nicht erfüllen könnten. Auch Ängste vor dem körperlichen Zerfall des Patienten, vor Schmerzen, vor starken Emotionen und Reaktionen, vor Persönlichkeitsveränderungen und nicht zuletzt: Angst vor dem Tod müssen abgefangen und begleitet werden. Außerdem kann es zu physischer und psychischer Überlastung und zu Spannungen in der Familie der Pflegenden kommen.

2. Pflegeanleitung

Für die pflegerischen Maßnahmen müssen die pflegenden Angehörigen genau angeleitet werden, da sie Angst haben könnten, etwas „falsch" zu machen. Wenn der Patient damit einverstanden ist, brauchen sie eine genaue und vollständige Aufklärung über die Erkrankung und auch über die ständigen Veränderungen bis zur Sterbephase. Sie müssen von sich aus Bereitschaft zur Pflege zeigen. Sie sollten weiterhin die Zeit und Möglichkeit haben, ihre eigenen Bedürfnisse und bisherigen Rollen (Ehemann/Ehefrau, Mutter/Kind, Beruf) wahrzunehmen.

Wenn die Hilfe zur Pflege und Begleitung eines Palliativpatienten gewährt und die Vorgaben und Wünsche der Helfenden akzeptiert werden, kann die Begleitung eines Sterbenden in der Endphase für die Angehörigen zu einem Trost werden und eine Bereicherung darstellen. Die Pflegenden lernen ihre eigenen Grenzen kennen und bekommen eine Anregung, über den eigenen Tod und den Sinn des Lebens nachzudenken.

Gleichzeitig muss von professionellen Kräften überprüft werden, ob der Patient diese Hilfe von seinem Angehörigen möchte. Es kann zu veränderten Rollen zwischen den beiden kommen und es können so Konflikte entstehen, die zu einem Rückzug der Betroffenen führen oder zu offenen oder versteckten Aggressionen. Beides ist durch sorgfältige professionelle Begleitung möglichst zu verhindern.

3. Möglichkeiten zur pflegerischen Unterstützung

Für jede pflegerische Maßnahme gilt, dass der Angehörige genaue Anweisung von professionellen Kräften erfährt, wenn er sie benötigt. Er muss die Pflegetätigkeiten nur so weit ausüben, wie er sich selbst physisch und psychisch dazu in der Lage sieht. Professionelle Begleiter haben hier die schwierige Aufgabe, einerseits zu ermutigen, andererseits vor Selbstaufgabe oder Selbstüberschätzung zu schützen.

3.1. Lagerung/Mobilisation

Zunehmend eingeschränkte Mobilität und Bettlägerigkeit zeigen ein Fortschreiten der Erkrankung. Dies kann sowohl beim Patienten als auch bei den Angehörigen Ängste und Trauer auslösen. Der Hilfsbedürftige hat aber vielleicht ein größeres Vertrauensverhältnis zu seinen Angehörigen als zu Fremden. Er kann sich sicher und geborgen fühlen, der Angehörige wird gestärkt und es kann eine enge Bindung zwischen beiden entstehen. Mit Maßnahmen zur Lagerung und Mobilisierung kann Wundliegen vorgebeugt, die Atmung verbessert werden.

3.2. Körperwaschung

Die Körperwaschung ist je nach Bereich ein sehr intimer Vorgang, deswegen ist einfühlsames Vorgehen erforderlich. So weit der Patient noch in der Lage ist, sich selbst zu waschen, sollte man ihn dabei höchstens nach Wunsch unterstützen. Möglicherweise kennt der Angehörige bestimmte Vorlieben wie Duft von Seifen und Körpercremes, Weichheit von Waschlappen oder Handtüchern, spezielle Rituale, Rasurtechniken und Frisuren, die er dabei beachten kann. Durch die Waschung entsteht ein frisches Gefühl, der Patient wird wacher und angeregt, unangenehme Gerüche verschwinden oder werden weniger.

3.3. Mundpflege

Gerade die Mundpflege ist für die Angehörigen eine Möglichkeit, dem Sterbenden etwas „Gutes" zu tun. Der Mund ist eine ganz besondere Intimsphäre. Es kann für den Helfenden eine Überwindung bedeuten, er hat Angst davor oder empfindet eine Scheu, in den Mund vorzudringen. Er will auch keine zusätzlichen Schmerzen verursachen. Gleichzeitig kann es auch hier wieder für den Betroffenen angenehmer sein, sich von Nahestehenden helfen zu lassen. Dem Angehörigen können Vorlieben für Geschmack und Vorgehensweisen des Patienten bekannt sein. Eine gute Mundpflege gibt dem Patienten ein angenehmes Gefühl, der Mund ist nicht mehr trocken, Beläge werden weniger, Mundgeruch verbessert sich, schmerzhafte Stellen werden gelindert, der Geschmack verbessert sich und der Appetit kann so angeregt werden.

3.4. Hautpflege

Bei normaler Hautbeschaffenheit können je nach Vorliebe Öle, Cremes oder Lotionen verwendet werden. Leidet der Patient allerdings unter Juckreiz (Pruritus), muss je nach Ursache therapeutisch vorgegangen werden. Für Angehörige bedeutet Juckreiz, viel Verständnis für den Betroffenen aufzubringen. Juckreiz ist sehr unangenehm und kann in einen sich selbst verstärkenden Kreislauf münden: Der Patient beginnt sich zu kratzen, das Jucken verstärkt sich, er wird unruhiger und kratzt noch mehr. Der Helfende kann versuchen, den Patienten auf andere Gedanken zu bringen, ihn abzulenken. Kleidungsstücke aus Wolle können den Reiz verstärken. Nach Rücksprache mit dem Arzt können rückfettende Salben oder Öle zur Linderung eingerieben werden.

3.5. Ernährung

Essen ist wichtig: Wenn es uns schmeckt, fühlen wir uns wohl. Für den Angehörigen kann es deswegen sehr wichtig sein, den Patienten mit „Lieblingsmahlzeiten" zu versorgen. Der Pflegende möchte ihm dadurch eine Freude bereiten und ihn zum Essen ermuntern, was allerdings nicht immer gelingt.
Für Kranke bekommt die Nahrungsaufnahme oft einen anderen Stellenwert. Sie haben keinen Appetit mehr, der Geschmack verändert sich, sie haben häufig Symptome wie Übelkeit und Schmerzen. Es können Konflikte und emotionale Spannungen entstehen; beiden, Patient wie Pflegendem, wird das Fortschreiten der Krankheit dadurch bewusster. Der Helfende kann mit Hilflosigkeit reagieren, sich vielleicht selbst Vorwürfe machen, z.B. weil er selbst Hunger hat. Hier ist sehr wichtig, dass mit Hilfe von Pflegekräften oder Seelsorgern die Spannungen gelöst werden und dass gezeigt wird, dass dem Patienten andere Maßnahmen wie Pflege, Nähe, Gespräche wichtiger sind.
Falls der Patient aber Nahrung zu sich nehmen möchte, sollten die Angehörigen auf spezielle Wünsche, Geschmack und Konsistenz weitestmöglich eingehen und eventuell gemeinsam mit dem Patienten essen.

4. Möglichkeiten zur psychosozialen Unterstützung

Der Angehörige wird noch eine Vielzahl an weiteren Möglichkeiten finden, wie er dem Kranken in seiner letzten Phase beistehen kann. Er kann ihm vorlesen, mit ihm Musik hören, Gespräche führen, zuhören, einfach nur Dasein, ihn beruhigen oder aufmuntern. Entscheidend ist immer, was dem Patienten gut tut und was der Angehörige leisten kann.

Wer hilft weiter?

Oft wünschen sich Angehörige professionelle Unterstützung bei der Pflege und Betreuung des Sterbenden. ☞ *Ambulante Hospize* bieten praktische Hilfe, z.B. durch Nachtwachen, Sterbebegleitung sowie Trauerarbeit mit den Zurückbleibenden.

Adressen von ambulanten Hospizen:

- finden Sie ab Seite 206.
- finden Sie unter www.betanet.de, Bereich Adressen mit dem Suchwort „Hospiz".
- vermitteln die Deutsche Hospiz-Stiftung (Europaplatz 7, 44269 Dortmund, Telefon 0231 7380730, Fax 0231 7380731, www.hospize.de) und der Deutsche Hospiz- und PalliativVerband (www.hospiz.net).

Palliativstationen

Das Wichtigste in Kürze

Eine Palliativstation ist Teil eines Krankenhauses. Ihr Ziel ist, sowohl die körperlichen Beschwerden einer unheilbaren, fortgeschrittenen Erkrankung als auch die damit verbundenen psychosozialen Probleme zu lindern. Der Mensch soll so die Möglichkeit bekommen, den Rest seines Lebens in **bestmöglicher Lebensqualität** zu verbringen.
Maßgeblich für eine Palliativstation ist ein multiprofessionelles Team. Auch die Angehörigen werden so weit möglich mit eingebunden und betreut. In Deutschland gibt es derzeit ca. 190 Palliativstationen.

1. Aufgaben

Ziele der Behandlung sind das Lindern akut aufgetretener Schmerzen und anderer Symptome sowie die Rückkehr des Patienten in das häusliche Umfeld mit ausreichender Symptomkontrolle. Das multiprofessionelle Team hat die Aufgabe, Patienten und ihre Angehörigen ganzheitlich zu unterstützen. Um den ganzheitlichen Behandlungsansatz sicherzustellen, ist eine enge Kooperation aller Helfer notwendig. Angehörigen soll in den Palliativstationen die Möglichkeit eröffnet werden, den ganzen Tag bei dem kranken Menschen zu verweilen.
Gelingt es, die krankheits- und/oder therapiebedingten Beschwerden zu lindern und die Betreuungssituation zu stabilisieren, kann der Patient wieder entlassen werden.

2. Aufnahmekriterien

Menschen, die an einer inkurablen, weit fortgeschrittenen Erkrankung **und** unter Symptomen wie z.B. Schmerzen, Übelkeit und Atemnot leiden und deshalb einer Krankenhausbehandlung bedürfen, können in einer Palliativstation aufgenommen werden.
Das **Einverständnis** des Patienten ist erforderlich, er kennt und billigt das Konzept der palliativen Behandlung.
Eine Notfallaufnahme ist auf einer Palliativstation kaum möglich, dies erfolgt in der Regel in einem Akutkrankenhaus. Erstrebenswert ist jedoch, dass der schwer kranke Patient die Möglichkeit hat, vom Akuthaus in eine Palliativstation verlegt zu werden, um den erforderlichen Behandlungsplan zur Symptomkontrolle aufzustellen.
Vor Einweisung in eine Palliativstation sind die Gründe, die für oder gegen eine Einweisung sprechen, vom behandelnden Arzt abzuwägen.

2.1. Pro Einweisung

- Starke Schmerzen oder andere schwerwiegende Symptome wie Luftnot oder Angst.
- Nichtvorhandensein eines sozialen Umfelds.
- Angehörige können die Pflege nicht übernehmen.
- Wunsch nach medizinischer Betreuung.

2.2. Kontra Einweisung

- Verlassen der vertrauten Umgebung.
- Transport ist nicht möglich.
- Hoffnungen können geweckt werden.

3. Entlassung

Da der Aufenthalt in einer Palliativstation **nur begrenzt** erfolgen kann, ist schon frühzeitig zu überlegen, ob die spätere Entlassung nach Hause oder in eine stationäre Pflegeeinrichtung erfolgen soll. Auf Palliativstationen beträgt die durchschnittliche Verweildauer zwischen 10 und 12 Tagen. Wenn der Patient in das häusliche Umfeld entlassen werden soll, ist eine **gute Vorbereitung** notwendig. Dies umfasst folgende Bereiche:

- Medizinische Betreuung
- Pflegerische Betreuung
- ☞ *Pflegehilfsmittel*
- Umfeld des Patienten
- Finanzierung
- Wohnsituation des Patienten

Wenn eine Weiterversorgung zu Hause nicht möglich ist, gibt es die Möglichkeit, den Patienten in einer (teil-)stationären Pflegeeinrichtung aufzunehmen. Dies können sein:

- ☞ *Tagespflege/Nachtpflege*
- ☞ *Tageshospize*
- ☞ *Kurzzeitpflege*
- Pflegeheim (☞ *Vollstationäre Pflege*)
- Betreutes Wohnen
- ☞ *Stationäre Hospize*

Einen Überblick über alle Formen der Hospiz- und Palliativversorgung finden Sie unter ☞ *Sterbebegleitung*.

4. Finanzierung

Die Arbeit von Palliativstationen wird entweder als besondere Einrichtung nach VBE 2009 (Vereinbarung zur Bestimmung von Besonderen Einrichtungen für das Jahr 2009) mit Tagessätzen abgerechnet oder gemäß stationärer Leistungsabrechnung innerhalb des DRG-Systems (Diagnosis Related Groups) mit Fallpauschalen. In den Tagessätzen sind u.a. medizinische Behandlungsmaßnahmen, Pflege, psychosoziale Begleitung und Unterbringungskosten enthalten.

5. Zuzahlung

Patienten ab Vollendung des 18. Lebensjahres müssen für die vollstationäre Behandlung auf einer Palliativstation eine Zuzahlung von 10,- € pro Tag leisten. Diese Zuzahlung ist auf 28 Tage pro Kalenderjahr begrenzt.
Bereits im selben Jahr geleistete Zuzahlungen zu Krankenhaus- und Anschlussheilbehandlung werden angerechnet.
Der Aufnahme- und Entlassungstag zählen jeweils als ganzer Tag.
Weitere Kosten entstehen für den Patienten in der Regel nicht.

6. Mitarbeiter

Der Stellenschlüssel auf einer Palliativstation ist im Vergleich zu anderen Klinikstationen relativ hoch. Dies ist eine wesentliche Voraussetzung, um ausreichend Zeit für die Patienten und deren Angehörige zu haben. Die Mitarbeiter haben zumeist eine palliativmedizinische Zusatzqualifikation. Das Team besteht aus:

- Hauptamtlichem, palliativmedizinisch geschultem Arzt- und Pflegepersonal, das ausschließlich für die jeweilige Palliativstation zuständig ist.
- Sozialarbeitern.
- Seelsorgern.
- Psychologen.
- Therapeuten.
- Ehrenamtlichen Helfern.

Wer hilft weiter?

Adressen von Palliativstationen finden Sie
- ab Seite 235.
- sortiert nach Bundesländern auf der Internetseite der Deutschen Gesellschaft für Palliativmedizin, www.dgpalliativmedizin.de > Adressen > Palliativstationen.
- im „Wegweiser Hospiz und Palliativmedizin Deutschland 2008/09". Näheres unter www.wegweiser-hospiz-palliativmedizin.de.

Palliativversorgung

Das Wichtigste in Kürze

In der Palliativversorgung geht es um die umfassende Betreuung unheilbar Kranker. Das oberste Ziel ist die Linderung ihrer Beschwerden und die Steigerung ihrer Lebensqualität. Leitfaden sollte dabei immer der Wille des Patienten sein. Palliativversorgung hat deshalb nicht nur die Symptome im Auge, sondern kümmert sich ganzheitlich um die Bedürfnisse des Patienten.

1. Definition

Palliativ stammt von dem lateinischen Wort pallium ab und bedeutet mantelartiger Überwurf. Palliativversorgung bedeutet somit, dass der Betroffene umhüllt und beschützt werden soll.

Betroffene sind Patienten, die an einer unheilbaren, progredienten (fortschreitenden) Erkrankung in einem weit fortgeschrittenen Stadium leiden. Eine kurative Therapie ist nicht mehr möglich und die Lebenserwartung ist begrenzt. Es kann sich beim palliativen Patientenkreis um Patienten mit Krebserkrankungen, AIDS und neurologischen oder internistischen Erkrankungen handeln.

2. Ziel: Linderung

Palliativversorgung steht im Gegensatz zur kurativen Therapie nicht für Heilung der Erkrankung, sondern ihr Ziel ist es, die körperlichen Beschwerden einer unheilbaren, fortgeschrittenen Erkrankung und die damit verbundenen psycho-sozialen Probleme zu lindern.
Im Mittelpunkt der medizinischen Behandlung eines Palliativpatienten steht die **Symptomkontrolle**. Diese umfasst die Linderung von Schmerzen und Symptomen wie Übelkeit, Müdigkeit, Appetitlosigkeit und Luftnot. Bei der Behandlung von Palliativpatienten treten zumeist Nebenwirkungen auf, diese werden im Rahmen einer unterstützenden Therapie (Supportivtherapie) gemindert.
Bei der Behandlung von Palliativpatienten sollte der Grundsatz **Lebensqualität vor Lebensquantität** gelten.

3. Wünsche des Patienten beachten

Bei der Begleitung des Patienten stehen dessen Wünsche, Ziele sowie physischen, psychischen, sozialen und spirituellen Bedürfnisse im Vordergrund. Dies kann z.B. sein:
- Zu Hause sterben
- Letzte Angelegenheiten regeln können
- Schmerzfrei sein
- Anwesenheit von Angehörigen und Freunden
- Allein sein
- Gebete sprechen

4. Haltung in der Palliativbetreuung

Palliativbetreuung erfordert:
- **Multiprofessionelle und interprofessionelle Zusammenarbeit** (u.a. Ärzte, Pflegekräfte, Ehrenamtliche, Seelsorger, Sozialarbeiter sowie Institutionen wie Krankenhäuser, Palliativstationen, Sozialstationen).
  Individuelle Betreuung des Patienten und der Angehörigen bis zum Tod und in der Trauerphase durch das multiprofessionelle Team.
- **Schaffung von Vertrauen**: Offener und ehrlicher Umgang im Team und mit dem Palliativpatienten und dessen Angehöri-

gen. Insbesondere ein offener Umgang mit dem Thema Sterben und Tod ist sinnvoll und wünschenswert. Der Patient soll sich sicher, geborgen und ernst genommen fühlen.

- **Ganzheitlicher Ansatz**: Die Palliativbetreuer konzentrieren sich auf den ganzen Menschen und nicht nur auf die Erkrankung. Berücksichtigt werden soziale, psychische, spirituelle und physische Bedürfnisse des Menschen.
- **Förderung der Lebensqualität, Ablehnung von aktiver Sterbehilfe, Akzeptanz des Todes** als Teil des Lebens. Es soll weder das Sterben beschleunigt noch der Tod verschoben werden.
- **Schmerz- und Symptomkontrolle und Pflege** durch spezialisierte ärztliche und pflegerische Fachkräfte.
- **Respekt und Achtung der Selbstbestimmung und Autonomie** des Patienten. Die Würde des einzelnen Menschen wird geachtet.

Sterben in Würde
Die Bundesärztekammer bietet die Broschüre „Sterben in Würde - Grundsätze und Empfehlungen für Ärztinnen und Ärzte" an. Diese kann unter www.baek.de > Medizin und Ethik > Sterbebegleitung heruntergeladen werden.

5. Die drei Phasen der Palliativbehandlung

1. **Rehabilitationsphase**
   Das Ziel der Rehabilitationsphase in der Palliativmedizin ist, dass der Patient ein aktiveres Leben führen kann und durch eine gute Symptomkontrolle bestmögliche Mobilität wiedererlangt. Des Weiteren soll die Verrichtung kleiner alltäglicher Dinge zur Verbesserung der Lebensqualität ermöglicht werden. Diese Phase umfasst meist die letzten Monate des Lebens, manchmal sogar Jahre.
2. **Terminalphase**
   Die Terminalphase ist die Vorstufe der Sterbephase und kann oft mehrere Wochen oder Monate umfassen. Bezeichnend für diese Phase ist, dass die Aktivität des Menschen durch die unheilbare Erkrankung deutlich beeinträchtigt ist. Die Betreuung und Begleitung des erkrankten Menschen und seiner Angehörigen spielt eine wichtige Rolle.
3. **Sterbephase/Finalphase**
   Die Sterbephase umfasst zumeist die letzten Stunden oder auch Tage des Lebens. Dabei steht stets im Vordergrund, dass der kranke Mensch auf seinem letzten Weg begleitet wird und in Würde sterben kann. Aber auch die Angehörigen sollen in dieser schweren Phase Trost und Unterstützung erfahren. In der Sterbephase erhält die Begleitung des kranken Menschen einen hohen Stellenwert.

Parenterale Ernährung

(§ 31 SGB V)

Das Wichtigste in Kürze

Parenterale Ernährung ist eine Art der künstlichen Ernährung, bei der dem Patienten alle wichtigen Nährstoffe über Infusionen direkt in den Blutkreislauf verabreicht werden. Je nach gesundheitlichem Zustand des Patienten können die Infusionen individuell zusammengesetzt sein.
Parenterale Ernährung kann auch zu Hause durchgeführt werden. Die Verabreichung findet durch einen Pflegedienst, nach Schulung durch den Patienten selbst oder einen Angehörigen statt.

1. Applikationssysteme

Zentralvenöser Venenkatheder
Da hochkalorische Lösungen höher konzentriert sind als Blut, müssen sie über einen zentralvenösen Venenkatheter (ZVK) zugeführt werden. Der ZVK ist ein dünner Katheter, der über große Venen eingeführt wird und dessen Ende in der oberen oder unteren Hohlvene direkt vor dem rechten Vorhof des

Herzens liegt. Zugangswege sind gerne die innere Halsvene (Vena jugularis interna), die Schlüsselbeinvene (Vena subclavia) oder über den Arm (Vena basilica). Da der Katheter aus der Haut herausschaut, besteht ein erhöhtes Infektionsrisiko, deswegen muss er meist nach wenigen Wochen entfernt werden.

Venenverweilkanülen
Venenverweilkanülen führen in Armvenen oft schon nach kurzer Zeit zu Entzündungen. Die Folgen sind Rötungen und schmerzhaftes Brennen. Da auch die Inhaltsstoffe der Infusionen und Ernährungslösungen zu Reizungen führen, sollte maximal halbkalorische Ernährung über Venenverweilkanülen (Braunkanülen) verabreicht werden.

Intravenöser Port
Eine langfristige, dauerhafte Möglichkeit für einen zentralvenösen Zugang ist ein intravenöser Port. Der Port wird bei einem kleinen chirurgischen Eingriff meist im oberen Brustwandbereich direkt unter die Haut eingepflanzt. Er ist von außen nicht sichtbar. Zur Infusionsgabe wird er mit einer speziellen Nadel punktiert, es können alle Arten von Infusionen und Medikamenten über ihn verabreicht werden. Während eines Klinikaufenthaltes kann die Kanüle dauerhaft verbleiben. Die Haut über dem Port sollte auf Rötungen und Schwellungen untersucht werden, ansonsten braucht auf den Port keinerlei Rücksicht genommen werden.
Risiken sind: Er kann in dem Gefäß, in dem er liegt, Thrombosen verursachen und es können sich Bakterien ansiedeln und zu Entzündungen führen. Wenn eine Therapie mit Antibiotika keinen Erfolg bringt, muss der Port entfernt oder gewechselt werden.

2. Verordnungsfähigkeit

Parenterale Ernährung ist dann notwendig und wird vom behandelnden Arzt verordnet, wenn eine normale Nahrungs- und Flüssigkeitsaufnahme oder ☞ *enterale Ernährung* über Sonde nicht mehr möglich sind.

3. Zuzahlung

Die Zuzahlung für den Patienten richtet sich danach, ob es sich um ein Fertigarzneimittel oder ein Rezepturarzneimittel handelt.

- Für Fertigarzneimittel beträgt die Zuzahlung pro Originalpackung 10 % des Abgabepreises, mindestens jedoch 5,- €, maximal 10,- €.
- Für Rezepturarzneimittel richtet sich die Zuzahlung nach dem Gesamtwert der Verordnungszeile und beträgt 10 % des Abgabepreises, mindestens jedoch 5,- €, maximal 10,- €.

Die für die parenterale Ernährung notwendigen ☞ *Hilfsmittel* wie z.B. Applikationshilfen, Infusions- und Tischständer, Spritzen, Kanülen und Überleitsysteme fallen unter die Regelungen der Zuzahlung bei nicht zum Verbrauch bestimmten Hilfsmitteln, Details unter ☞ *Zuzahlungen Krankenversicherung.*

Patientenverfügung

Das Wichtigste in Kürze

Eine Patientenverfügung ist eine vorsorgliche Erklärung, in der ein Mensch regelt, wie er im Falle lebensbedrohlicher Krankheitssituationen behandelt oder nicht behandelt werden möchte, wenn er sich selbst dazu nicht mehr äußern kann. Eine Patientenverfügung sollte unbedingt in Zusammenarbeit mit einem Arzt verfasst werden, um ihr eine medizinisch fachkundige Basis zu geben.

1. Grundsätzliches

Die Patientenverfügung ist eine vorsorgliche Erklärung für schwerste, lebensbedrohliche Krankheitssituationen oder die letzte Lebensphase, die die vom Verfasser gewünschte Pflege und ärztliche Behandlung bzw. Nichtbehandlung möglichst genau für Situationen benennt, in denen er sich selbst nicht mehr dazu äußern kann. Mit einer Patientenverfügung kann man beispielsweise Regelungen für den Fall der Pflegebedürftigkeit, Wünsche für die Sterbephase oder die Schmerztherapie festlegen.

Eine Patientenverfügung kann die **„Garantiepflicht"** des Arztes aufheben, Leben zu erhalten oder zu retten. Im Fall einer Bewusstlosigkeit ist der Arzt verpflichtet, den „mutmaßlichen Willen" des Patienten zu ermitteln. Dabei ist ihm eine schriftlich niedergelegte Patientenverfügung eine große Hilfe. Hinweise für Ärzte bietet die Bundesärztekammer in der Broschüre „Sterben in Würde - Grundsätze und Empfehlungen für Ärztinnen und Ärzte", Download unter www.baek.de > Medizin und Ethik > Sterbebegleitung.

2. Sterbebegleitung - Sterbehilfe

Eine Patientenverfügung bezieht sich auf den **Bereich der passiven Sterbebegleitung und der Schwerstkrankenpflege**. Sie muss vom Arzt beachtet werden, da er ansonsten der Körperverletzung bezichtigt werden kann. Verbindlich ist allerdings nur, was rechtlich erlaubt ist, das heißt: Der Wunsch nach aktiver/direkter Sterbehilfe darf nicht erfüllt werden. Die Patientenverfügung kann verbindlich nur Wünsche zu Sterbebegleitung, Schwerstkrankenpflege und passiver bzw. indirekter Sterbehilfe enthalten.
Details zur ☞ *Sterbehilfe*.

3. Bindungswirkung

Die Bindungswirkung einer Patientenverfügung für den Arzt ist dann am höchsten, wenn:

- der **Wille** des Verfassers bezüglich ärztlicher Maßnahmen **eindeutig** und sicher nachvollzogen werden kann
  und
- eindeutig daraus hervorgeht, dass der Verfasser bei der Niederschrift im **Vollbesitz** seiner **geistigen Kräfte** und damit einwilligungsfähig war,
  und
- die **Aktualität** durch Unterschriften von Verfasser und dem die Einwilligungsfähigkeit bezeugenden Arzt nicht länger als 2 Jahre (besser 1 Jahr) gesichert ist.

Damit die gewünschten ärztlichen Maßnahmen in der Patientenverfügung auch wirklich eindeutig beschrieben sind, ist es empfehlenswert, ausführliche Gespräche mit Ärzten und/oder Intensiv- oder Palliativfachkräften insbesondere in Bezug auf eigene evtl. bereits bekannte Erkrankungen, ihre Folgen und ihre Behandlung bzw. Nichtbehandlung zu führen.
Um den Willen des Verfassers nachvollziehen zu können, ist es hilfreich, wenn persönliche Wertvorstellungen und möglicherweise anstehende Behandlungsfragen in der Patientenverfügung möglichst konkret beschrieben sind.

3.1. Bindungswirkung gerichtlich bestätigt

Die Bindungswirkung einer Patientenverfügung wurde durch einen Beschluss des Bundesgerichtshofs vom 17.3.2003 (Az.: XII ZB 2/03) bestätigt, wonach dem Selbstbestimmungsrecht des Patienten Vorrang einzuräumen ist und lebenserhaltende oder -verlängernde Maßnahmen zu unterbleiben haben, wenn dies dem Patientenwillen in einer Patientenverfügung entspricht.

3.2. Grundsätze der Bundesärztekammer zur ärztlichen Sterbebegleitung

Bei einwilligungsfähigen Patienten ist die in einer Patientenverfügung zum Ausdruck gebrachte Ablehnung einer Behandlung für den Arzt bindend, sofern die Situation derjenigen entspricht, die der Patient in der Verfügung beschrieben hat und keine Anhaltspunkte für eine nachträgliche Willensänderung erkennbar sind. Liegt weder vom Patienten noch von dessen Bevollmächtigtem oder Betreuer eine bindende Erklärung vor, muss der Arzt den mutmaßlichen Willen des Patienten ermitteln. Anhaltspunkte hierfür können neben früheren Äußerungen sei-

P

ne Lebenseinstellung, seine religiöse Überzeugung, seine Haltung zu Schmerzen und zu schweren Schäden in der ihm verbleibenden Lebenszeit sein (Download unter www.baek.de > Medizin und Ethik > Sterbebegleitung).

4. Inhalte

Eine Patientenverfügung beinhaltet die **genaue, detaillierte und persönlich begründete Aufzählung** von spezifischen Behandlungs- und Pflegewünschen bzw. deren Verzichtswunsch.
Pauschalformulierungen ohne klaren Aussagewert brauchen vom Arzt nicht beachtet zu werden, z.B.: „Ich möchte keine ärztlichen Maßnahmen, die mein Leiden und Sterben verlängern ..." Dies kann zwar einleitend formuliert werden, muss jedoch dann konkretisiert werden. Folgende Situationen sollten genau beschrieben sein:

- Formen einer eventuellen Intensivtherapie.
- Wann soll bzw. soll nicht reanimiert werden?
- Wann soll eine bzw. keine Schmerztherapie durchgeführt werden? Welche Folgen werden in Kauf genommen, welche nicht?
- Wann ist eine bzw. keine künstliche Beatmung gewünscht?
- Wann ist eine bzw. keine Krankenhauseinweisung erwünscht?
- Wann ist eine bzw. keine künstliche Ernährung (hier auch die Form aufschreiben) gewünscht?
- Ist eine verminderte Flüssigkeitszufuhr und entsprechende Mundpflege zur Vermeidung von Durstgefühl gewünscht?
- Ist die Linderung von Übelkeit, Erbrechen erwünscht?
- Ist die Linderung von Angst- und Unruhezuständen gewünscht?
- Wie soll die Sterbebegleitung genau aussehen?
- Wer wird bzw. wird nicht als seelsorgerischer und/oder persönlicher Beistand gewünscht?
- Wünsche bezüglich der Behandlung als Wachkomapatient.
- Eventuell Organspendewunsch und die Festlegung, ob eines der derzeit spendbaren Organe gespendet werden soll oder nicht.

Praxistipps

- Die Patientenverfügung kann mündlich und schriftlich erteilt werden.
- Um Zweifel an der Einwilligungsfähigkeit des Verfassers auszuschließen, wird **dringend die schriftliche** Form angeraten.
- **Handschriftlichkeit** ist nicht nötig, hier ist jedoch die Fälschungsgefahr am geringsten. Wichtig ist die gute Lesbarkeit.
- **Vordrucke** müssen sehr genau überprüft und auf die individuelle Situation abgewandelt werden. Sie sind z.B. beim Vormundschaftsgericht vor Ort zu erhalten.
- **Ort, Datum und eigenhändige Unterschrift** sind immer erforderlich.
- Um einer juristischen Anfechtung des Patientenwillens vorzubeugen, ist es dringend empfehlenswert, dass ein **Arzt** die unzweifelhafte Geschäftsfähigkeit des Verfassers der Patientenverfügung mit Unterschrift und Datum bestätigt.
- Um die **Aktualität** zu wahren, müssen die Unterschriften des Verfassers und des Arztes spätestens alle 2 Jahre (besser jährlich) mit Ort, Datum und der Bestätigung der Geschäftsfähigkeit des Verfassers erneuert werden.
  Diese Aktualisierung muss konsequent durchgehalten werden. Wenn z.B. eine Aktualisierung drei Mal erfolgte und dann über Jahre nicht mehr, könnte die Gültigkeit der Patientenverfügung angezweifelt werden.
- **Ergänzungen und Streichungen** müssen ebenfalls mit Ort, Datum und Unterschrift dokumentiert werden.
- Im Anhang kann auch eine **Beerdigungs- bzw. Bestattungsverfügung** mit den entsprechenden Wünschen beigefügt werden.
- Die Patientenverfügung ist **nur im Original gültig** und **muss im Bedarfsfall rasch zur Verfügung stehen.**
- Die Patientenverfügung sollte **an mehrere Vertrauenspersonen gegeben** werden,

mit einer Liste, an wen sie vergeben wurde und wer im Bedarfsfall die Wünsche des Verfassers nachhaltig vertreten soll.
- Die Patientenverfügung kann auch bei Banken, dem Amts- oder Vormundschaftsgericht, Notaren oder Rechtsanwälten hinterlegt werden.
- Es ist ratsam, eine **Kopie** der aktuellen Version **bei sich selbst** oder an einem leicht zugänglichen Ort aufzubewahren, mit dem Hinweis, wo sich das Original befindet.
- Zweckmäßig ist ein Hinweiskärtchen im Geldbeutel mit dem Vermerk, dass eine Patientenverfügung verfasst wurde und wo sich diese befindet.

5. Notarielle Beglaubigung

Eine notarielle **Beglaubigung** der Patientenverfügung kann zweckmäßig sein, da hierdurch bestätigt wird, dass der Verfasser seine Unterschrift auch tatsächlich eigenhändig geleistet hat. Dies ist insbesondere dann zu empfehlen, wenn die Verfügung aufgrund von (bestehenden oder sich anbahnenden) körperlichen oder geistigen Einschränkungen erstellt wird.

5.1. Notarkosten

Die notarielle Beglaubigung der Unterschrift kostet Gebühren in Höhe von 10,- bis maximal 130,- € (zzgl. Mehrwertsteuer) (§ 45 KostO).

5.2. Beurkundung

Eine notarielle **Beurkundung** ist prinzipiell nicht nötig. Allerdings ist zu bedenken, dass die Einholung eines rechtskundigen Rats von Vorteil ist, da der Notar - im Unterschied zur Beglaubigung - auch über Inhalt und Reichweite der Patientenverfügung aufklärt und die Geschäftsfähigkeit des Unterzeichnenden notariell bestätigt.

6. Vorsorgeregister

Beim **Zentralen Vorsorgeregister** der Bundesnotarkammer können die Kenndaten einer ☞ *Vorsorgevollmacht* (z.B. Name und Adresse des Vollmachtgebers und des Bevollmächtigten) und **ergänzend** dazu auch der Hinweis auf das Bestehen einer Patientenverfügung registriert werden. Beim Vorsorgeregister werden **keine** Inhalte hinterlegt.

Informationen zum Zentralen Vorsorgeregister unter www.vorsorgeregister.de.

Anschrift: Bundesnotarkammer, Zentrales Vorsorgeregister, Kronenstr. 42, 10117 Berlin, Telefon 01805 355050 (14 Ct./Min.). www.zvr-online.de, E-Mail info@vorsorgeregister.de.

Die Daten zur Registrierung können online oder per Post übermittelt werden. Je nach Art der Übermittlung und Umfang **kostet** die Registrierung etwa 13,- € bis 20,- €.

Wer hilft weiter?

Patienten können sich, um ihre individuelle Patientenverfügung zu verfassen, an ihren Arzt oder eine Palliativfachkraft wenden und sich beraten lassen. Palliativfachkräfte arbeiten z.B. in allen Einrichtungen, die ☞ *Sterbebegleitung* anbieten.

Informationen geben Amts- und Vormundschaftsgerichte, Rechtsanwälte und Notare sowie das Schmerz- und Hospiztelefon der Deutschen Hospiz-Stiftung unter Telefon 0231 738073-0 oder 030 2844484-0 oder 089 202081-0.

Patientenvorsorge

Das Wichtigste in Kürze

Im Rahmen der Patientenvorsorge können Menschen regeln, wie in wichtigen Lebensbereichen für sie entschieden werden soll und welche medizinischen Maßnahmen gewünscht sind, falls sie sich selbst nicht mehr dazu äußern können. Dafür gibt es 3 verschiedene schriftliche Erklärungen:

P

- Patientenverfügung
- Betreuungsverfügung
- Vorsorgevollmacht

1. Grundsätzliches

Für Zeiten, in denen durch Unfall oder Erkrankung die körperlichen, geistigen und/ oder psychischen Fähigkeiten verloren gehen und man die eigenen Angelegenheiten nicht mehr oder nicht mehr in vollem Umfang regeln kann, kann man seine persönlichen Wünsche und Vorstellungen schriftlich niederlegen, um einer „Fremdbestimmung" durch andere vorzubeugen.
Die Nutzung der Vorsorgemöglichkeiten bedeutet ein (vorbereitetes) selbstbestimmtes Leben auch in Zeiten, in denen ein eigenverantwortliches Überlegen, Entscheiden und Handeln nicht mehr möglich ist. Der Vorsorgende stellt sicher, dass u.a. in den Bereichen Gesundheitsfürsorge und -vorsorge, Finanzen und Vermögen, Aufenthaltsort und Vertretung bei Ämtern und Behörden seinen Wünschen entsprechend gehandelt wird, so weit sie für den Bevollmächtigten bzw. Betreuer erfüllbar sind.

Patientenvorsorge treffen kann man ab dem 18. Geburtstag. Vorher haben die Eltern das Sorgerecht.
Angehörige von volljährigen Personen können nur rechtsverbindliche Erklärungen abgeben oder Entscheidungen treffen, wenn sie dafür bevollmächtigt oder als gerichtlich bestellte Betreuer eingesetzt sind. Das gilt auch für nahe Angehörige wie Geschwister, Eltern oder Ehepartner.

2. Vorsorgemöglichkeiten

- ☞ *Vorsorgevollmacht*
  Diese Form ist sinnvoll, wenn man für den Fall der eigenen Hilflosigkeit eine Vertretung wünscht und eine absolut vertrauenswürdige Person kennt, die diese Vertretung übernehmen möchte. Das kann sich auf einzelne oder alle Bereiche des Lebens beziehen.
- ☞ *Betreuungsverfügung*
  Dies ist eine schriftliche Willensäußerung, die dem Vormundschaftsgericht vorschlägt, wer im Falle einer ☞ *Betreuung* die persönlichen Angelegenheiten übernehmen soll oder auf keinen Fall übernehmen sollte. Betreuer werden vom Vormundschaftsgericht kontrolliert.
- ☞ *Patientenverfügung*
  Damit legt man schriftlich fest (ohne Einschaltung eines fremden Entscheiders), wie in bestimmten medizinischen Situationen die Behandlung in der letzten Lebensphase erfolgen soll. Das kann, wenn gewünscht, auch den Hinweis auf eine ☞ *Organspende* einschließen.

2.1. Testament

Ein ☞ *Testament* wird immer erst nach dem Tod wirksam, deshalb ist es nicht zur Patientenvorsorge geeignet.

3. Geltungsdauer und Missbrauch

Grundsätzlich kann der Ersteller alle Formen der Patientenvorsorge jederzeit widerrufen oder abändern. Das sollte auf alle Fälle den entsprechenden Personen bzw. Institutionen mitgeteilt werden.
Macht die bevollmächtigte Person absprachewidrig oder vorzeitig von der Vollmacht Gebrauch, kann die Vollmacht sofort widerrufen und eventuell Schadensersatz verlangt werden.
Mit dem **Tod** des Vollmachtgebers erlischt dessen Vollmacht nicht grundsätzlich. Um sicherzustellen, dass eine Vollmacht in jedem Fall auch über den Tod hinaus gilt, sollte dies gesondert in der Vollmacht aufgenommen werden.

4. Krankheitssituationen

Wer sich Gedanken über eine Patientenvorsorge macht und welche Dinge er darin regeln will, braucht ein Vorstellungsvermögen davon, wie Krankheitssituationen aussehen können, in denen eine Vollmacht oder Verfügung in Kraft tritt. Nachfolgend einige Beispiele:

- **Schwerer Unfall**
  Ein Unfallopfer erleidet z.B. ein Schädel-Hirn-Trauma und liegt wochenlang im Koma. Was passiert in dieser Zeit mit Wohnung, Vermögen, Rechnungen, Arbeitsplatz? Wie lange will er von der Apparatemedizin am Leben erhalten werden?
- **Schlaganfall**
  Bei einem Schlaganfall werden Teile des Gehirns zeitweise nicht durchblutet. Je länger dies dauert und je mehr Gehirnregionen betroffen sind, desto einschneidender können die Folgen sein, z.B. Halbseitenlähmung, Sprachverlust oder schwerste Pflegebedürftigkeit. Der Patient erkennt z.B. nicht mehr alle Menschen und es ist unklar, wie weit sein Urteilsvermögen und seine Wahrnehmung noch funktionieren. Er muss gefüttert, gewickelt und gewaschen werden. Wer soll und kann diese Belastung tragen? Wer entscheidet über seine Angelegenheiten?
- **Demenz aufgrund Alzheimer-Krankheit**
  Demenz bedeutet den allmählichen Verlust geistiger Fähigkeiten, vor allem des Gedächtnisses, des Denkens und der Orientierung. Das führt oft zu Persönlichkeitsveränderungen, zu irrationalen und folgenschweren Entscheidungen. Freunde wenden sich ab, Angehörige sind überfordert und/oder verzweifelt. Wer betreut den Patienten dann? Wie soll in seinem Sinn entschieden werden - gemessen an dem, was ihm zu gesunden Zeiten wichtig war?
- **Krebs mit aussichtsloser Prognose**
  Dank verbesserter Therapien können selbst sterbenskranke Krebspatienten noch lange leben. Doch was ist Betroffenen dann wichtig? Möglichst schmerzfrei zu sein? Dem Leben möglichst viele Tage abzuringen? Möglichst wach am Leben teilzunehmen? Möglichst wenig Leidenstage am Lebensende zu haben?
- **Psychische Erkrankung**
  Eine Schizophrenie z.B. kann dazu führen, dass ein Betroffener „aus heiterem Himmel" ein völlig verändertes Verhalten zeigt, das von völliger Handlungsunfähigkeit bis zu überzogener Aktivität reicht. Dies kann phasenweise stattfinden, bis hin zur stationären Aufnahme in entsprechenden Spezialkliniken. Wie soll dann mit dem Patienten umgegangen werden?

5. Zentrales Vorsorgeregister

Die Kenndaten einer ☞ *Vorsorgevollmacht* (z.B. Name und Adresse des Vollmachtgebers und des Bevollmächtigten) können beim **Zentralen Vorsorgeregister** der Bundesnotarkammer registriert werden. Das Zentrale Vorsorgeregister hilft den Gerichten beim Auffinden von Vorsorgevollmachten. Die Vormundschaftsgerichte können vor Anordnung einer Betreuung klären, ob es eine Vorsorgevollmacht gibt.

Praxistipp

☞ *Betreuungsverfügung* und/oder ☞ *Patientenverfügung* können beim Vorsorgeregister nur ergänzend zu einer Vorsorgevollmacht registriert werden.
Beim Vorsorgeregister werden **keine** Inhalte hinterlegt.

Informationen zum Zentralen Vorsorgeregister unter www.vorsorgeregister.de.
Anschrift: Bundesnotarkammer, Zentrales Vorsorgeregister, Kronenstr. 42, 10117 Berlin, Telefon 01805 355050 (14 Ct./Min.), www.zvr-online.de, E-Mail info@vorsorgeregister.de.
Die Daten der Vorsorgevollmacht können online oder per Post übermittelt werden. Je nach Art der Übermittlung und Umfang **kostet** die Registrierung etwa 13,- € bis 20,- €.

Wer hilft weiter?

- Informationen geben Amts- und Vormundschaftsgerichte, Rechtsanwälte und Notare sowie das Schmerz- und Hospiztelefon der Deutschen Hospiz-Stiftung unter Telefon 0231 7380730 oder 030 2844484-0 oder 089 202081-0.
- Hinweise für Ärzte bietet die Bundesärztekammer in der Broschüre „Sterben in

Würde - Grundsätze und Empfehlungen für Ärztinnen und Ärzte", Download unter www.baek.de > Medizin und Ethik > Sterbebegleitung.

Pflegebedürftigkeit

(§ 14 SGB XI)

Das Wichtigste in Kürze

Eine von der Pflegekasse festgestellte Pflegebedürftigkeit ist die Hauptvoraussetzung für Leistungen der Pflegekasse. Pflegebedürftig ist, wer bei Körperpflege, Ernährung, Mobilität und hauswirtschaftlicher Versorgung wegen Krankheit oder Behinderung für mindestens 6 Monate erheblicher Hilfe bedarf. Hilfe heißt, dass Pflegepersonen Tätigkeiten übernehmen oder dass sie den Pflegebedürftigen unterstützen, anleiten oder beaufsichtigen müssen. Bei der Feststellung der Pflegebedürftigkeit stützt sich die Pflegekasse auf ein Gutachten des MDK.

1. Definition Pflegebedürftigkeit

Pflegebedürftig ist, wer wegen einer körperlichen, geistigen oder seelischen **Krankheit oder Behinderung** für die **gewöhnlichen und regelmäßig wiederkehrenden Verrichtungen** im Ablauf des täglichen Lebens auf Dauer, voraussichtlich für mindestens 6 Monate, in erheblichem oder höherem Maße der **Hilfe** bedarf. Die Schwere der Pflegebedürftigkeit wird in ☞ *Pflegestufen* eingeteilt.

Für eine vorübergehende Pflegebedürftigkeit unter 6 Monaten kommt unter Umständen die gesetzliche Krankenversicherung auf. Näheres zu ☞ *Häusliche Krankenpflege*

1.1. Krankheit, Behinderung

Krankheiten oder Behinderungen sind:

- Verluste, Lähmungen oder andere Funktionsstörungen am Stütz- und Bewegungsapparat
- Funktionsstörungen der inneren Organe oder der Sinnesorgane
- Funktionsstörungen des zentralen Nervensystems, wie Antriebs-, Gedächtnis- oder Orientierungsstörungen sowie endogene Psychosen, Neurosen oder geistige Behinderungen

1.2. Gewöhnliche und wiederkehrende Verrichtungen

Gewöhnliche und wiederkehrende Verrichtungen im Ablauf des täglichen Lebens sind:

- **Körperpflege**: Waschen, Duschen, Baden, Zahnpflege, Kämmen, Rasieren, Darm- oder Blasenentleerung
- **Ernährung:** mundgerechte Zubereitung oder Aufnahme der Nahrung
- **Mobilität:** selbstständiges Aufstehen und Zubettgehen, An- und Auskleiden, Gehen, Stehen, Treppensteigen oder Verlassen und Wiederaufsuchen der Wohnung
- **hauswirtschaftliche Versorgung:** Einkaufen, Kochen, Reinigen der Wohnung, Spülen, Wechseln und Waschen der Wäsche und Kleidung, Heizen

1.3. Hilfe

Hilfe bedeutet Unterstützung, Übernahme und Anleitung bzw. Beaufsichtung.

1.3.1. Unterstützung

Unterstützung bedeutet, dass der Pflegebedürftige grundsätzlich zur selbstständigen Erledigung einer Verrichtung in der Lage ist, jedoch zur Vorbereitung, Durchführung oder Nachbereitung ergänzende Hilfeleistungen der Pflegeperson benötigt.

Beispiel: Infolge einer teilweisen Lähmung muss die Hand des rechten Arms zum Kämmen von einer anderen Person geführt werden.

1.3.2. Übernahme

Teilweise Übernahme bedeutet, dass Hilfe bei einer teilweise selbstständig erledigten Verrichtung benötigt wird.

Vollständige Übernahme bedeutet, dass die

Pflegeperson die Verrichtung notwendigerweise selbst ausführt, da der Pflegebedürftige diese nicht selbst ausführen kann.

1.3.3. Anleitung, Beaufsichtigung

Anleitung oder Beaufsichtigung haben zum Ziel, dass die täglichen Verrichtungen in sinnvoller Weise vom Pflegebedürftigen selbst durchgeführt werden.

Anleitung bedeutet, dass die Pflegeperson bei einer konkreten Verrichtung den Ablauf der einzelnen Handlungsschritte oder den ganzen Handlungsablauf lenken oder demonstrieren muss.

Beispiel: Die Pflegeperson muss beim Waschen den Ablauf der einzelnen Handlungsabschnitte lenken oder demonstrieren.

Bei der **Beaufsichtigung** steht zum einen die Sicherheit beim konkreten Handlungsablauf der Verrichtung (Eigen- oder Fremdgefährdung) im Vordergrund (z.B. beim Rasieren, wenn durch unsachgemäße Benutzung des Rasierapparates eine Selbstgefährdung gegeben ist), zum anderen die Kontrolle darüber, ob die betreffenden Verrichtungen in der erforderlichen Art und Weise durchgeführt werden.

Beispiel: Die Beaufsichtigung eines Demenzkranken, der nur unter Anweisung seine Zähne putzen kann, zählt zum Hilfebedarf des Pflegebedürftigen.

Eine **allgemeine** Beaufsichtigung, die über die Sicherung der Verrichtungen (auch zur Vermeidung von Eigen- und Fremdgefährdung bei diesen) hinausgeht, bleibt für die Pflegebedürftigkeit unberücksichtigt.

1.3.4. Begutachtung dementer, geistig behinderter oder psychisch kranker Menschen

Die **Anleitung** zu Verrichtungen der Körperpflege, Nahrungsaufnahme, Mobilität und hauswirtschaftlicher Versorgung erfordert unter Umständen mehr Zeit, als wenn eine Pflegekraft die Verrichtungen selbst übernähme. In diesen Fällen können zusätzliche Zeitbedarfe als Mehraufwand angerechnet werden. Angehörige und Pflegekräfte sollten beim Begutachtungstermin darauf aufmerksam machen.

2. Prüfung der Pflegebedürftigkeit

Die Pflegekasse beauftragt den Medizinischen Dienst der Krankenversicherung (☞ *MDK*) mit der Prüfung der Pflegebedürftigkeit. Die Pflegebedürftigkeit bestimmt die ☞ *Pflegestufe*, die dann von der Pflegekasse festgelegt wird.

Der MDK nimmt beim Pflegebedürftigen einen **Begutachtungstermin** wahr. Er erfasst dabei die Aufwendungen für Verrichtungen der Pflege im konkreten Fall des Pflegebedürftigen, legt in einem **Gutachten** fest, welche Aufwendungen erforderlich sind, und stellt einen **Pflegeplan** auf. Sinnvoll ist es, dass der Pflegende vor dem Begutachtungstermin ein ☞ *Pflegetagebuch* über die Pflegetätigkeiten führt und dieses bei der Begutachtung vorlegt.

Die Pflegekasse stuft den Pflegebedürftigen nach Erhalt des Gutachtens in eine Pflegestufe ein. Der Bescheid auf ☞ *Pflegegeld Pflegeversicherung* bzw. ☞ *Pflegesachleistungen* geht dem Antragsteller zu.

Praxistipp

Die Richtlinien zur Begutachtung von Pflegebedürftigkeit nach dem SGB XI sind für das gesamte Bundesgebiet einheitlich und für alle Pflegekassen sowie den Medizinischen Dienst Spitzenverband Bund der Krankenkassen (MDS) verbindlich. Diese Begutachtungsrichtlinien können unter www.mds-ev.org > Dokumente und Formulare > Pflege heruntergeladen oder beim MDS-Fachgebiet Pflege, Lützowstr. 53, 45141 Essen, Telefon 0201 8327-0 (DIN-A-5-Kuvert mit 1,45 € frankiert und adressiert beilegen) schriftlich angefordert werden.

Wer hilft weiter?

☞ *Pflegekassen*

Pflegegeld Pflegeversicherung

(§ 37 SGB XI)

Das Wichtigste in Kürze

Pflegegeld erhält ein Pflegebedürftiger von der Pflegekasse, damit er die Person, die ihn zu Hause pflegt, bezahlen kann. Das Pflegegeld beträgt je nach Pflegestufe zwischen 215,- und 675,- €.

1. Grundsätzliches

Pflegegeld bekommt ein Pflegebedürftiger, um eine selbst beschaffte Pflegekraft zu bezahlen. Es gehört im Rahmen der Pflegeversicherung zur Häuslichen Pflege und stellt die erforderliche Grundpflege und hauswirtschaftliche Versorgung durch eine Person in geeigneter Weise sicher.
Für Nichtmitglieder der Pflegeversicherung tritt unter bestimmten Voraussetzungen das Sozialamt ein.

2. Leistungsempfänger

Anspruchsberechtigt ist der Pflegebedürftige. Er bekommt Pflegegeld anstelle der ☞ *Pflegesachleistung* für die Pflege durch eine **selbst beschaffte** Pflegeperson (z.B. Angehörige, ehrenamtliche Pflegepersonen, erwerbsmäßige Pflegekräfte oder eine vom Pflegebedürftigen angestellte Pflegeperson). Pflegegeld ist **kein Einkommen** des Pflegebedürftigen. Wenn der Pflegebedürftige das Pflegegeld an die Pflegeperson weiterleitet, gilt dies ebenfalls **nicht** als Einkommen, **außer** die Pflegeperson wird im Rahmen eines Arbeits- oder Beschäftigungsverhältnisses für den Pflegebedürftigen tätig.

3. Voraussetzungen

- **Keine** Entschädigungsleistungen der gesetzlichen Unfallversicherung.
- Pflege im häuslichen Bereich, d.h. im eigenen Haushalt, in einem anderen Haushalt, in welchem der Pflegebedürftige aufgenommen wurde, oder in einem Altenwohnheim oder Altenheim, auf jeden Fall **nicht** in einem Pflegeheim.
- Prinzipiell müssen die ☞ *Vorversicherungszeit* erfüllt, die ☞ *Pflegebedürftigkeit* festgestellt und die Pflegeleistung bei der Pflegekasse beantragt werden.

4. Verhältnis zu anderen Leistungen der Pflegeversicherung

Das Pflegegeld und die Pflegesachleistung schließen sich in der Regel aus; möglich ist allerdings eine ☞ *Kombinationsleistung* aus beiden.

Neben dem Pflegegeld kann in jedem Fall der Bezug von ☞ *Pflegehilfsmitteln* beansprucht werden.

Es besteht auch die Möglichkeit neben Pflegegeld den Pflegebedürftigen in einer Tages- und Nachtpflege betreuen zu lassen. Hierfür stehen ihm bei voll ausgeschöpftem Pflegegeld noch 50 % der Tages- oder Nachtpflege zu. Die Höhe orientiert sich an der Pflegestufe. Details unter ☞ *Tages- und Nachtpflege*.

5. Höhe

Die Pflegekasse bezahlt für eine selbst beschaffte Pflegeperson Pflegegeld in folgender Höhe:
- Pflegestufe I: 215,- € monatlich
- Pflegestufe II: 420,- € monatlich
- Pflegestufe III: 675,- € monatlich

Näheres zu den ☞ *Pflegestufen* s. dort. Pflegegeld wird immer im Voraus am 1. eines Monats für diesen Monat geleistet.

5.1. Besonderheiten

- Tritt die Pflegebedürftigkeit erst im Laufe eines Monats ein, wird das Pflegegeld anteilig nach Tagen gezahlt. Gleiches gilt, wenn der Pflegebedürftige zeitweise nicht in seiner häuslichen Umgebung gepflegt wird, weil er z.B. in eine Kurzzeitpflegeeinrichtung geht.
  Beispiel: Ein Pflegebedürftiger geht für 6 Tage in die Kurzzeitpflege. Bei häuslicher Pflege an 24 Kalendertagen beträgt das

Pflegegeld in Pflegestufe II 420,- € : 30 Kalendertage (gilt für alle Monate) x 24 = 336,- €.

- Das Pflegegeld ist **steuerfrei**.
- Bei vollstationärer Krankenhausbehandlung, einer stationären medizinischen Rehamaßnahme oder einer ☞ *Häuslichen Krankenpflege* um einen Krankenhausaufenthalt zu vermeiden oder zu verkürzen wird das Pflegegeld bis zu 4 Wochen weiterbezahlt (§ 34 Abs. 2 SGB XI).
- Wird der Pflegebedürftige in einem **Pflegeheim** untergebracht (§ 71 Abs. 2 SGB XI), erhält er **kein** Pflegegeld.
- Stirbt der Pflegebedürftige, wird das Pflegegeld für den Restmonat nicht zurückgefordert.

6. Auslandsaufenthalt

Pflegegeld kann auch bei Wohnsitz oder längerem Aufenthalt in Ländern der EU bzw. des Europäischen Wirtschaftsraums (EWR) bezogen werden.
Handelt es sich bei dem Aufenthalt oder Wohnsitz um Länder, die nicht zur EU bzw. zum EWR zählen, wird Pflegegeld nur bei vorübergehendem Auslandsaufenthalt **bis zu einer Dauer von 6 Wochen** bezahlt.
Voraussetzung in beiden Fällen ist, dass der Pflegebedürftige trotz des Auslandsaufenthalts bzw. -wohnsitzes weiterhin in Deutschland versichert bleibt.

7. Beratungseinsatz

Pflegebedürftige, die ausschließlich Pflegegeld beziehen, sind **verpflichtet**, einen Beratungseinsatz durch eine Pflegefachkraft in Anspruch zu nehmen:

- Bei Pflegestufe I und II: mindestens 1 x halbjährlich
- Bei Pflegestufe III: mindestens 1 x vierteljährlich

7.1. Ziel

Die Heranziehung der Pflegefachkraft dient der Sicherung der Qualität der häuslichen Pflege und der regelmäßigen Hilfestellung und Beratung der häuslich Pflegenden. Den Beratungseinsatz bezahlt die Pflegekasse.
Die Vergütung eines Einsatzes beträgt bis zu 21,- € in den Pflegestufen I und II und bis zu 31,- € in der Pflegestufe III.

Praxistipps

- Kommt der Pflegebedürftige seiner Nachweispflicht durch einen Beratungseinsatz nicht nach oder erteilt er der Pflegefachkraft nicht sein Einverständnis zur Mitteilung an die zuständige Pflegekasse, wird das Pflegegeld **gekürzt** bzw. im Wiederholungsfall **vollständig entzogen**.
- Personen, die keine Pflegeeinstufung haben, aber Leistungen nach dem Pflegeleistungsergänzungsgesetz erhalten, können pro Halbjahr einen Beratungseinsatz in Anspruch nehmen. Dieser wird mit 21,- € von der Pflegekasse vergütet.

Wer hilft weiter?

☞ *Pflegekassen*

Pflegeheim

☞ *Vollstationäre Pflege*

Pflegehilfsmittel

(§ 40 SGB XI)

Das Wichtigste in Kürze

Die Pflegeversicherung bezahlt bei Patienten, die zu Hause gepflegt werden, bestimmte Hilfsmittel. Dazu zählen Produkte für die Hygiene und solche, die die selbstständige Lebensführung des Patienten fördern. Bei Pflegekassen oder in Sanitätshäusern ist ein Pflegehilfsmittelverzeichnis erhältlich, das über die Kostenübernahme informiert.

P

1. Grundsätzliches

Pflegehilfsmittel und technische Hilfen gehören im Rahmen der ☞ *Pflegeversicherung* zur häuslichen Pflege. Sie können in der Regel neben den anderen Leistungen der häuslichen Pflege (☞ *Pflegesachleistung*, ☞ *Pflegegeld Pflegeversicherung*, ☞ *Kombinationsleistung*) gewährt werden. Auch Zuschüsse für Maßnahmen zur Verbesserung des Wohnumfeldes zählen hierzu (☞ *Wohnumfeldverbesserung*).
Prinzipiell müssen die ☞ *Vorversicherungszeit* erfüllt und die ☞ *Pflegebedürftigkeit* festgestellt werden.

2. Pflegehilfsmittel

Pflegehilfsmittel sind Hilfsmittel

- zur **Erleichterung der Pflege** (Produktgruppe 50), dazu zählen: Pflegebetten und Zubehör, Pflegebett-Tische.
- zur **Körperpflege/Hygiene** (Produktgruppe 51), dazu zählen: Waschsysteme, Duschwagen, Bettpfannen, Urinflaschen.
- **zur selbstständigen Lebensführung** (Produktgruppe 52), dazu zählen: Hausnotrufsysteme.
- zur **Linderung von Beschwerden** (Produktgruppe 53), dazu zählen: Lagerungsrollen und -halbrollen.
- die zum **Verbrauch bestimmt** sind (Produktgruppe 54), dazu zählen: saugende Bettschutzeinlagen zum einmaligen Gebrauch, Schutzbekleidung, Desinfektionsmittel.

2.1. Praxistipps zur Produktgruppe 54

Die Pflegehilfsmittel der Produktgruppe 54 werden direkt von einem zugelassenen Leistungserbringer (gegenwärtig sind dies Sanitätshäuser und Apotheken) bezogen. Adressen dieser Vertragspartner erhält man von der Pflegekasse. Die Pflegekasse übernimmt Kosten dieser Sachleistung bis zu 31,- € im Monat. Der Versicherte muss den Betrag, der 31,- € monatlich übersteigt, beim Leistungserbringer bezahlen.

2.2. Technische Hilfen

Hilfsmittel der Produktgruppen 50-53 sind sogenannte technische Hilfen, die von der Pflegekasse in erster Linie leihweise überlassen werden.
Die Pflegekassen können die Bewilligung technischer Hilfsmittel davon abhängig machen, dass sich die Pflegebedürftigen die Hilfsmittel anpassen oder in deren Gebrauch ausbilden lassen.

Nicht zu den Pflegehilfsmitteln gehören Mittel des **täglichen Lebensbedarfs**, die allgemeine Verwendung finden und üblicherweise von mehreren Personen benutzt werden oder in einem Haushalt vorhanden sind.

Praxistipp

Ein sogenanntes Pflegehilfsmittelverzeichnis gibt Auskunft darüber, welche Pflegehilfsmittel bzw. technische Hilfen vergütet bzw. leihweise überlassen werden können. Es ist erhältlich:

- bei den Pflegekassen
- zum Teil in Sanitätshäusern

3. Umfang der Versorgung

Der Anspruch auf Versorgung mit Pflegehilfsmitteln umfasst:

- die Erstausstattung
- die erforderlichen Änderungen, z.B. aufgrund technischer Entwicklung
- die erforderlichen Instandsetzungen, so weit technisch möglich und wirtschaftlich
- die erforderliche Ersatzbeschaffung, so weit die Beschädigung der Erstausstattung durch den Pflegebedürftigen nicht vorsätzlich oder grob fahrlässig herbeigeführt wurde

4. Kostenübernahme

Die Versorgung mit Pflegehilfsmitteln erfolgt in der Regel durch Vertragspartner der Pflegekasse. Bezieht der Versicherte aufgrund eines berechtigten Interesses Pflegehilfsmittel bei einem anderen Leistungserbringer, der nicht Vertragspartner der

Pflegekasse ist, muss der Versicherte die Mehrkosten selbst tragen. Um dies zu vermeiden, sollte sich der Versicherte vorab die Vertragspartner der Pflegekasse benennen lassen.
Bei der Kostenübernahme ist zu unterscheiden zwischen Pflegehilfsmitteln, für die ein Festbetrag (s.u.) besteht, und Pflegehilfsmitteln ohne Festbetrag.

- **Pflegehilfsmittel mit Festbetrag**
  Die Kassen übernehmen die Kosten bis zur Höhe des Festbetrags (s.u.).
- **Pflegehilfsmittel ohne Festbetrag beim Vertragspartner**
  Die Kassen übernehmen die Kosten bis maximal zur Höhe des vertraglich vereinbarten Preises.
- **Pflegehilfsmittel ohne Festbetrag bei Leistungserbringern, die nicht Vertragspartner der Pflegekasse sind**
  Die Kassen erstatten nur Kosten in Höhe des niedrigsten Preises einer vergleichbaren Leistung des Vertragspartners.

Mehr Informationen: www.betanet.de

P

5. Kostenträger

Die Pflegekasse zahlt Pflegehilfsmittel nachrangig gegenüber anderen ☞ *Hilfsmitteln*, die bei Krankheit und Behinderung von den Krankenkassen, den Berufsgenossenschaften oder den Rentenversicherungsträgern geleistet werden.
Das heißt: War beispielsweise bislang die Krankenkasse für einzelne Hilfsmittel zuständig, bleibt sie dies auch weiterhin, unabhängig davon, ob zur krankheitsbedingten Behinderung auch ☞ *Pflegebedürftigkeit* im Sinne des Pflegeversicherungsgesetzes hinzukommt.

Praxistipp

Der Antrag für die Kostenübernahme eines Pflegehilfsmittels kann ohne ärztliche Verordnung bei der Pflegekasse gestellt werden. Diese stellt eine Bestätigung über die Notwendigkeit der Pflegehilfsmittel aus. Unter Vorlage dieser Bestätigung erhält der Versicherte vom zugelassenen Leistungserbringer die benötigten Pflegehilfsmittel. Der Leistungserbringer verrechnet direkt mit der Pflegekasse.

6. Festbeträge

Der Festbetrag ist der Betrag, bis zu dem die Pflegekasse die Kosten erstattet. Wird ein Pflegehilfsmittel ausgewählt, das über dem Festbetrag liegt, muss der Versicherte den Differenzbetrag (Eigenanteil) selbst übernehmen. Die Zuzahlung richtet sich nur nach der Höhe des Festbetrags. In der Regel wird der Patient also dann Eigenanteil **plus** Zuzahlung leisten.

7. Zuzahlungen

Versicherte ab dem 18. Geburtstag müssen für **technische Hilfen** folgende Zuzahlung leisten:

- 10 % der Kosten des Hilfsmittels
- maximal 25,- € je Hilfsmittel

Bei leihweiser Überlassung von technischen Pflegehilfsmitteln entfällt die Zuzahlung, es kann jedoch eine Leihgebühr anfallen.

7.1. Zuzahlungsbefreiung

Befreit von der Zuzahlung können Personen werden, die die Belastungsgrenze überschreiten (☞ *Zuzahlungen Pflegeversicherung*). Quittungen über Zuzahlungen zu Pflegehilfsmitteln sollten auf jeden Fall aufbewahrt werden, denn diese Ausgaben werden bei der Ermittlung einer möglichen Zuzahlungsbefreiung berücksichtigt.

Wer hilft weiter?

☞ *Pflegekassen*

Pflegekassen

Das Wichtigste in Kürze

Die Pflegekassen sind bei den Krankenkassen angesiedelt und für die Leistungen der Pflegeversicherung zuständig. Alle Leistungen müssen dort beantragt werden.

Nach Antragseingang lässt die Pflegekasse vor Ort begutachten, ob tatsächlich eine Pflegebedürftigkeit vorliegt und entscheidet dann, ob der Patient eine Pflegestufe und damit auch Leistungen der Pflegekasse bekommt.

1. Grundsätzliches

Die Pflegekassen sind die Träger der ☞ *Pflegeversicherung*. Bei den Pflegekassen sind alle Pflegeleistungen zu beantragen.
Sie sind bei den Krankenkassen eingerichtet. Es gilt der Grundsatz: **Pflegeversicherung folgt Krankenversicherung**, d.h.: Wer in der gesetzlichen Krankenkasse pflichtversichert ist, ist automatisch Mitglied der angegliederten Pflegekasse.

Freiwillig Versicherte können sich innerhalb von 3 Monaten ab Beginn der freiwilligen Versicherung aus der gesetzlichen Pflegeversicherung befreien lassen und eine private Pflegeversicherung abschließen. Der Nachweis der Privatversicherung muss zusammen mit dem Befreiungsantrag eingereicht werden. Der Befreiungsantrag ist nicht widerrufbar, solange die freiwillige Versicherung besteht.

2. Antrag auf Pflegeleistungen

Pflegeleistungen werden vom Versicherten bei der Pflegekasse beantragt. Prinzipiell ist die ☞ *Vorversicherungszeit* zu berücksichtigen und eine ☞ *Pflegebedürftigkeit* festzustellen.
Zwischen Antragstellung und Genehmigung können mehrere Wochen vergehen. Falls in dieser Zeit bereits eine Pflegeperson notwendig ist, muss diese zunächst selbst bezahlt werden. Wird der Antrag genehmigt, übernimmt die Pflegekasse die Kosten im Nachhinein ab dem Datum der Antragstellung und bis zur Höhe der genehmigten Sachleistungen. Deshalb ist es wichtig, alle Belege aufzubewahren.

3. Begutachtungsfristen bei Pflegeantrag

Über einen Antrag zur Feststellung der Pflegebedürftigkeit muss die Pflegekasse innerhalb einer bestimmten Frist entscheiden. Die Frist ist abhängig vom Aufenthaltsort des Antragstellers und von der Beantragung von Pflegezeit. Sie beträgt

- 5 Wochen,
  wenn sich der Antragsteller zu Hause befindet.
- 2 Wochen,
  wenn sich der Antragsteller zu Hause befindet und ein Angehöriger Pflegezeit beantragt hat.
- 1 Woche,
  wenn sich der Antragssteller im Krankenhaus, in einer stationären Reha-Einrichtung oder in einem Hospiz befindet
  oder
  wenn er eine ambulante Palliativversorgung erhält.

4. Prüfung der Pflegebedürftigkeit

Die Pflegekasse beauftragt den Medizinischen Dienst der Krankenversicherung (☞ *MDK*) mit der Prüfung der Pflegebedürftigkeit. Die Pflegebedürftigkeit bestimmt die ☞ *Pflegestufe*, die dann von der Pflegekasse festgelegt wird.
Der MDK nimmt beim Pflegebedürftigen einen **Begutachtungstermin** wahr. Er erfasst dabei die Aufwendungen für Verrichtungen der Pflege im konkreten Fall des Pflegebedürftigen, legt in einem **Gutachten** fest, welche Aufwendungen erforderlich sind und stellt einen **Pflegeplan** auf.
Die Krankenkasse stuft den Pflegebedürftigen nach Erhalt des Gutachtens in eine Pflegestufe ein. Der Bescheid auf ☞ *Pflegegeld Pflegeversicherung* bzw. ☞ *Pflegesachleistungen* geht dem Antragsteller zu.

Praxistipps

- Wenn absehbar ist, dass neben einer Pflegeperson aus dem sozialen Umfeld noch ein ambulanter Pflegedienst hinzugezogen werden muss, sollte am besten von

Anfang an eine Kombination von Geldleistung und Pflegesachleistung (☞ *Kombinationsleistung*) beantragt werden.

- Nicht nur die Grunderkrankung, sondern auch alle **zusätzlichen Beeinträchtigungen**, z.B. Sehfehler, sowie Begleiterscheinungen angeben. Dabei nichts herunterspielen.
- Kliniken und Ärzte anführen, die **am besten** über die angeführten Gesundheitsstörungen informiert sind.
- Antragstellung mit dem behandelnden Arzt absprechen. In dessen Befundberichten müssen die einzelnen Auswirkungen der Erkrankung (z.B. die Höhe der körperlichen Belastbarkeit) **detailliert** dargestellt werden. Diese Kriterien, nicht allein die Diagnose, entscheiden über die Pflegestufe.
- Vorhandene **ärztliche Unterlagen** gleich bei Antragstellung mit einreichen, z.B. Krankenhausentlassungsbericht, Kurbericht, Bescheinigung des Hausarztes, Gutachten, Atteste.
- Sinnvoll ist, dass vor der Begutachtung durch den ☞ *MDK* die pflegenden Angehörigen 2 Wochen lang ein ☞ *Pflegetagebuch* führen
- Wenn das Geld für die vorübergehenden Kosten vor der Genehmigung nicht vorhanden ist, kann beim Sozialamt ein Antrag auf „Hilfe zur Pflege" gestellt werden. Liegen die Voraussetzungen vor, geht das Sozialamt in Vorleistung und rechnet dann bei Bewilligung des Pflegeantrags direkt mit der Pflegekasse ab.
- Die Mitteilung eines Arztes oder Pflegeheims bezüglich einer Pflegebedürftigkeit gilt **nur dann** als **Antrag**, wenn sie auch eindeutig als „Antrag" bezeichnet ist. Pflegebedürftige, Angehörige oder Bevollmächtigte sollten im Zweifelsfall bei der Pflegekasse nachfragen, ob die Information durch Arzt oder Pflegeheim auch tatsächlich als Antrag interpretiert wurde.

5. Beginn der Leistungen

Wann die Leistungen der Pflegekasse beginnen, hängt vom Datum der Antragstellung und vom Beginn der ☞ *Pflegebedürftigkeit* ab. Die Pflegekasse leistet

- ab dem Datum der Antragstellung, wenn der Versicherte an diesem Tag seit weniger als einem Monat pflegebedürftig ist.
- ab dem 1. des Monats der Antragstellung, wenn der Versicherte am Tag der Antragstellung schon länger als einen Monat pflegebedürftig ist.
- ab dem tatsächlichen Eintritt der Pflegebedürftigkeit, wenn der Antrag bereits gestellt wird, wenn die Pflegebedürftigkeit noch nicht vorliegt.

Wer hilft weiter?

Fragen zur **gesetzlichen** Pflegeversicherung beantwortet das Bürgertelefon des Bundesministeriums für Gesundheit: Mo-Do, 8-18 Uhr und Fr 8-12 Uhr 01805 996603 (14 Ct./Min.).
Fragen zur **privaten** Pflegeversicherung beantwortet der Verband der privaten Krankenversicherung e.V., Bayenthalgürtel 26, 50968 Köln, Telefon 0221 9987-0, Fax 0221 9987-3950.

Pflegeperson

☞ *Pflegegeld Pflegeversicherung*

Pflegesachleistung

(§ 36 SGB XI)

Das Wichtigste in Kürze

Bei der Pflegesachleistung wird der Pflegebedürftige von professionellen Pflegekräften gepflegt, die zu ihm ins Haus kommen. Die Pflegekräfte rechnen direkt mit der Pflegekasse ab und erhalten je nach Pflegestufe 420,- bis 1.918,- € monatlich.

1. Allgemeines

„Pflegesachleistung" heißt, dass professionelle Pflegekräfte die Grundpflege und die hauswirtschaftliche Versorgung übernehmen. Pflegesachleistungen gehören im Rahmen der Pflegeversicherung zur Häuslichen Pflege. Der beauftragte ambulante Pflegedienst rechnet sogenannte Leistungskomplexe ab.

2. Leistungsanbieter

Die Pflegefachkräfte sind entweder von der Pflegekasse oder einem **zugelassenen** ambulanten Pflegedienst angestellt, oder sie haben als Einzelpersonen einen Versorgungsvertrag mit der Pflegekasse abgeschlossen.

Die Pflegekassen haben ein Verzeichnis aller Pflegedienste und Einzelpersonen, mit denen sie einen Versorgungsvertrag abgeschlossen haben. Sie **müssen** den Pflegebedürftigen Auskünfte daraus erteilen, welche Pflegedienste und Einzelpersonen Pflegesachleistungen anbieten. Die Pflegekassen verfügen zudem über eine Preisliste der einzelnen Pflegeleistungen.

Pflegedienste, die mit Pflegekassen **keinen** Vertrag geschlossen haben, können trotzdem gegen Privatrechnung an den Pflegebedürftigen Pflegesachleistungen erbringen. Der Pflegebedürftige hat gegenüber der Pflegekasse dann einen Anspruch auf Erstattung von 80 % des jeweiligen Höchstbetrags. Das Sozialamt darf die Differenz **nicht** bezahlen. Der Pflegedienst ist verpflichtet, auf diese Tatsachen hinzuweisen.

3. Voraussetzungen

- **Keine** ☞ *Häusliche Krankenpflege* in Form von Grundpflege und hauswirtschaftlicher Versorgung der gesetzlichen Krankenversicherung
  und
- Pflege im häuslichen Bereich, d.h. im eigenen Haushalt, in einem anderen Haushalt, in dem der Pflegebedürftige aufgenommen wurde, oder in einem Altenwohnheim oder Altenheim
  und
- prinzipiell müssen die ☞ *Vorversicherungszeit* erfüllt, die ☞ *Pflegebedürftigkeit* festgestellt und die Pflegesachleistung bei der Pflegekasse beantragt werden.

Pflegesachleistungen sind **ausgeschlossen**, wenn es sich bei der Einrichtung, in der der Pflegebedürftige betreut wird, um ein Pflegeheim (stationäre Einrichtung nach § 71 Abs. 2 SGB XI) handelt. Nähere Informationen ☞ *Vollstationäre Pflege*.

4. Höhe

Die professionelle Pflegekraft erhält bei
- Pflegestufe I: 420,- € monatlich
- Pflegestufe II: 980,- € monatlich
- Pflegestufe III: 1.470,- € monatlich
- Härtefällen der Pflegestufe III: 1.918,- € monatlich

Näheres zu den ☞ *Pflegestufen* siehe dort.

4.1. Gemeinsamer Pflege-Pool

Leben mehrere Pflegebedürftige, die von einer professionellen Pflegekraft betreut werden, in einem Haushalt (z.B. Senioren-WG), dann können sie ihre Pflegesachleistungsansprüche in einen gemeinsamen Pool geben. Die Zeitersparnis, die die Pflegekraft durch den gemeinsamen Haushalt hat, kommt den Pflegebedürftigen zugute.

5. Verhältnis zu anderen Leistungen der Pflegeversicherung

Pflegesachleistung und ☞ *Pflegegeld Pflegeversicherung* schließen sich normalerweise aus. Möglich ist allerdings eine ☞ *Kombinationsleistung* aus beiden.

Neben der Pflegesachleistung kann in jedem Fall der Bezug von ☞ *Pflegehilfsmitteln* beansprucht werden.

Es besteht auch die Möglichkeit, neben Pflegesachleistung den Pflegebedürftigen in einer Tages- oder Nachtpflege betreuen zu lassen. Hierfür stehen ihm bei voll ausgeschöpfter Pflegesachleistung noch 50 % der Tages- oder Nachtpflege zu. Die Höhe orientiert sich an der Pflegestufe. Details unter ☞ *Tages- und Nachtpflege*.

6. Auslandsaufenthalt

Eine Pflegekraft kann nur dann im Ausland in Anspruch genommen werden, wenn diese Pflegefachkraft auch ansonsten die Pflege erbringt und den Pflegebedürftigen während des Auslandsaufenthalts begleitet.

Wer hilft weiter?

☞ *Pflegekassen*

Pflegestufen

(§ 15 SGB XI)

Das Wichtigste in Kürze

Die Pflegestufe ergibt sich aus der Schwere der Pflegebedürftigkeit und bedingt die Höhe der Leistungen der Pflegekasse. Es gibt die Pflegestufen I bis III sowie Sonderregelungen für besonders pflegeaufwendige Patienten und für die Pflegeeinstufung von Kindern.

1. Allgemeines

Die Pflegestufe wird von der Pflegekasse festgelegt. Basis sind die Richtlinien zur Begutachtung von Pflegebedürftigkeit nach dem SGB XI, diese können unter www.mds-ev.org > Dokumente und Formulare > Pflege eingesehen werden. Die Begutachtung der individuellen Pflegebedürftigkeit führt der ☞ *MDK* im Auftrag der Pflegekasse durch.

2. Pflegestufe I - erheblich Pflegebedürftige

2.1. Hilfebedarf

Hilfebedarf besteht einmal täglich für wenigstens 2 Verrichtungen aus den Bereichen Körperpflege, Ernährung oder Mobilität und zusätzlich mehrfach in der Woche bei der hauswirtschaftlichen Versorgung.

2.2. Zeitaufwand

Der Zeitaufwand eines Familienangehörigen oder einer anderen nicht als Pflegekraft ausgebildeten Pflegeperson beträgt für die Grundpflege und die hauswirtschaftliche Versorgung wöchentlich im Tagesdurchschnitt mindestens 90 Minuten. Davon müssen auf die Grundpflege mindestens 46 Minuten entfallen.

2.3. Leistungen

Pflegestufe I	**€**
☞ *Pflegegeld Pflegeversicherung* monatlich	215,-
☞ *Pflegesachleistungen* monatlich	420,-
☞ *Kombinationsleistung* monatlich	anteilig
Teilstationäre Tages- oder Nachtpflege monatlich (☞ *Tages- und Nachtpflege*)	420,-
Stationäre ☞ *Kurzzeitpflege* (längstens 4 Wochen/Jahr)	1.470,-
☞ *Vollstationäre Pflege* monatlich	1.023,-
☞ *Ersatzpflege*, Verhinderungspflege durch Fachkräfte und nicht verwandte Laienhelfer	1.470,-
☞ *Ersatzpflege* durch verwandte Laienhelfer	215,-

3. Pflegestufe II - schwer Pflegebedürftige

3.1. Hilfebedarf

Hilfebedarf besteht mindestens dreimal täglich zu verschiedenen Tageszeiten für Verrichtungen aus den Bereichen Körperpflege, Ernährung oder Mobilität und zusätzlich mehrfach in der Woche bei der hauswirtschaftlichen Versorgung.

3.2. Zeitaufwand

Der Zeitaufwand eines Familienangehörigen oder einer anderen nicht als Pflegekraft ausgebildeten Pflegeperson beträgt für die Grundpflege und die hauswirtschaftliche Versorgung wöchentlich im Tagesdurchschnitt mindestens 3 Stunden. Davon müssen auf die Grundpflege mindestens 2 Stunden entfallen.

3.3. Leistungen

Pflegestufe II	**€**
☞ *Pflegegeld Pflegeversicherung* monatlich	420,-
☞ *Pflegesachleistungen* monatlich	980,-
☞ *Kombinationsleistung* monatlich	anteilig
Teilstationäre Tages- oder Nachtpflege monatlich (☞ *Tages- und Nachtpflege*)	980,-
Stationäre ☞ *Kurzzeitpflege* (längstens 4 Wochen/Jahr)	1.470,-
☞ *Vollstationäre Pflege* monatlich	1.279,-
☞ *Ersatzpflege*, Verhinderungspflege durch Fachkräfte und nicht verwandte Laienhelfer	1.470,-
☞ *Ersatzpflege* durch verwandte Laienhelfer	420,-

4. Pflegestufe III - schwerst Pflegebedürftige

4.1. Hilfebedarf

Hilfebedarf besteht täglich rund um die Uhr, auch nachts, bei der Körperpflege, der Ernährung oder der Mobilität und zusätzlich mehrfach in der Woche bei der hauswirtschaftlichen Versorgung.

4.2. Zeitaufwand

Der Zeitaufwand eines Familienangehörigen oder einer anderen nicht als Pflegekraft ausgebildeten Pflegeperson für die Grundpflege und die hauswirtschaftliche Versorgung beträgt wöchentlich im Tagesdurchschnitt mindestens 5 Stunden. Davon müssen auf die Grundpflege mindestens 4 Stunden entfallen.

4.3. Leistungen

Pflegestufe III	**€**
☞ *Pflegegeld Pflegeversicherung* monatlich	675,-
☞ *Pflegesachleistungen* monatlich	1.470,-
☞ *Kombinationsleistung* monatlich	anteilig
Teilstationäre Tages- oder Nachtpflege monatlich (☞ *Tages- und Nachtpflege*)	1.470,-
Stationäre ☞ *Kurzzeitpflege* (längstens 4 Wochen/Jahr)	1.470,-
☞ *Vollstationäre Pflege* monatlich	1.470,-
☞ *Ersatzpflege*, Verhinderungspflege durch Fachkräfte und nicht verwandte Laienhelfer	1.470,-
☞ *Ersatzpflege* durch verwandte Laienhelfer	675,-

5. Besonderheiten

5.1. Härtefall

Ein Härtefall liegt bei Erforderlichkeit eines außergewöhnlich hohen und intensiven Pflegeaufwands vor, der das übliche Maß der Pflegestufe III weit übersteigt. Dies ist z.B. dann der Fall, wenn Hilfe bei der Grundpflege mindestens 6 Stunden, davon mindestens dreimal in der Nacht, erforderlich ist oder mehrere Pflegepersoncn notwendig sind.

☞ *Pflegesachleistungen* im Härtefall monatlich	1.918,- €
☞ *Vollstationäre Pflege* im Härtefall monatlich	1.750,- €

Die Richtlinien zur Begutachtung von Pflegebedürftigkeit nach dem SGB XI enthalten in den Anlagen sogenannte Härtefall-Richtlinien, diese können unter www.mds-ev.org > Dokumente & Formulare > Pflege eingesehen werden.

5.2. Erschwernis- und Erleichterungsfaktoren

Es gibt Kriterien, die bei der Begutachtung durch den MDK als Erschwernis- oder Erleichterungsfaktoren anerkannt werden können. Diese wirken sich auf den Zeitaufwand aus, der bei der Pflegeeinstufung zugrunde gelegt wird.

Erschwernisfaktoren können sein:

- Körpergewicht des Pflegebedürftigen über 80 kg.
- Therapieresistente Schmerzen, Kontrakturen, Spastik, Lähmungen, Fehlstellungen oder Einschränkung der Beweglichkeit beim Pflegebedürftigen.
- Eingeschränkte Belastbarkeit aufgrund von Herzerkrankungen mit Atemnot, Zyanosen und Ödemen.
- Abwehrverhalten des Pflegebedürftigen durch geistige Behinderung oder psychische Erkrankung (z.B. Demenz).
- Starke Einschränkungen beim Hören oder Sehen.
- Pflegebehindernde räumliche Gegebenheiten.
- Unerlässlicher Einsatz zeitaufwendiger Hilfsmittel wie Decken- und Wandlifter.
- Verrichtungsbezogene, krankheitsspezifische Pflegemaßnahmen, die aus medizinisch-pflegerischen Gründen regelmäßig und auf Dauer
  - untrennbarer Bestandteil der Hilfe bei den Verrichtungen der Grundpflege sind **oder**
  - objektiv notwendig im unmittelbaren zeitlichen und sachlichen Zusammenhang mit diesen Verrichtungen der Grundpflege vorgenommen werden müssen.

Erleichternde Faktoren können sein:

- Körpergewicht des Pflegebedürftigen unter 40 kg.
- Pflegeerleichternde räumliche Gegebenheiten.
- Erleichternder Hilfsmitteleinsatz.

5.3. Leistungen für Pflegebedürftige mit erheblichem allgemeinen Betreuungsbedarf: Pflegeleistungsergänzungsgesetz

(§ 45a, b, c SGB XI)

Personen, die aufgrund demenzbedingter Fähigkeitsstörungen, geistigen Behinderungen oder psychischen Erkrankungen einen erheblichen Betreuungsbedarf haben, können durch das Pflegeleistungsergänzungsgesetz bis zu 200,- € monatlich für Betreuungsangebote in Anspruch nehmen. Für diese Leistung muss keine Pflegestufe vorliegen, jedoch darf sich der Betroffene nicht dauerhaft in einer stationären Einrichtung befinden.

5.4. Pflegeeinstufung von Kindern

Für die Beurteilung der Pflegestufe eines Kindes ist entscheidend, wie viel **zusätzliche** Hilfe das Kind gegenüber einem gesunden gleichaltrigen Kind benötigt, bzw. der zeitliche **Mehraufwand.**

Der Höchstbedarf an Hilfe für gesunde Kinder wurde detailliert festgelegt (Richtlinien siehe unter 1. Allgemeines). Die Tabelle auf Seite 143 gibt einen vereinfachten Überblick über den Pflegeaufwand eines gesunden Kindes.

Braucht die Mutter z.B. 3 Stunden länger als die hier angegebenen Zeiten, ist eine Einordnung des Kindes als „schwer pflegebedürftig" in Pflegestufe II wahrscheinlich. Die Einstufung ist Aufgabe des ☞ *MDK*.

6. Höherstufung

Eine Höherstufung der Pflegestufe ist immer dann möglich, wenn sich der Pflegeaufwand erhöht. Dazu ist ein **Antrag** bei der Pflegekasse zu stellen und ein erneutes Feststellungsverfahren über den MDK nötig, das auch als **Wiederholungsgutachten** bezeichnet wird.
Als Wiederholungsgutachten gilt auch die Begutachtung im Auftrag der ☞ *Pflegekasse*, wenn diese den Hinweis erhält, dass die häusliche Pflege nicht mehr in ausreichender Weise gewährleistet ist.

Praxistipp

Reicht der Pflegebedarf für die Pflegestufe I nicht aus, erhält der Hilfebedürftige prinzipiell keine Leistungen der Pflegeversicherung. Ausnahmsweise kann es finanzielle Hilfen vom Sozialamt geben. An den vom MDK festgestellten Pflegebedarf ist das Sozialamt gebunden. Die hilfebedürftige Person sollte dann beim zuständigen Sozialamt einen Antrag auf Hilfe zur Pflege stellen.

Pflegetagebuch

Das Wichtigste in Kürze

In ein Pflegetagebuch tragen pflegende Angehörige minutengenau alle Pflegetätigkeiten ein. Das Pflegetagebuch sollte möglichst 1-2 Wochen lang geführt und dann dem MDK vorgelegt werden, wenn er vor Ort die Pflegebedürftigkeit des Patienten begutachtet.

1. Ziel

Stellt ein Patient einen Antrag auf Pflegeleistungen oder befindet sich bereits ein Antrag in Bearbeitung, so ist es sehr empfehlenswert, dass Angehörige 1-2 Wochen vor Erscheinen des ☞ *MDK* ein Pflegetagebuch führen.
In das Pflegetagebuch tragen alle an der Pflege beteiligten Personen ihre Pflegezeiten und Pflegetätigkeiten ein. Dabei wird minutengenau festgehalten, wie viel Zeit die einzelnen Tätigkeiten im Rahmen der Grundpflege und hauswirtschaftlichen Versorgung einnehmen. So bekommt der Pflegende einen Überblick über den gesamten Hilfebedarf und Zeitaufwand der täglichen Pflege.
Bei der Begutachtung sollte das ausgefüllte Pflegetagebuch zusammen mit allen medizinischen Unterlagen dem MDK vorgelegt

Alter des Kindes	**Säugling** 0-1 Jahr	**Kleinkind** 1-3 Jahre	**Kindergarten** 3-6 Jahre	
Körperpflege (Waschen, Duschen/Baden, Zahnpflege, Kämmen, Darm-, Blasenentleerung)	61-62	66-81	76-32	Minuten/ Tag
Ernährung (mundgerechte Zubereitung, Nahrungsaufnahme)	145-125	108-48	28-10	Minuten/ Tag
Mobilität (Aufstehen/Zubettgehen, An-/Auskleiden, Gehen, Stehen, Verlassen/Wiederaufsuchen der Wohnung)	32-38	44-40	34-10	Minuten/ Tag
Gesamtsumme	**238-218**	**218-138**	**138-52**	**Minuten/ Tag**

Pflegetagebuch

Pflegetag (Datum): ______________________

Erforderliche Hilfe bei:		Zeitaufwand in Minuten				Art der Hilfe		
		morgens	mittags	abends	nachts 22-6 Uhr	**Anleitung** oder **Beaufsichtigung**	**mit Unterstützung**	**teilweise** oder **volle Übernahme**
Körperpflege								
Waschen:	Ganzkörperwäsche							
	Teilwäsche							
	Duschen							
	Baden							
Zahnpflege								
Kämmen								
Rasieren								
Darm- und Blasenentleerung								
Wasserlassen								
Stuhlgang								
Richten der Kleidung								
Wechseln von Inkontinenzeinlagen/Windeln								
Wechseln/Entleeren des Urinbeutels/Stomabeutels								
Ernährung								
Mundgerechte Nahrungszubereitung								
Aufnahme der Nahrung								
Mobilität								
Aufstehen, Zu-Bett-Gehen								
Umlagern								
Ankleiden								
Auskleiden								
Gehen, Bewegen im Haus								
Stehen								
Treppensteigen								
Verlassen, Wiederaufsuchen der Wohnung								
Hauswirtschaftliche Versorgung								
Einkaufen								
Kochen								
Wohnung reinigen								
Spülen								
Wechseln, Waschen der Wäsche/Kleidung								
Beheizen der Wohnung								

werden. Dieser sieht dann nicht nur eine „Momentaufnahme", sondern den ständigen Hilfebedarf.

2. Inhalt

Das Pflegetagebuch ist in Spalten angelegt. Hinter jede pflegende Tätigkeit kann der Zeitaufwand in Minuten und die Art der Hilfe (Anleitung, Beaufsichtigung, Unterstützung, teilweise oder volle Übernahme) eingetragen werden. Als pflegende Tätigkeiten sind u.a. folgende zu nennen:

- **Körperpflege**: Waschen, Duschen, Baden, Rasieren, Kämmen, Mund- und Zahnpflege, Blasenentleerung, Darmentleerung, Intimpflege, Wechseln von Inkontinenzartikeln.
- **Mobilität**: Aufstehen vom Bett, Zubettbringen, Ankleiden, Auskleiden, Gehen/ Bewegen im Haus, Stehen, Treppensteigen, Begleiten zum Arzt.
- **Ernährung**: mundgerechte Nahrungszubereitung, Nahrungsaufnahme.
- **Hauswirtschaftliche Versorgung**: Einkaufen, Kochen, Reinigen der Wohnung, Spülen, Wechseln der Wäsche, Waschen, Bügeln, Beheizen der Wohnung.

Praxistipp

Ein Pflegetagebuch erhält man auf Anfrage bei manchen ☞ *Pflegekassen*. Eine Musterseite finden Sie auf Seite 144 oder als Download unter www.betanet.de/download/pflegetagebuch.pdf.

Pflegeversicherung

(SGB XI)

Das Wichtigste in Kürze

Die gesetzliche Pflegeversicherung bietet Leistungen für Patienten, die mindestens ein halbes Jahr lang gepflegt werden müssen. Pflichtversichert in den Pflegekassen sind - mit wenigen Ausnahmen - alle Mitglieder der Krankenkassen.

1. Allgemeines

Die **gesetzliche** Pflegeversicherung tritt für die pflegerische Versorgung von Personen ein, die wegen einer körperlichen, geistigen oder seelischen Erkrankung oder Behinderung in Bezug auf die gewöhnlichen und regelmäßig wiederkehrenden Verrichtungen des täglichen Lebens für mindestens 6 Monate in erheblichem Umfang Hilfe brauchen. Rechtsgrundlage ist das Sozialgesetzbuch Nr. 11 (SGB XI).

Der **Antrag auf Pflegeleistungen** ist bei den ☞ *Pflegekassen* zu stellen.

2. Versicherungspflicht

In den Schutz der Pflegeversicherung sind alle einbezogen, die auch in der gesetzlichen Krankenversicherung versichert sind. Die Versicherungs**pflicht** besteht daher für dieselben Personenkreise, auch für Familienversicherte. Zuständig sind die (bei den Krankenkassen errichteten) Pflegekassen.

3. Freiwillige Versicherung

Grundsatz: Freiwillige Mitglieder der gesetzlichen Krankenversicherung sind in der Pflegeversicherung versicherungspflichtig (§ 20 Abs. 3 SGB XI).

Ausnahme: Wer freiwillig krankenversichert ist und nicht Mitglied der zugehörigen gesetzlichen Pflegekasse werden möchte, muss bei der Pflegekasse einen Befreiungsantrag stellen und einen gleichwertigen privaten Versicherungsschutz nachweisen. Das muss innerhalb von 3 Monaten nach Beginn der freiwilligen Versicherung geschehen. Der Befreiungsantrag ist nicht widerrufbar, außer der freiwillig Versicherte wird aufgrund veränderter Voraussetzungen wieder zum Pflichtversicherten (§ 22 SGB XI).

Wer hilft weiter?

- Bürgertelefon des Bundesministeriums für Gesundheit: Mo-Do, 8-18 Uhr und Fr 8-12 Uhr, 01805 996603 (14 Ct./Min.).
- ☞ *Pflegekassen*.
- Fragen zur **privaten** Pflegeversicherung

beantwortet der Verband der privaten Krankenversicherung e.V., Bayenthalgürtel 26, 50968 Köln, Telefon 0221 9987-0, Fax 0221 9987-3950.

Pflegezeit

(§ 44, § 44 a SGB XI - PflegeZG)

Das Wichtigste in Kürze

Seit 1.7.2008 gibt es für berufstätige Angehörige einen Anspruch auf Freistellung von der Arbeit, um einen nahen Angehörigen zu pflegen. Die Pflegezeit kann für maximal 6 Monate beantragt werden. In dieser Zeit ist die Pflegeperson ohne Gehalt von der Arbeit freigestellt. Auch eine teilweise Freistellung in Form von Reduzierung bzw. Verteilung der Arbeitszeit ist möglich.

1. Voraussetzungen

Um Pflegezeit beantragen zu können, müssen folgende Voraussetzungen erfüllt sein:

- Pflegebedürftigkeit eines nahen Angehörigen. Nahe Angehörige sind:
  - Großeltern, Eltern, Schwiegereltern, Ehegatten, Lebenspartner, Partner einer eheähnlichen Gemeinschaft, Geschwister, Kinder, Adoptiv- oder Pflegekinder
  - Kinder, Adoptiv- oder Pflegekinder des Ehegatten oder Lebenspartner
  - Schwiegersohn oder -tochter, Enkelkinder.
- Bescheinigung über die ☞ *Pflegebedürftigkeit* des Angehörigen durch die Pflegekasse oder den Medizinischen Dienst der Krankenversicherung (MDK).
- Schriftliche Anmeldung der Pflegezeit beim Arbeitgeber.
  Die Freistellung muss 10 Tage vor Pflegebeginn beim Arbeitgeber angekündigt werden. Es muss der Zeitraum der Pflegezeit oder der Umfang der teilweisen Freistellung festgelegt sein.

Ein Rechtsanspruch auf Pflegezeit besteht erst ab einer Betriebsgröße von 15 Beschäftigten. Der Arbeitgeber muss bei einer teilweisen Freistellung den Wünschen des Arbeitnehmers entsprechen, außer es gibt betriebliche Gründe, die dem entgegenstehen.

2. Vorzeitige Beendigung der Pflegezeit

Ist der Angehörige nicht mehr pflegebedürftig oder die häusliche Pflege unmöglich oder unzumutbar, endet die Pflegezeit 4 Wochen nach Eintritt der veränderten Umstände. Der Arbeitgeber ist darüber unverzüglich zu informieren. Solche Umstände können z.B. Tod des Pflegebedürftigen, stationäre Unterbringung oder finanzielle Engpässe der Pflegeperson sein.
Liegen keine entsprechenden schweren Umstände vor, und die Pflegezeit soll trotzdem vorzeitig beendet werden, so ist dies von der Zustimmung des Arbeitgebers abhängig.

3. Verlängerung der beantragten Pflegezeit

Für einen kürzeren Zeitraum (unter 6 Monate) in Anspruch genommene Pflegezeit kann bis zur Höchstdauer von 6 Monaten verlängert werden, wenn der Arbeitgeber zustimmt. Eine Verlängerung kann z.B. dann notwendig sein, wenn die Pflege von der zukünftigen Pflegeperson zum vereinbarten Zeitpunkt nicht angetreten werden kann.

4. Kurzzeitige Arbeitsverhinderung

Eine Sonderform ist die kurzzeitige Freistellung eines Arbeitnehmers für bis zu 10 Arbeitstage, worauf der Arbeitnehmer unabhängig von der Betriebsgröße einen Anspruch hat. Diese sogenannte „kurzzeitige Arbeitsverhinderung" kann bei einer unerwarteten Pflegesituation in Anspruch genommen werden. In dieser Zeit kann z.B. die Pflege des Angehörigen organisiert werden. Die Dauer der Arbeitsverhinderung muss dem Arbeitgeber unverzüglich mitgeteilt werden. Er kann auch eine ärztliche Bescheinigung über die Notwendigkeit der Arbeitsverhinderung verlangen.

5. Kündigungsschutz

Während der kurzzeitigen Arbeitsverhinderung und der Pflegezeit darf der Arbeitgeber in der Regel das Beschäftigungsverhältnis nicht kündigen.

6. Sozialversicherung

Während der Pflegezeit ist die Pflegeperson über die Pflegeversicherung sozial abgesichert. Die Pflegekasse führt an folgende gesetzliche Sozialversicherungen Beiträge ab:

- **Unfallversicherung**
- **Arbeitslosenversicherung**
- **Rentenversicherung**
  Die Höhe der Beiträge orientiert sich an der Pflegestufe des zu Pflegenden.
- **Kranken- und Pflegeversicherung**
  Besteht die Möglichkeit der Familienversicherung, so ist diese zu wählen. Ist dies nicht möglich, muss sich die Pflegeperson während der Pflegezeit freiwillig oder privat krankenversichern. Auf Antrag bezuschusst die Pflegeversicherung bis zur Höhe des Mindestbeitrags der Kranken- und Pflegeversicherung.

Während der kurzzeitigen Arbeitsverhinderung (maximal 10 Tage) ist keine Übernahme der Sozialversicherungsbeiträge durch die Pflegekasse notwendig. Es besteht ein durchgehender Versicherungsschutz.

Wer hilft weiter?

☞ *Pflegekassen*

Regelsätze der Sozialhilfe

(§ 28, § 28 a SGB XII)

Das Wichtigste in Kürze

Die Regelsätze bestimmen die Höhe des Teils der Sozialhilfe, der die grundlegendsten Bedürfnisse abdecken soll. Die Leistungen für Miete, Heizung, Versicherungen und sonstige Bedarfe sind nicht Teil der Regelsätze.

1. Umfang

Die laufenden Leistungen nach Regelsätzen der ☞ *Sozialhilfe* sollen den **Regelbedarf** abdecken. Dazu gehören vorrangig Leistungen für Ernährung, hauswirtschaftlichen Bedarf (u.a. Beschaffung von Wäsche, Hausrat, Haushaltsgeräten und Instandsetzung) einschließlich Haushaltsenergie (z.B. Strom, Gas, Wasser; **nicht** Heizkosten) sowie persönliche Bedürfnisse des täglichen Lebens (gemäß der Regelsatzverordnung).

Nicht in den Regelsätzen enthalten sind

- Kosten für Unterkunft und Heizung
- Beiträge zur Kranken- und Pflegeversicherung

Zusätzlich zu den Regelsätzen erhalten bestimmte Personengruppen Mehrbedarfszuschläge und Einmalige Leistungen.

2. Zusatzleistungen für Schüler

Erstmalig im Schuljahr 2009/2010 gibt es für hilfebedürftige Schüler bis zur 10. Jahrgangsstufe zu Beginn eines Schuljahrs zusätzliche Leistungen in Höhe von 100,- €. In Einzelfällen kann der Sozialhileträger einen Nachweis über die zweckentsprechende Verwendung des Geldes verlangen.

3. Höhe

Seit 1.7.2008 gelten folgende Regelsätze:

Regelsätze für		Höhe
Haushaltsvorstand oder Alleinstehende (= Eckregelsatz)	100 %	351,- €
Ehe- oder Lebenspartner jeweils	90 %	316,- €
Haushaltsangehörige bis zum 14. Geburtstag	60 %	211,- €
Haushaltsangehörige ab dem 14. Geburtstag	80 %	281,- €

Diese Regelsätze können von Bundesland zu Bundesland aufgrund regionaler Besonderheiten variieren.

Die Regelsätze können bis zu 25 % **gekürzt** werden, z.B. bei Weigerung des Hilfesuchenden, eine zumutbare Tätigkeit oder die Teilnahme an einer erforderlichen Vorbereitung aufzunehmen (§ 39 SGB XII).

Aus den Regelsätzen wird auch das Taschengeld berechnet. Es beträgt mindestens 27 %.

Wer hilft weiter?

Individuelle Auskünfte erteilt das Sozialamt.

R

Reha-Sport und Funktionstraining

(§ 43 SGB V - § 28 SGB VI - § 39 SGB VII - jeweils i.V.m. § 44 SGB IX)

Das Wichtigste in Kürze

Reha-Sport und Funktionstraining finden immer in Gruppen und unter ärztlicher Aufsicht statt. Reha-Sport dient der allgemeinen Stärkung der Leistungsfähigkeit nach einer Erkrankung. Funktionstraining ist gezielt auf bestimmte körperliche Funktionsdefizite gerichtet. Die Maßnahmen dauern je nach Erkrankung und Kostenträger 6 Monate bis 3 Jahre.

1. Reha-Sport

Zum Reha-Sport zählen z.B. bewegungstherapeutische Übungen. Sie dienen der Stärkung von Ausdauer, Koordination, Flexibilität, Kraft und psychischer Leistungsfähigkeit. Hierunter fallen u.a. Gymnastik, Leichtathletik, Schwimmen, Bewegungsspiele in Gruppen sowie spezielle Gruppen für Herzpatienten.

2. Funktionstraining

Funktionstraining wirkt besonders mit den Mitteln der Krankengymnastik und der Ergotherapie gezielt auf körperliche Strukturen (Muskeln, Gelenke etc.) und wird unter Anleitung und Überwachung vor allem durch Krankengymnasten durchgeführt. Funktionstraining ist immer organorientiert, es dient dem Erhalt von Funktionen, der Beseitigung oder Verbesserung von Funktionsstörungen sowie dem Hinauszögern von Funktionsverlusten einzelner Organsysteme oder Körperteile. Es ist angezeigt z.B. bei degenerativen und entzündlichen Veränderungen der Bewegungsorgane wie Rheuma und Osteoporose. Als Funktionstraining gelten u.a. Trocken- und Wassergymnastik.

3. Voraussetzungen

Die Rentenversicherung, die Unfallversicherung, die Krankenversicherung und die Agentur für Arbeit übernehmen Reha-Sport oder Funktionstraining als ergänzende Leistung zur Rehabilitation unter folgenden Voraussetzungen:

- ärztlich verordnet
- Die Verordnung ist von einem Arzt zu erstellen, der das Leiden und dessen Folgen behandelt. Sie soll enthalten:
  - Diagnose und gegebenenfalls Nebendiagnosen, so weit diese berücksichtigt werden müssen oder Einfluss auf die Verordnungsnotwendigkeit nehmen
  - Gründe und Ziele, weshalb Reha-Sport/Funktionstraining erforderlich ist
  - Dauer und Anzahl der wöchentlich notwendigen Übungseinheiten
  - Empfehlung zur Auswahl der geeigneten Sportart
- in Gruppen
- unter ärztlicher Betreuung
- Antrag: Vordruck „Antrag auf Förderung von Rehabilitationssport/Funktionstraining"

4. Zuständigkeit

Wird **während einer Leistung zur Reha** die medizinische Notwendigkeit einer Reha-Sport-Maßnahme festgestellt, ist vom Arzt der Behandlungsstätte eine Empfehlung im sogenannten „Abschlussbericht" auszusprechen, und der behandelnde Arzt hat dem Reha-Sport oder Funktionstraining zuzustimmen. Der Reha-Sport muss dann inner-

halb von 3 Monaten nach der Rehamaßnahme beginnen. Kostenträger sind in der Regel die Rentenversicherungsträger.
Die Berufsgenossenschaften übernehmen Reha-Sport und Funktionstraining im Anschluss an medizinische Maßnahmen, vorausgesetzt, es liegt ein Unfallversicherungsfall vor (Arbeitsunfall, Berufskrankheit).
Geht dem Reha-Sport oder Funktionstraining **keine** Leistung zur Reha voraus, ist die Krankenkasse zuständig.
Bei Geringverdienenden oder nicht Versicherten kommt unter Umständen das Sozialamt für die Kosten auf und orientiert sich dabei an der Kostenübernahme durch die Krankenkasse.

5. Dauer

Reha-Sport bzw. Funktionstraining dauert
- in der Rentenversicherung in der Regel 6 Monate, bei medizinischer Erforderlichkeit längstens 12 Monate.
- in der Unfallversicherung in der Regel unbegrenzt.
- in der gesetzlichen Krankenversicherung bei bestimmten Erkrankungen bis zu 36 Monate.

Danach muss der Arzt eine neue Verordnung ausstellen.

Wer hilft weiter?

Die Adressen von Reha-Sportgruppen in der Region sind bei den Krankenkassen zu erfragen. Diese haben eine Übersicht über die Sportvereine und -gruppen, mit denen sie vertraglich Kostenvereinbarungen (regional unterschiedlich) getroffen haben.
Auch Behindertensportverbände bieten zum Teil Reha-Sportarten und Funktionstrainingsmaßnahmen an. Über entsprechende Gruppen informiert die Hauptgeschäftsstelle des Deutschen Behindertensportverbands, Telefon 0203 7174-170, E-Mail dbs@dbs-npc.de, www.dbs-npc.de.
Der Vordruck „Antrag auf Förderung von Rehabilitationssport/Funktionstraining" ist bei Sportvereinen, Ärzten und den zuständigen Leistungsträgern erhältlich.

Rehabilitation

Das Wichtigste in Kürze

Die Rehabilitation (Reha) ist ein sehr großer und komplexer Bereich, für den alle Versicherungsträger zuständig sein können und die verschiedenen Zielen dient: Wiederherstellung der Gesundheit, (Wieder-) Eingliederung ins Arbeitsleben, Verhinderung der Verschlechterung des Gesundheitszustands. Die bekanntesten Leistungen der Reha sind Kuren, Umschulungen, Reha-Sport, Nachsorge nach Krebsbehandlungen und Kinderkuren.

1. Grundsatz

Reha(bilitation) geht vor Rente (§ 9 SGB VI).
Das heißt: Es wird möglichst versucht, mit Rehamaßnahmen den Renteneintritt zu verhindern oder zu verzögern.

2. Bereiche der Reha

Die Reha im weiteren Sinn umfasst 4 große Bereiche:
- **Medizinische Leistungen zur Rehabilitation** (§§ 26 ff. SGB IX)
  Sie dienen insbesondere der Ausheilung einer Erkrankung und der Wiederherstellung der Gesundheit. Näheres unter ☞ *Medizinische Rehabilitation.*
- **Leistungen zur Teilhabe am Arbeitsleben** (§§ 33 ff. SGB IX)
  Sie werden auch als „berufliche Reha" bezeichnet und sollen die Erwerbsfähigkeit Behinderter erhalten, verbessern, (wieder-)herstellen und möglichst dauerhaft sichern. Näheres unter ☞ *Teilhabe am Arbeitsleben.*
- **Unterhaltssichernde und ergänzende Leistungen** (§§ 44 ff. SGB IX)
  Sie sollen bei der Wiedereingliederung Behinderter dazu dienen, das Ziel der Reha-

maßnahmen zu erreichen und zu sichern. Dazu zählen z.B. Übergangsgeld, Reisekosten oder Kinderbetreuungskosten.

- **Leistungen zur Teilhabe am Leben in der Gemeinschaft** (§§ 55 ff. SGB IX).
  Sie werden auch als „soziale Reha" bezeichnet. Dazu zählen z.B.:
  - Heilpädagogische Maßnahmen für (schwer-) behinderte Kinder, die noch nicht eingeschult sind
  - Hilfen zur Förderung der Verständigung für Hör- und Sprachbehinderte
  - Hilfen zur Teilhabe am gesellschaftlichen und kulturellen Leben,
    z.B. Besuche von Veranstaltungen, Mitgliedschaft in einem Verein, Kauf von Büchern und Zeitungen, Hilfen bei der Beschaffung, Ausstattung und Erhaltung einer behindertengerechten Wohnung (z.B. Bau einer Rampe für Rollstuhlfahrer, Beseitigung von Schwellen, Verbreiterung von Türen)

Wer hilft weiter?

Nahezu alle Träger der Sozialversicherung übernehmen Rehamaßnahmen und geben auch Auskünfte. Näheres unter ☞ *Rehabilitation > Zuständigkeit*. Koordination und Auskunft über alle Träger hinweg übernehmen die Servicestellen. Sie sind Anlaufstellen für alle Fragen zur Reha.

Rehabilitation > Zuständigkeit

Das Wichtigste in Kürze

Nahezu alle Träger der Sozialversicherung übernehmen Rehamaßnahmen. Zuständigkeitsklärungen verhindern, dass die Kostenträger die Anträge endlos hin und her schieben und der Antragsteller das Nachsehen hat. Zudem sind die Servicestellen Ansprechpartner, die unabhängig vom Träger bei Fragen zur Reha und zur Antragstellung weiterhelfen.

1. Kostenträger

- Krankenkassen
  sind zuständig bei Leistungen zur ☞ *Medizinischen Rehabilitation*, so weit es um den Erhalt oder die Wiederherstellung der Gesundheit geht und **wenn nicht** andere Sozialversicherungsträger solche Leistungen erbringen.
- Rentenversicherungsträger
  erbringen Leistungen zur Medizinischen Rehabilitation und zur Teilhabe am Arbeitsleben,
  - wenn die Erwerbsfähigkeit erheblich gefährdet oder schon gemindert ist und durch die Rehamaßnahme wesentlich gebessert oder wiederhergestellt werden kann
    und
  - wenn die versicherungsrechtlichen Voraussetzungen für die Leistungen zur ☞ *Medizinischen Rehabilitation* und zur ☞ *Teilhabe am Arbeitsleben* erfüllt sind. Details siehe dort.
- Berufsgenossenschaften
  sind bei Arbeitsunfällen und Berufskrankheiten für die gesamte Rehabilitation verantwortlich.
- Agenturen für Arbeit
  übernehmen Leistungen zur Teilhabe am Arbeitsleben, **wenn** kein anderer Sozialversicherungsträger hierfür zuständig ist.
- Sozialämter
  treten nachrangig für alle Leistungen zur Medizinischen Rehabilitation und zur Teilhabe am Arbeitsleben ein, **wenn** kein anderer Sozialversicherungsträger vorrangig zuständig ist.
- Jugendämter
  erbringen Leistungen zur Teilhabe für seelisch behinderte Kinder und Jugendliche und hiervon Bedrohte bis zu einem Alter von 26 Jahren, **wenn** kein anderer Träger der Sozialversicherung zuständig ist.

2. Antragstellung

Dem Reha-Antrag müssen Bescheinigungen des behandelnden Arztes über die Art der Erkrankung und die Notwendigkeit der Reha beigefügt werden. Ärztliche Bescheinigungen und Begründungen sollten so detailliert und ausführlich wie möglich sein und nicht nur Diagnose und Therapie umfassen, sondern auch die Einschränkungen des Patienten im Alltag im Vergleich zu gleichaltrigen Personen beschreiben. Das erspart Nachfragen und erhöht die Chance auf Genehmigung der Leistungen.

3. Zuständigkeitsklärung

(§ 14 SGB IX)
Spätestens 2 Wochen nachdem ein Antrag auf Reha-Leistungen bei einem Reha-Träger eingegangen ist, muss dieser Träger geklärt haben, ob er hierfür zuständig ist. Die „Zuständigkeitsklärung" soll verhindern, dass ein Antrag zwischen verschiedenen Trägern hin- und hergeschoben wird.
Nach einer weiteren Woche wird über die beantragte Leistung entschieden, **außer** der Antrag wurde - bei Erklärung der Unzuständigkeit - an einen weiteren Reha-Träger weitergeleitet. Die Weiterleitung erfolgt (automatisch) durch den Träger, der zunächst den Antrag erhielt. Dieser „weitere" (zweite) Träger entscheidet innerhalb von 3 Wochen, nachdem der Antrag bei ihm eingegangen ist.
Eine nochmalige Weiterleitung gibt es nicht, auch wenn sich später herausstellen sollte, dass der „weitere" (= zweite) Träger nicht zuständig ist. Die Erstattung der Aufwendungen erfolgt dann zwischen den Trägern, ohne Auswirkung auf den Versicherten.
Sofern ein **Gutachten** zur Ermittlung des Reha-Bedarfs nötig ist, muss das Gutachten 2 Wochen nach Auftragserteilung vorliegen und die Entscheidung über den Antrag 2 Wochen nach Vorliegen des Gutachtens getroffen sein.

3.1. Maximale Dauer der Entscheidung über den Leistungsantrag

Maximale Dauer der Entscheidung über den Leistungsantrag:

- Maximal 3 Wochen, wenn der erste Reha-Träger zuständig ist und kein Gutachten benötigt wird.
- Maximal 5 Wochen, wenn an den zweiten Träger weitergeleitet wurde und kein Gutachten benötigt wird.
- Maximal 5 Wochen, wenn der erste Träger ein Gutachten benötigt.
- Maximal 7 Wochen, wenn der zweite Träger ein Gutachten benötigt.

Kann über den Antrag nicht innerhalb der genannten Fristen entschieden werden, muss der Reha-Träger dies dem Antragsteller unter Darlegung der Gründe rechtzeitig mitteilen.
Erfolgt keine solche Mitteilung oder liegt kein zureichender Grund vor, kann der Antragsteller dem Reha-Träger eine angemessene Frist setzen und dabei erklären, dass er sich nach Ablauf der Frist die Leistung selbst beschafft. Im Fall einer Selbstbeschaffung von Leistungen ist der zuständige Träger **unter Beachtung der Grundsätze der Wirtschaftlichkeit und Sparsamkeit** zur Erstattung der Aufwendungen verpflichtet (§ 15 SGB IX).

Wer hilft weiter?

Wenn eine Rehabilitation empfohlen, aber noch nicht beantragt wurde, weil erst geklärt werden muss, wer als Kostenträger zuständig ist, sind die Servicestellen die richtigen Ansprechpartner.

Reisen bei Schmerzmitteleinnahme

Das Wichtigste in Kürze

Wer regelmäßig Schmerzmittel einnimmt, muss bei Auslandsreisen folgende Aspekte vorher beachten:

- Medizinische Notwendigkeit nachweisbar machen - mit Beipackzettel, Attest, Bescheinigungen etc.
- Infomationen übersetzen lassen.
- Mengenlimitierung beachten.
- Zeitverschiebung, veränderte Klimabe-

dingungen und Komplikationen (Durchfall, Erbrechen) mit einkalkulieren.
- Rechtzeitig planen.

1. Bescheinigungen bei Auslandsreisen

Schmerz- und Betäubungsmittel können bei der Einreise in andere Länder beschlagnahmt werden. Patienten, die auf diese Medikamente angewiesen sind, müssen deshalb den **Beipackzettel** sowie - in nichtdeutschsprachigen Ländern auf englisch übersetzt - ein **ärztliches Attest** vorweisen können, das erklärt, dass der Patient das Medikament auf ärztliche Verordnung einnehmen muss und es dazu dient, ihn während des Aufenthaltes gesund zu erhalten. Es wird empfohlen, diese ärztliche Erklärung von der Gesundheitsbehörde des jeweiligen Bundeslandes **beglaubigen** zu lassen.
Der Patient darf die **Menge** an Schmerzmitteln mit sich führen, die er wegen seines Gesundheitsproblems für die Zeit des Aufenthaltes benötigt. Bei der Zollerklärung müssen diese Medikamente angegeben werden. Es ist ratsam bei der zuständigen Botschaft in Deutschland die **genauen Richtlinien** des jeweiligen Landes zu erfragen.

Die „Bescheinigung für das Mitführen von ☞ *Betäubungsmitteln* im Rahmen einer ärztlichen Behandlung bei Auslandsreisen" kann beim Bundesinstitut für Arzneimittel und Medizinprodukte (BfArM) unter www.bfarm.de > Betäubungsmittel > Formulare heruntergeladen werden.
Zudem sollten Patienten, die auf Opioide angewiesen sind, immer ihren ☞ *Opioid-Ausweis* mit sich führen.

2. Gefahr Durchfall

In manchen Reiseländern ist die Gefahr relativ hoch, durch **ungewohnte Speisen oder verunreinigtes Trinkwasser** Durchfall zu bekommen. Manchen Reisenden wird auch bei Flügen oder Seereisen übel, so dass sie sich übergeben müssen. Bei Durchfall oder Erbrechen können oral zugeführte Schmerzmittel eventuell nicht mehr ausreichend wirken. Eine Möglichkeit, die Unterversorgung des Patienten zu vermeiden, sind Opioide, die über ein Pflaster durch die Haut aufgenommen werden.

3. Tipps für eine erholsame Reise

Reise möglichst stressfrei planen, z.B. Hilfe eines Reisebüros in Anspruch nehmen, Gepäck vorab einchecken, damit der Schmerzkranke nicht lange in der Schlange stehen muss, ausreichend Pausen einplanen.
- Eventuell muss die medikamentöse Therapie **höher dosiert** werden als zu Hause, weil
  - die An- und Abreise für viele Patienten besonders belastend ist (z.B. langes, unbequemes Sitzen im Flugzeug).
  - im Urlaub oft ein Teil des Therapiespektrums wie Akupunktur, Physio- oder Psychotherapie wegfällt.
- Wenn der Patient zu Hause ein **Analgetikum in oraler Form** einnimmt, sollte er für den Urlaub zusätzlich Schmerzmedikamente wie Pflaster, Spritzen, Nasensprays etc. verordnet bekommen, weil Tabletten aufgrund von Erbrechen nicht wirken könnten.
- Für **Migräne-Patienten** kann der **Jetlag** problematisch werden. Deshalb sollte auch im Urlaub der normale Tagesrhythmus eingehalten werden. Eventuell ist Melantonin empfehlenswert.
- **Opioid-Patienten** sollten sich bei **Zeitverschiebung** sofort auf den Tagesrhythmus vor Ort einstellen und Übergangsprobleme mit niedriger dosierten Präparaten, z.B. Tropfen überbrücken.
- Die Anwendung von **Schmerzpflastern** kann in heißen Ländern problematisch werden, da schweißfeuchte Haut eine höhere Dosis aus dem Pflaster schwemmt. Eventuell auf niedriger dosierte Pflaster ausweichen.
- Patienten, die **TENS-Geräte** benutzen, kommen in heißen Ländern mit einer geringeren Stromintensität aus als zu Hause, da schweißfeuchte Haut besser leitet als

trockene. Am Flughafen gibt es keine Probleme mit dem Gerät, wenn der Patient die Gebrauchsanweisung vorlegen kann.

4. Behindertenreisen

Unter Umständen ist es stressfreier und erholsamer, die Reise von einem - mit den Belangen Behinderter vertrauten - Reiseveranstalter organisieren zu lassen oder sich einer entsprechenden Reisegruppe anzuschließen. Dies ermöglicht auch schwerbehinderten Menschen eine Reise ins Ausland. Veranstalter und Anbieter von Behindertenreisen erfährt man

- beim örtlichen Reisebüro oder
- beim betafon Telefon 01805 2382366 (14 Ct./Min.)

Schmerzarten

Das Wichtigste in Kürze

In der Fachwelt gibt es unterschiedliche Ansätze, Schmerz zu definieren. Allgemein anerkannt sind eine Unterscheidung nach akutem und chronischem Schmerz sowie nach Nozizeptorenschmerz und neuropathischen Schmerzen.

1. International Association for the Study of Pain

Die International Association for the Study of Pain definiert Schmerz als „... ein unangenehmes Sinnes- oder Gefühlserlebnis, das mit tatsächlicher oder drohender Gewebeschädigung einhergeht oder von betroffenen Personen so beschrieben wird, als wäre eine solche Gewebeschädigung die Ursache."

2. Arbeitsgemeinschaft der Schmerztherapeuten der WHO

Die Arbeitsgemeinschaft der Schmerztherapeuten der WHO hat eine allgemeingültige Differenzierung zur Unterscheidung von akutem und chronischem Schmerz getroffen:

2.1. Akuter Schmerz

Akuter Schmerz ist zeitlich begrenzt und hat eine Warnfunktion, die den Körper zur Schutzhandlung zwingt. Nach Behandlung der Ursache klingt dieser Schmerz in einem absehbaren Zeitraum wieder ab.

2.2. Chronischer Schmerz

Beim chronischen Schmerz hält der Schmerz über einen Zeitraum von 6 Monaten und länger an. Die Ursache des chronischen Schmerzes ist nicht auffindbar oder bekannt und nicht ursächlich therapierbar. Die Warnfunktion ist verloren gegangen. Der Schmerz wird zur eigenständigen Erkrankung, die als chronische Schmerzkrankheit bezeichnet wird.

3. Definition

Die Bundeskassenärztliche Vereinigung und die Spitzenverbände der Ersatzkassen definierten 1996 die chronische Schmerzkrankheit folgendermaßen: „Chronisch schmerzkrank sind Patienten, bei denen der Schmerz seine Leit- und Warnfunktion verloren und selbstständigen Krankheitswert erlangt hat. In diesen Fällen führt das Schmerzleiden zu psychopathologischen Veränderungen. Der Patient erhebt den Schmerz zum Mittelpunkt seines Denkens und Verhaltens. Dadurch wird er seinem sozialen Umfeld entfremdet, was zu einer Vertiefung des psychopathologischen Krankheitsbildes oder zu einem algogenen Psychosyndrom führen kann."

4. Nozizeptorenschmerz

Ein Nozizeptor ist ein Schmerzrezeptor, der auf eine drohende oder eingetretene Verletzung oder auf verschiedene Reize des Körpergewebes reagiert.
Nozizeptorenschmerzen sind Gewebetraumen, bei denen die peripheren und zentra-

len Strukturen der Schmerzrezeptoren intakt bleiben.
Beispiele für Nozizeptorenschmerzen: chronische Rückenschmerzen, Tumorschmerzen, chronische Entzündungsschmerzen.

4.1. Somatischer und viszeraler Schmerz

Unterschieden wird zwischen 2 Arten von Nozizeptorenschmerz.

- **Somatischer** (den Körper betreffend) Nozizeptorenschmerz entsteht durch Reizung der Nozizeptoren der Haut, Gelenke, Skelettmuskulatur u.a. und ist scharf begrenzt, gut lokalisierbar und stechend.
- Vom **viszeralen** (die Eingeweide betreffend) Nozizeptorenschmerz wird gesprochen bei der Reizung von Nozizeptoren in den inneren Organen des Becken-, Bauch- und Brustraums. Diese Schmerzen sind drückend, ziehend und nicht gut lokalisierbar.

5. Neuropathische Schmerzen

Neuropathische Schmerzen entstehen durch Reizung oder Kompression peripherer Nerven oder durch Kompression von Nervenwurzeln im Bereich der Wirbelsäule.
Bei den neuropathischen Schmerzen werden die Nozizeptoren, d.h. die zentralen und peripheren Reizleitungssysteme selbst, geschädigt.
Neuropathische Schmerzen haben zwei unterschiedliche Beschwerdebilder:

- Schneidend, stechend und attackenweise auftretend.
- Dauerschmerz, der als brennend oder bohrend beschrieben wird.

Beispiele für neuropathische Schmerzen: Phantomschmerz nach Amputationen, Neuralgie bei Herpes Zoster, Polyneuropathie.

Schmerzmessung

Das Wichtigste in Kürze

Grundlage für eine angemessene Schmerztherapie ist die **Diagnose** des Schmerzes. Die Deutsche Gesellschaft zum Studium des Schmerzes fordert sowohl die ärztliche Anamnese und Untersuchung unter Einbeziehung psychosozialer Faktoren als auch die Einschätzung des Patienten. Für die Patienteneinschätzung stehen verschiedene Skalen und Tagebücher zur Verfügung.

1. Empfehlungen der DGSS

Die Deutsche Gesellschaft zum Studium des Schmerzes stützt die Beurteilung von Schmerzen auf 4 Eckpfeiler:

1. Anamnese (Vorerkrankung, Schmerzgeschichte etc.).
2. Klinisch-neurologische Untersuchung.
3. Suche nach psychosozialen Faktoren (Familienanamnese). Psychosoziale Risikofaktoren können einen bedeutenden Einfluss auf die Chronifizierung von Schmerzen haben.

Die Beurteilung dieser 3 Bereiche erfolgt durch den Arzt.

4. Durch den Patienten erfolgt die quantitative Beurteilung der Schmerzen mithilfe eines Schmerztagebuchs, eines Schmerzfragebogens oder einer Schmerzskala. Schmerzen werden vom Patienten subjektiv empfunden. Ohne die Mitwirkung des Patienten ist es für den Arzt schwierig, den Schmerz einzuschätzen. Deshalb ist wichtig, dass der Patient seinen Schmerz erfasst und zum Ausdruck bringen kann.

1.1. Schmerzskalen

Folgende Skalen kommen in der Praxis häufig zum Einsatz:

- **Numerische Rating Skala (NRS)**
  Die NRS ist eine lineaähnliche Skala mit 10 Segmenten von 0 - 10. Dabei steht die

Schmerzfragebogen

Name, Vorname ______________________________

Datum __________ Woche vom ______________________

1. Bitte zeichnen Sie in der Skizze ein, wo Sie Schmerzen haben.

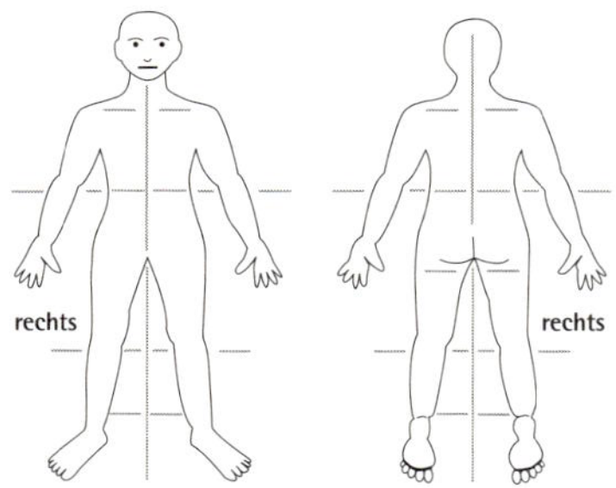

2. Bitte tragen Sie ein, wie oft Sie Schmerzen haben.

- ☐ täglich
- ☐ einmal pro Woche
- ☐ andauernd
- ☐ mehrmals pro Woche
- ☐ einmal pro Monat
- ☐ anfallsweise

3. Bitte beschreiben Sie die Schmerzempfindung.

- ☐ stechend
- ☐ reißend
- ☐ pochend
- ☐ scharf
- ☐ klopfend
- ☐ schneidend
- ☐ pulsierend
- ☐ ziehend
- ☐ brennend
- ☐ ausstrahlend

Persönliche Bemerkungen:

____

____

____

4. Bitte tragen Sie täglich die Zahl ein, die Ihre Schmerzen am besten beschreibt.

Tag	Montag			Dienstag			Mittwoch			Donnerstag			Freitag			Samstag			Sonntag		
Datum																					
Uhrzeit	7^{00}	13^{00}	20^{00}	7^{00}	13^{00}	20^{00}	7^{00}	13^{00}	20^{00}	7^{00}	13^{00}	20^{00}	7^{00}	13^{00}	20^{00}	7^{00}	13^{00}	20^{00}	7^{00}	13^{00}	20^{00}
sehr starker Schmerz	10	10	10	10	10	10	10	10	10	10	10	10	10	10	10	10	10	10	10	10	10
	9	9	9	9	9	9	9	9	9	9	9	9	9	9	9	9	9	9	9	9	9
☹	8	8	8	8	8	8	8	8	8	8	8	8	8	8	8	8	8	8	8	8	8
	7	7	7	7	7	7	7	7	7	7	7	7	7	7	7	7	7	7	7	7	7
😐	6	6	6	6	6	6	6	6	6	6	6	6	6	6	6	6	6	6	6	6	6
	5	5	5	5	5	5	5	5	5	5	5	5	5	5	5	5	5	5	5	5	5
☺	4	4	4	4	4	4	4	4	4	4	4	4	4	4	4	4	4	4	4	4	4
	3	3	3	3	3	3	3	3	3	3	3	3	3	3	3	3	3	3	3	3	3
	2	2	2	2	2	2	2	2	2	2	2	2	2	2	2	2	2	2	2	2	2
kein Schmerz	1	1	1	1	1	1	1	1	1	1	1	1	1	1	1	1	1	1	1	1	1
	0	0	0	0	0	0	0	0	0	0	0	0	0	0	0	0	0	0	0	0	0

5. Bitte wählen Sie ein Symbol, dass Ihr Allgemeinbefinden beschreibt.

Tag	Montag	Dienstag	Mittwoch	Donnerstag	Freitag	Samstag	Sonntag
Schlaf	☹ 😐 ☺	☹ 😐 ☺	☹ 😐 ☺	☹ 😐 ☺	☹ 😐 ☺	☹ 😐 ☺	☹ 😐 ☺
Stuhlgang	☹ 😐 ☺	☹ 😐 ☺	☹ 😐 ☺	☹ 😐 ☺	☹ 😐 ☺	☹ 😐 ☺	☹ 😐 ☺
Appetit	☹ 😐 ☺	☹ 😐 ☺	☹ 😐 ☺	☹ 😐 ☺	☹ 😐 ☺	☹ 😐 ☺	☹ 😐 ☺
Übelkeit	☹ 😐 ☺	☹ 😐 ☺	☹ 😐 ☺	☹ 😐 ☺	☹ 😐 ☺	☹ 😐 ☺	☹ 😐 ☺
Stimmung	☹ 😐 ☺	☹ 😐 ☺	☹ 😐 ☺	☹ 😐 ☺	☹ 😐 ☺	☹ 😐 ☺	☹ 😐 ☺

☺ **gut** 😐 **mäßig** ☹ **schlecht**

6. Bitte tragen Sie Ihre Medikamente ein.

Datum	Medikament	Früh	Mittag	Abend	Nacht

0 für keinen Schmerz und die 10 für den stärksten Schmerz.

- **Visuelle Analog Skala (VAS)**
  Die VAS ist eine lineaähnliche Skala. Mit einem Schieber kann der Patient die Intensität von dem Punkt „lachender Smiley = keine Schmerzen" bis „trauriger Smiley = stärkste vorstellbare Schmerzen" angeben. Diese Skala ist für den Patienten sehr gut handhabbar.
- **Verbale Rating Skala (VRS)**
  Bei der verbalen Ratingskala kann der Patient eine Schmerzintensität auswählen aus: nicht vorhandener, leichter, mittlerer, starker und sehr starker Schmerz.

1.2. Schmerztagebuch/Schmerzfragebogen

Die für die Behandlung wichtigen Informationen werden vom Patienten notiert, dies sind: Medikamenteneinnahme, Schmerzstärke, Aussagen über Wohlbefinden und Aktivitäten.
Anhand der erfassten Informationen kann der Arzt die Therapie bestmöglich durchführen.

Praxistipps

- Einen Schmerzfragebogen finden Sie auf Seite 155 oder als Download unter www.betanet.de/download/schmerz-fragebogen.de.
- Eine kombinierte **Visuelle und Numerische Analogskala** können Sie kostenlos bei verschiedenen Arzneimittelherstellern bestellen.
- **Schmerztagebücher, visuelle und numerische Analogskalen** können Sie kostenpflichtig bestellen bei der Deutschen Schmerzhilfe, Bundesverband, Sietwende 20, 21720 Grünendeich, Telefon 04142 8104-34, Fax 04142 8104-35, E-Mail geschaeftsstelle@schmerzhilfe.org, www.schmerzinfos.de.

Schwerbehinderte, Schwerbehinderung

☞ *Behinderung*

Schwerbehindertenausweis

(§ 69 SGB IX - SchwbAV (Schwerbehindertenausweisverordnung))

Das Wichtigste in Kürze

Der Schwerbehindertenausweis belegt Art und Schwere der Behinderung und muss vorgelegt werden, wenn Vergünstigungen für Schwerbehinderte beantragt oder in Anspruch genommen werden. Schwerbehinderte können je nach ☞ *Grad der Behinderung* und/oder Merkzeichen folgende Nachteilsausgleiche beanspruchen:

- Merkzeichenabhängige Nachteilsausgleiche (Tabelle Seite 158)
- Nachteilsausgleiche abhängig vom Grad der Behinderung (Tabelle Seite 159)

1. Antrag

Die Ausstellung eines Schwerbehindertenausweises erfolgt auf Antrag des Schwerbehinderten. **Antragsformulare** sind beim Versorgungsamt erhältlich.

Praxistipps

Folgende Tipps helfen bei der Antragstellung:

- Nicht nur die Grunderkrankung, sondern auch alle zusätzlichen Beeinträchtigungen (z.B. Sehfehler) und Begleiterscheinungen angeben.
- Kliniken und Ärzte anführen, die **am besten** über die angeführten Gesundheitsstörungen informiert sind. Dabei unbedingt die dem Antrag beiliegenden Schweigepflichtsentbindungen und Einverständniserklärungen ausfüllen, damit das Versorgungsamt bei den angegebenen Stellen die entsprechenden Auskünfte einholen kann.

S

- Antragstellung mit dem behandelnden Arzt absprechen. Der Arzt sollte in den Befundberichten die einzelnen Auswirkungen der Erkrankung (z.B. körperliche Belastbarkeit) detailliert darstellen. Diese Kriterien, nicht allein die Diagnose, entscheiden über den Grad der Behinderung. Der Patient sollte sich etwa eine Woche lang selbst beobachten und beobachten lassen und alles aufschreiben, was körperlich beeinträchtigt, was Schmerzen verursacht, womit er sich und/oder andere gefährdet (z.B. zu langsam im Straßenverkehr, andere Verkehrsteilnehmer nicht gehört oder gesehen).
- Bereits vorhandene ärztliche Unterlagen gleich bei Antragstellung mit einreichen, z.B. Krankenhausentlassungsbericht, Kurbericht, alle die Behinderung betreffenden Befunde in Kopie.
- Lichtbild beilegen (erst ab Vollendung des 10. Lebensjahres notwendig).
- Wenn der Behinderte niemals in der Lage ist, das Haus zu verlassen, ist es auf Antrag möglich, einen Schwerbehindertenausweis ohne Foto zu bekommen.
- Nach der Feststellung des Grades der Behinderung (GdB) bekommt der Behinderte vom Versorgungsamt einen sogenannten **Feststellungsbescheid**. Ab einem GdB von 50 besteht die Möglichkeit, einen Schwerbehindertenausweis zu bekommen.

2. Gültigkeitsdauer

Der Ausweis wird in der Regel für **längstens 5 Jahre** ausgestellt.

- **Ausnahme**
  Bei einer voraussichtlich lebenslangen Behinderung kann der Ausweis unbefristet ausgestellt werden.
- **Verlängerung**
  Die Gültigkeit kann auf Antrag höchstens zweimal verlängert werden. Danach muss ein neuer Ausweis beantragt werden.
- **Bei Schwerbehinderten unter 10 Jahren**
  ist der Ausweis bis zur Vollendung des 10. Lebensjahres befristet. Danach werden die Voraussetzungen der Schwerbehinderung neu überprüft.
- **Bei Schwerbehinderten zwischen 10 und 15 Jahren**
  ist der Ausweis bis zur Vollendung des 20. Lebensjahres befristet. Danach werden die Voraussetzungen der Schwerbehinderung neu überprüft.

3. Antrag auf Erhöhung

Verschlechtert sich der Gesundheitszustand eines Menschen mit Schwerbehindertenausweis oder kommt eine weitere dauerhafte Einschränkung dazu, dann sollte beim Versorgungsamt ein Antrag auf Erhöhung des Grades der Behinderung (GdB) gestellt werden. Der Vordruck für den Antrag wird auf Anfrage vom Versorgungsamt zugeschickt und es wird geprüft, ob ein neuer Schwerbehindertenausweis mit eventuell neuen Merkzeichen ausgestellt wird.

4. Merkzeichen

Verschiedene Merkzeichen im Schwerbehindertenausweis kennzeichnen die Behinderung und signalisieren, welche Vergünstigungen der Behinderte erhält. Es gibt folgende Merkzeichen:

- Merkzeichen G: erhebliche Beeinträchtigung der Bewegungsfähigkeit im Straßenverkehr sowie erhebliche Geh- und/oder Stehbehinderung
- Merkzeichen aG: außergewöhnliche Gehbehinderung
- Merkzeichen H: hilflos
- Merkzeichen Bl: blind oder hochgradig sehbehindert
- Merkzeichen RF: Rundfunk- und Fernsehgebührenbefreiung
- Merkzeichen B: ständige Begleitung bei Benutzung öffentlicher Verkehrsmittel notwendig
- Merkzeichen Gl: gehörlos und an Taubheit grenzende Schwerhörigkeit mit schwerer Sprachstörung

Wer hilft weiter?

Versorgungsamt

Merkzeichenabhängige Nachteilsausgleiche

aG	B	Bl	G	Gl	H	RF
außergewöhnlich gehbehindert	**Notwendigkeit ständiger Begleitung**	**blind**	**erheblich gehbehindert**	**gehörlos**	**hilflos**	**Befreiung von der Rundfunkgebührenpflicht**
Unentgeltliche Beförderung im öffentlichen Nahverkehr nach Erwerb einer Wertmarke (§§ 145-147 SGB IX)	Unentgeltliche Beförderung der Begleitperson im öffentlichen Nah- und Fernverkehr, ausgenommen bei Fahrten in Sonderzügen und Sonderwagen (§§ 145-147 SGB IX)	Unentgeltliche Beförderung im öffentlichen Nahverkehr (§§ 145-147 SGB IX)	Unentgeltliche Beförderung im öffentlichen Nahverkehr nach Erwerb einer Wertmarke (§§ 145-147 SGB IX) <u>oder</u> Kraftfahrzeugsteuerermäßigung (§ 3a Abs. 2 Satz 1 KraftStG)	Unentgeltliche Beförderung im öffentlichen Nahverkehr nach Erwerb einer Wertmarke (§§ 145-147 SGB IX) <u>oder</u> Kraftfahrzeugsteuerermäßigung (§ 3a Abs. 2 Satz 1 KraftStG)	Unentgeltliche Beförderung im öffentlichen Nahverkehr (§§ 145-147 SGB IX)	Befreiung von der Rundfunkgebührenpflicht (§ 6 Abs. 1 RGebStV)
Kraftfahrzeugsteuerbefreiung (§ 3a Abs. 1 KraftStG)	Unentgeltliche Beförderung der Begleitperson bei innerdeutschen Flügen der Lufthansa und der Regionalverkehrsgesellschaften. Details regeln die Tarife der Fluggesellschaften.	Kraftfahrzeugsteuerbefreiung (§ 3a Abs. 1 KraftStG)	Abzugsbetrag für behinderungsbedingte Privatfahrten bei einem GdB ab 70 und dem Merkzeichen „G": bis zu 3.000 km x 0,30 € = 900,- € (§ 33 EStG)	Sozialtarif beim Telefon bei einem GdB von 90: Ermäßigung bei den Verbindungsentgelten bis zu 8,72 € netto monatlich im Rahmen des ISDN-Sozialtarifs und für Verbindungen im T-Net durch die Deutsche Telekom, wenn diese dauerhaft als Verbindungsnetzbetreiber voreingestellt ist	Kraftfahrzeugsteuerbefreiung (§ 3a Abs. 1 KraftStG)	Sozialtarif beim Telefon: Ermäßigung bei den Verbindungsentgelten bis zu 6,94 € netto monatlich im Rahmen des ISDN-Sozialtarifs und für Verbindungen im T-Net durch die Deutsche Telekom, wenn diese dauerhaft als Verbindungsnetzbetreiber voreingestellt ist
Anerkennung der Kfz-Kosten für behinderungsbedingte Privatfahrten als außergewöhnliche Belastung: bis zu 15.000 km x 0,30 € = 4.500,- € (§ 33 EStG)	Unentgeltliche Beförderung von Begleitpersonen blinder Menschen im internationalen Eisenbahnverkehr (Internat. Personen- und Gepäcktarif TCV)	Befreiung von der Rundfunkgebührenpflicht (§ 6 Abs. 1 RGebStV)	Mehrbedarfserhöhung bei der Sozialhilfe: 17 % (§ 30 SGB XII)	Befreiung von der Rundfunkgebührenpflicht (§ 6 Abs. 1 RGebStV)	Pauschbetrag als außergewöhnliche Belastung bei der Einkommenssteuer: 3.700,- € (§ 33b EStG)	Bei zusätzlicher Blindheit, Gehörlosigkeit oder Sprachbehinderung mit einem GdB von mind. 90 (Sprachbehinderung allein GdB von 30): Vergünstigung von 8,72 € netto monatlich
Kostenloser Fahrdienst in vielen Gemeinden und Landkreisen mit unterschiedlichen kommunalen Regelungen		Sozialtarif beim Telefon: Vergünstigung von 8,72 € netto monatl. (s. „RF")			In vielen Gemeinden Befreiung von der Hundesteuer (Ortssatzungen über Hundesteuer)	
Parkerleichterungen, Parkplatzreservierung (§ 46 Abs. 1 StVO)		Pauschbetrag als außergewöhnliche Belastung bei der Einkommenssteuererklärung: 3.700,- € (§ 33b EStG)				
		Parkerleichterungen, Parkplatzreservierung (§ 46 Abs. 1 StVO)				
		Gewährung von Blindengeld (Landesblindengeldgesetze)				
		In vielen Gemeinden Befreiung von der Hundesteuer				

GdB-abhängige Nachteilsausgleiche

Nachteilsausgleiche, die bei einem niedrigen GdB angeführt sind, gelten auch für alle höheren GdB.

20	50	50	60	80	90	100
Teilnahme am Behindertensport (§ 29 Abs. 1 Nr. 4 SGB I)	Schwerbehinderteneigenschaft (§ 2 Abs. 2 SGB IX)	Pflichtversicherung in der gesetzl. Kranken- und Rentenversicherung für Behinderte in Werkstätten (SGB V u. SGB VI)	Steuerfreibetrag: 720 € (§ 33b EStG)	Steuerfreibetrag 1.060 € (§ 33b EStG)	Steuerfreibetrag 1.230 € (§ 33b EStG)	Steuerfreibetrag 1.420 € (§ 33b EStG)
30/40	Steuerfreibetrag: 570 € (§ 33b EStG)	Beitragsermäßigung bei Automobilclubs, z.B. ADAC, DTC (Satzungen der Clubs)	**70**	Freibetrag beim Wohngeld bei Pflegebedürftigkeit i.S.d. § 14 SGB XI: 1.500 € (§ 17 Wohngeldgesetz)	Sozialtarif beim Telefon: Blindheit oder Gehörlosigkeit oder Sprachbehinderung + jew. GdB 90: Ermäßigung bei den Verbindungsentgelten bis zu 8,72 € netto monatlich im Rahmen des ISDN-Sozialtarifs und für Verbindungen im T-Net durch die Telekom, wenn diese dauerhaft als Verbindungsnetzbetreiber voreingestellt ist	Freibetrag beim Wohngeld: 1.500 € (§ 17 Wohngeldgesetz)
Gleichstellung (§ 2 Abs. 3 SGB IX)	Bevorzugte Einstellung, Beschäftigung (§§ 81, 122 SGB IX)	Ermäßigung des Flugpreises für BVG-/SVG-Beschädigte (Passagetarife der Lufthansa)	Steuerfreibetrag: 890 € (§ 33b EStG)	Abzug eines Freibetrags bei der Einkommensermittlung im Rahmen der sozialen Wohnraumförderung bei Pflegebedürftigkeit nach § 14 SGB XI: 4.500 € (§ 24 Wohnraumförderungsgesetz)		Freibetrag bei der Erbschafts- und Schenkungssteuer in bestimmten Fällen (§ 13 Abs. 1 Nr. 6 ErbStG)
Kündigungsschutz bei Gleichstellung (§ 68 Abs. 3 SGB IX)	Kündigungsschutz (§§ 85 ff SGB IX)	Kfz-Finanzierungshilfen für Berufstätige (z.B. § 20 SchwbAV i.V.m. KfzHV)	Werbungskostenpauschale: 0,30 €/km (§ 9 Abs. 2 EStG)	Preisnachlass von verschiedenen Mobilfunkbetreibern		Vorzeitige Verfügung über Bausparkassen- bzw. Sparbeträge (Wohnungsbau-Prämiengesetz bzw. Vermögensbildungsgesetz)
Steuerfreibetrag: GdB 30: 310 € GdB 40: 430 € (§ 33b EstG)	Begleitende Hilfe im Arbeitsleben (§ 102 SGB IX)	Abzugsbetrag bei Beschäftigung einer Haushaltshilfe: 924 € (§ 33a Abs. 3 EStG)	Abzugsbetrag für Privatfahrten bei Merkzeichen "G": bis zu 3.000 km x 0,30 € = 900 € (§ 33 EStG)			Abzug eines Freibetrags bei der Einkommensermittlung im Rahmen der sozialen Wohnraumförderung 4.500 € (§ 24 Wohnraumförderungsgesetz)
	Freistellung von Mehrarbeit (§ 124 SGB IX)	Abzug eines Freibetrags bei der Einkommensermittlung im Rahmen der sozialen Wohnraumförderung bei Pflegebedürftigkeit nach § 14 SGB XI: 2.100 € (§ 24 Wohnraumförderungsgesetz)				
	Eine Arbeitswoche Zusatzurlaub (§ 125 SGB IX)	Freibetrag beim Wohngeld bei Pflegebedürftigkeit i.S.d. § 14 SGB XI: 1.200 € (§ 17 Wohngeldgesetz)				
	Altersrente mit 60/63 (§§ 37, 236a SGB VI)	Ermäßigung bei Kurtaxen (Ortssatzungen)				
	Vorgezogene Pensionierung von Beamten mit 60 (§ 42, Abs. 4 BBG)					
	Befreiung von der Wehrpflicht (§ 11 WehrpflichtG)					
	Stundenermäßigung bei Lehrern: bundeslandabhängig					

Sozialbestattung

☞ *Bestattungskosten Sozialhilfe*

Sozialhilfe

(SGB XII)

Das Wichtigste in Kürze

Sozialhilfe umfasst Leistungen für Menschen, die nicht erwerbsfähig und nicht in der Lage sind, für ihren Lebensunterhalt selbst aufzukommen. Sozialhilfeleistungen gibt es nur, wenn weder der Betroffene selbst, noch Angehörige, noch andere Sozialversicherungsträger für dessen Bedarf aufkommen können.

1. Grundsätzliches

Wer nicht in der Lage ist, aus eigenen Kräften und mit eigenen Mitteln seinen Lebensunterhalt zu bestreiten oder sich in besonderen Lebenslagen selbst zu helfen, hat unter bestimmten Voraussetzungen Anspruch auf Sozialhilfe.
Rechtsgrundlage für die Sozialhilfe ist das Sozialgesetzbuch Nr. 12 (SGB XII).
Hilfebedürftige erwerbsfähige Menschen von 15 bis unter 65, die mindestens 3 Stunden am Tag arbeiten können, haben **keinen** Anspruch auf Leistungen der Sozialhilfe, sondern auf ☞ *Grundsicherung für Arbeitssuchende*. Die Leistungen der Sozialhilfe entsprechen in der Höhe den Leistungen zur Grundsicherung für Arbeitssuchende.

2. Umfang

Die Sozialhilfe umfasst folgende Leistungen (§ 8 SGB XII)

- Hilfe zum Lebensunterhalt
- ☞ *Grundsicherung im Alter und bei Erwerbsminderung* (§§ 41 ff. SGB XII)
- Hilfen zur Gesundheit (§§ 47 ff. SGB XII)
- Eingliederungshilfe für Behinderte (§§ 53 ff. SGB XII)
- Hilfe zur Pflege (§§ 61 ff. SGB XII)
- Hilfe zur Überwindung besonderer sozialer Schwierigkeiten(§§ 67 ff. SGB XII)
- Hilfe in anderen Lebenslagen (§§ 70 ff. SGB XII)

2.1. Hilfe zum Lebensunterhalt

Wenn umgangsprachlich von „Sozialhilfe" gesprochen wird, ist meist die Hilfe zum Lebensunterhalt gemeint. Ihre Höhe errechnet sich aus den ☞ *Regelsätzen der Sozialhilfe* plus den folgenden zusätzlichen Leistungen:

- Kosten für Unterkunft und Heizung, wenn sie angemessen sind
- Mehrbedarfe bei Schwangerschaft, Alleinerziehung, Behinderung oder kostenaufwendiger Ernährung
- Leistungen für einmalige Hilfen bei
  - Erstausstattungen für Bekleidung bei Schwangerschaft und Geburt
  - Erstausstattungen für die Wohnung einschließlich Haushaltsgeräte
  - mehrtägigen Klassenfahrten im Rahmen schulrechtlicher Bestimmung
  - Beiträge für die Kranken- und Pflegeversicherung

2.2. Krankenschutz und Zuzahlungen

Alle nicht krankenversicherten Sozialhilfeempfänger sind grundsätzlich leistungsrechtlich den gesetzlich Krankenversicherten gleichgestellt worden und werden wie „Kassenpatienten" behandelt. Die Sozialhilfeempfänger werden im Rahmen ihrer Belastungsgrenzen zu ☞ *Zuzahlungen* herangezogen.

2.3. Art der Leistung

Die Leistungen der Sozialhilfe werden als Dienstleistung (insbesondere Beratung), Geldleistung oder Sachleistung erbracht. Die Geldleistung hat in der Regel Vorrang vor der Sachleistung, sofern die Sachleistung nicht effektiver oder wirtschaftlicher ist.

2.4. Vorrang ambulant vor (teil-)stationär

In der Regel sollen die Leistungen der Sozialhilfe **ambulant** und so weit wie möglich außerhalb von Heimen gewährt werden. Dies gilt nur dann nicht, wenn eine geeignete (teil-)stationäre Hilfe zumutbar und eine ambulante Hilfe mit unverhältnismäßigen Mehrkosten verbunden ist.

3. Voraussetzungen

Sozialhilfeleistungen müssen immer beim Sozialamt beantragt werden.

- **Hilfe zum Lebensunterhalt** erhalten Personen, die ihren notwendigen Lebensunterhalt nicht oder nicht ausreichend aus eigenen Mitteln, insbesondere aus eigenem Einkommen und Vermögen beschaffen können.
  Auch das Einkommen und Vermögen von nicht getrennt lebenden Ehegatten oder Lebenspartnern ist zu berücksichtigen. Zudem ist bei minderjährigen unverheirateten Kindern im Haushalt der Eltern oder eines Elternteils auch das Einkommen und Vermögen der Eltern/des Elternteils zu berücksichtigen.
- **Grundsicherung im Alter und bei Erwerbsminderung** erhalten Personen, die das 65. Lebensjahr vollendet haben oder das 18. Lebensjahr vollendet haben und dauerhaft voll erwerbsgemindert sind und ihren notwendigen Lebensunterhalt nicht oder nicht ausreichend aus eigenen Mitteln, insbesondere aus eigenem Einkommen und Vermögen beschaffen können.
  Diese Leistungen gehen denen der Hilfe zum Lebensunterhalt vor.
  Das Einkommen und Vermögen bei nicht getrennt lebenden Ehegatten oder Lebenspartnern ist dabei zu berücksichtigen.
- **Gesundheitshilfe, Eingliederungshilfe für behinderte Menschen, Hilfe zur Pflege, Hilfe zur Überwindung sozialer Schwierigkeiten, Hilfe in anderen Lebenslagen**
  erhalten Personen, denen aufgrund ihrer Einkommens- und Vermögensverhältnisse die Aufbringung der Mittel nicht zuzumuten ist.
  Auch das Einkommen und Vermögen von nicht getrennt lebenden Ehegatten oder Lebenspartnern sowie der Eltern/des Elternteils bei minderjährigen unverheirateten Kindern im Haushalt der Eltern oder eines Elternteils ist im Rahmen der Zumutbarkeit zu berücksichtigen.

Details zu Einkommen und Vermögen im Zusammenhang mit Leistungen der Sozialhilfe unter ☞ *Einsatz von Einkommen und Vermögen.*

4. Nachrangigkeit und Unterhaltspflicht

Die Sozialhilfe ist gegenüber allen anderen Sozialversicherungsträgern **nachrangig**, d.h. die Sozialhilfe tritt **immer erst dann** ein, wenn sich der Betroffene nicht selbst und auch nicht durch seine unterhaltspflichtigen Angehörigen (Eltern, Kinder, Ehe- oder Lebenspartner) helfen kann und auch kein anderer Sozialversicherungsträger (wie Krankenkasse, Pflegekasse, Berufsgenossenschaft, Agentur für Arbeit, Jugendamt und Landesjugendamt, Rentenversicherung) zuständig ist und Leistungen erbringt.

4.1. Unterhaltspflicht

Das Sozialamt klärt im Zuge seiner Leistung für den Hilfebedürftigen, ob dessen Angehörige unterhaltspflichtig sind. Es wird unterschieden zwischen gesteigert Unterhaltspflichtigen, normal Unterhaltspflichtigen und nicht Unterhaltspflichtigen.

4.2. Vorleistung

In Vorleistung geht das Sozialamt, wenn sich die Auszahlung von Leistungen anderer Sozialversicherungsträger verzögert. Dies ist z.B. der Fall, wenn bei der ☞ *Pflegekasse* ein Antrag auf Pflegeleistungen gestellt wurde, das Überprüfungsverfahren mehrere Wochen dauert und die Pflege schon stattfindet.

Wer hilft weiter?

Zuständig sind die örtlichen Sozialämter und die überörtlichen Träger der Sozialhilfe. Die überörtlichen Träger sind in der Regel für Hilfen zuständig, die in Einrichtungen

gewährt werden; die örtlichen Sozialämter in Landkreisen, großen und kreisfreien Städten für alle anderen Hilfen. Gemeinden sind nicht Träger der Sozialhilfe, können aber als erste Anlaufstelle genutzt werden und wissen, wie und wo die Ansprechpartner erreichbar sind.
Sehr viele Beratungsstellen informieren über Fragen der Sozialhilfe und angrenzende Gebiete.

Sozialmedizinische Nachsorge

(§§ 43 Abs. 2, 132 c SGB V)

Das Wichtigste in Kürze

Die sozialmedizinische Nachsorge richtet sich an chronisch und schwerstkranke Kinder unter 14 Jahren und schließt sich an eine stationäre Krankenhausbehandlung oder eine stationäre Rehabilitation an. Sie gilt als ergänzende Leistung zur Reha und muss von der Krankenkasse übernommen werden, wenn bestimmte Diagnosen und eine ärztliche Verordnung vorliegen.

1. Voraussetzungen

Die Krankenkasse muss sozialmedizinische Nachsorgemaßnahmen unter folgenden Voraussetzungen erbringen:

- chronisch oder schwerstkrankes Kind
- 14. Lebensjahr noch nicht vollendet, in besonders schwerwiegenden Fällen bis zum 18. Lebensjahr
- Nachsorgemaßnahmen im unmittelbaren Anschluss an eine Krankenhausbehandlung. Dies umfasst vollstationäre, teilstationäre, vor- und nachstationäre Behandlung sowie ambulantes Operieren.
  oder
  im unmittelbaren Anschluss an eine stationäre Rehabilitation
- Nachsorge aus medizinischen Gründen notwendig, um einen stationären Aufenthalt zu verkürzen
  oder
  um eine anschließende ambulante ärztliche Behandlung zu sichern

1.1. Indikationen

Die Indikation ergibt sich aus einer Kombination von Diagnosen (vgl. Rahmenvereinbarungen) und von schweren Beeinträchtigungen der sogenannten Funktionsfähigkeiten nach ICF, d.h.:

- Es müssen Schädigungen der Körperstrukturen und/oder -funktionen, Beeinträchtigungen der altersentsprechenden Aktivitäten/Teilhabe und Probleme in der Organisation der Behandlung (Kontextfaktoren) vorliegen
  oder
- die Erkrankung befindet sich im Finalstadium, weswegen ein erhöhter Bedarf an Koordination komplexer Interventionen sowie an Motivierung und Unterstützung der Angehörigen des sterbenden Kindes besteht.

Im Einzelfall kann sozialmedizinische Nachsorge auch bei Kindern verordnet werden, deren Diagnose nicht in der Liste enthalten ist. Am häufigsten ist Sozialmedizinische Nachsorge bei Frühgeborenen, kranken Neugeborenen und Kindern mit Krebs.

2. Verordnung

Nachsorge verordnen kann

- der behandelnde Arzt im Krankenhaus
- der behandelnde Arzt in der stationären Rehaeinrichtung
- der niedergelasse Haus- oder Kinderarzt (Vertragsarzt)

3. Dauer

Die sozialmedizinische Nachsorge ist in der Regel **maximal nach 20 Nachsorgeeinheiten** abgeschlossen, davon müssen mindestens 3 im häuslichen Umfeld erbracht werden. Eine Nachsorgeeinheit beträgt 60 Minuten. Je nach Bedarf können auch mehrere Einheiten an einem Tag erbracht werden. Beginnen muss sie spätestens 6 Wochen nach Entlassung des Kindes aus dem Kran-

kenhaus/der Rehaeinrichtung, abzuschließen ist sie in einem Zeitraum von 6 bis 12 Wochen.
Wurde das Nachsorgeziel nicht erreicht, kann die sozialmedizinische Nachsorge im begründeten Ausnahmefall um 10 Stunden verlängert werden.

4. Umfang und Inhalt

Die sozialmedizinischen Nachsorgemaßnahmen umfassen

- die einzelfallspezifisch erforderliche Koordinierung der verordneten Leistungen zwischen ambulanten und stationären Leistungsanbietern sowie
- die Anleitung und Motivation zu deren Inanspruchnahme.

Das bedeutet im Detail:

- **Analyse** des Versorgungsbedarfs
  - Unterstützung der Eltern während des Klinikaufenthalts bei der Entscheidung für die häusliche Versorgung
  - Planung, Organisation und Durchführung von Fallkonferenzen und der multiprofessionellen Abstimmung aller Beteiligten
  - Erstellung eines Krisenplans
- **Koordinierung** der verordneten Leistungen
  - Darstellung der vorhandenen Versorgungsangebote
  - Kontaktvermittlung zu Leistungserbringern
  - Koordinierung der ambulanten ärztlichen, medizinisch-therapeutischen, medizinisch-technischen und pflegerischen Versorgung
  - Sicherstellung der Kommunikation aller Beteiligten
- **Anleitung und Motivation** zur Inanspruchnahme der verordneten Leistung
  - Förderung des Krankheitsverständnisses
  - Unterstützung der alltags-krankheitsbezogenen Anforderungen
  - Erläuterung der Aufgaben von Vertragspartnern
  - Hilfe beim Abbau von Ängsten und Ermutigung der Eltern und des Kindes zur Selbstversorgung
  - bei Bedarf Begleitung zu Vertragspartnern

5. Rahmenbedingungen und Empfehlungen

Die sozialmedizinische Nachsorge wurde zum 1.1.2004 ins Krankenversicherungsrecht aufgenommen, zum 1.7.2008 wurden neue Rahmenempfehlungen der Krankenkassen veröffentlicht, zum 1.1.2009 wurde das Gesetz nachgebessert. Die aktuellen Rahmenenpfehlungen, die Empfehlungen an die Leistungserbringer, der Verordnungsvordruck und der Dokumentationsbogen stehen unter www.beta-institut.de/fue_paediatrische_nachsorge.php als Download zur Verfügung. Derzeit hat der Spitzenverband Bund der Krankenkassen die Aufgabe, die Anforderungen an die Leistungserbinger der sozialmedizinischen Nachsorgemaßnahmen in Empfehlungen neu festzulegen.

Wer hilft weiter?

- In Deutschland gibt es 52 Nachsorgeeinrichtungen für schwerst und chronisch kranke Kinder. Eine Übersicht finden Sie unter www.bunter-kreis-deutschland.de/index.php?id=117. Anlaufstellen vor Ort erfahren Eltern betroffener Kinder auch über den Sozialdienst der jeweiligen Kinder- oder Rehaklinik.
- Institutionen, die eine Nachsorgeeinrichtung aufbauen wollen, können sich durch den Qualitätsverbund Bunter Kreis oder das beta Institut beraten lassen (www.beta-institut.de).

Spezialisierte ambulante Palliativversorgung

(§§ 37 b, 132 d SGB V)

Das Wichtigste in Kürze

Palliativpatienten haben bei besonders aufwendigem Versorgungsbedarf An-

spruch auf eine spezialisierte ambulante Palliativversorgung (SAPV), die von der Krankenkasse finanziert wird. Als Palliativpatienten gelten Patienten mit einer unheilbaren, fortschreitenden und weit fortgeschrittenen Erkrankung und zugleich begrenzten Lebenserwartung.
Die SAPV ist im Gesetz verankert und die dazugehörige Richtlinie ist in Kraft getreten. Die Rahmenbedingungen zu Art, Umfang und Qualitätssicherung der SAPV wurden veröffentlicht.

1. Ziel

Ziel der SAPV ist, die Lebensqualität und die Selbstbestimmung schwer kranker Menschen zu erhalten, zu fördern oder zu verbessern. Im Vordergrund steht, Symptome und Leiden zu lindern. Den individuellen Wünschen und Bedürfnissen des einzelnen Patienten ist Rechnung zu tragen. Der Wille des Patienten ist stets zu beachten.
Die besonderen Belange von Kindern sind zu berücksichtigen.

2. Voraussetzungen

Anspruchsberechtigt sind Patienten, die
- an einer nicht heilbaren, fortschreitenden und weit fortgeschrittenen Erkrankung leiden, die eine begrenzte Lebenserwartung zur Folge hat.
- eine besonders aufwendige Versorgung benötigen, die ambulant oder in stationären Einrichtungen erbracht werden kann.

2.1. Besonders aufwendige Versorgung

Der Bedarf an besonders aufwendiger Versorgung besteht dann, wenn anderweitige ambulante Maßnahmen nicht ausreichend sind. Aufwendige Versorgung heißt, dass beim Patienten ein komplexes Symptomgeschehen vorliegt, das spezifische palliativmedizinische und palliativpflegerische Kenntnisse und Erfahrungen eines interdisziplinären Teams (Ärzte und Pflegekräfte) erfordert.

3. Inhalt und Umfang

Die SAPV umfasst alle Leistungen der ambulanten Krankenbehandlung und die erforderliche Koordination der diagnostischen, therapeutischen und pflegerischen Leistungen sowie die Beratung, Anleitung und Begleitung des Arztes, der Teammitglieder, des Patienten und seiner Angehörigen. Die SAPV muss auf den Patienten und seine Situation individuell abgestimmt werden.

3.1. Umfang

Die SAPV umfasst:
- Beratung
- Koordination der Versorgung
- Unterstützende Teilversorgung
- Vollständige Versorgung

3.2. Inhalte

Inhalte der SAPV sind z.B.:
- Koordination der palliativmedizinischen- und pflegerischen Versorgung im Team
- Symptomlinderung
- Apparative palliativmedizinische Behandlung
- Spezialisierte palliativmedizinische und/oder -pflegerische Maßnahmen, die die Kompetenz eines Palliativmediziners und/oder einer Palliative Care Pflegekraft erfordern
- Aufstellen und Führen eines Behandlungsplans
- Ruf-, Notfall- und Kriseninterventionsbereitschaft rund um die Uhr
- Beratung, Anleitung und Begleitung der Patienten und ihrer Angehörigen
- Beratung der betreuenden Leistungserbringer
- Psychosoziale Unterstützung
- Durchführung regelmäßiger Fallbesprechungen
- Dokumentation und Evaluation

4. Verordnung und Kostenträger

Die SAPV ist von einem Vertrags- oder Krankenhausarzt zu verordnen. Der Krankenhausarzt kann die Verordnung jedoch nur für 7 Tage ausstellen.
Die Verordnung muss spätestens am 3. Tag nach Ausstellung bei der Krankenkasse vorgelegt werden. Kostenträger ist die Krankenkasse.

5. Leistungserbringer

Die Leistungen der am Behandlungsprozess beteiligten Leistungserbringer sind untereinander engmaschig abzustimmen und notwendige Informationen müssen zeitnah ausgetauscht werden. Neben einem Palliativmediziner und einer Palliative-Care-Pflegekraft können auch ambulante Hospize oder der Hausarzt in die Behandlung einbezogen werden.

Wer hilft weiter?

Krankenkassen

6. Richtlinien und Stand der Umsetzung

Der Gemeinsame Bundesausschuss hat zur SAPV sogenannte Spezialisierte Ambulante Palliativversorgungs-Richtlinien/SAPV-RL erstellt. Diese Richtlinien können Sie unter www.g-ba.de > Informations-Archiv > Richtlinien downloaden.
Trotz des bestehenden Rechtsanspruchs der gesetzlich Versicherten auf eine spezialisierte ambulante Palliativversorgung können diese Leistungen auf Grund fehlender Verträge zwischen Krankenkassen und Leistungserbringern noch nicht in Anspruch genommen werden. Bereits praktiziert werden Einzelanträge zur Kostenübernahme.

Stationäre Hospize

(§ 39 a Abs. 1 SGB V)

Das Wichtigste in Kürze

Stationäre Hospize sind Pflegeeinrichtungen, die unheilbar Kranke in ihrer letzten Lebensphase umfassend begleiten und betreuen. Die durchschnittliche Verweildauer im einem stationären Hospiz beträgt 2 bis 4 Wochen. Hospize arbeiten ganzheitlich, sie begleiten auch die Angehörigen - auch über den Tod des Patienten hinaus. Die Kosten trägt zum Teil die Krankenkasse (mindestens 151,20 € pro Tag), teilweise auch die Pflegekasse. In Deutschland gibt es derzeit rund 170 stationäre Hospize.

1. Aufgaben

Die Hospizmitarbeiter gehen **ganzheitlich** auf die Bedürfnisse des Schwerkranken/Sterbenden und seiner Angehörigen ein - immer im Sinne des Kranken. Das Angebot umfasst die palliativ-pflegerische, soziale, psychologische und spirituelle Betreuung:

- Symptome der Erkrankung überwachen.
- Beschwerden lindern, der Schwerpunkt liegt meist auf der Schmerztherapie.
- Unterstützung der Angehörigen bei der Begleitung.
- Sterbebegleitung.
- Unterstützung der Trauernden in Einzelgesprächen und Trauergruppen.

Die ärztliche Betreuung wird meist von **niedergelassenen** Ärzten (Hausärzten) übernommen. Großer Wert wird auf eine qualifizierte Versorgung und kompetente Betreuung rund um die Uhr gelegt.

2. Voraussetzungen für die Aufnahme

Menschen, die an einer schweren, unheilbaren und weit fortgeschrittenen Erkrankung leiden, können in einem stationären Hospiz aufgenommen werden, wenn

- kein Bedarf an kurativer Krankenhausbehandlung vorliegt
  und

- keine Möglichkeit zur ambulanten Versorgung im Haushalt oder der Familie des Versicherten besteht, z.B. durch eine Einrichtung der ☞ *ambulanten Hospize*.

3. Antrag

Voraussetzung für die Aufnahme in einem Hospiz ist eine ärztliche Verordnung des behandelnden Arztes. Diese beinhaltet die Diagnose und eine Aussage zur Notwendigkeit der Pflege in einem Hospiz. Aufgrund der Verordnung wird dann ein entsprechender Antrag bei der Kranken- oder Pflegekasse gestellt. Antragsformulare sind beim Hospiz oder bei der Kasse erhältlich. In der Regel sollte vor Aufnahme eine Kostenübernahmeerklärung der Kasse vorliegen.

4. Finanzierung

Der Finanzierung für stationäre Hospize werden Tagessätze zugrunde gelegt. Diese Sätze sind von Hospiz zu Hospiz unterschiedlich und liegen im Allgemeinen zwischen 200,- und 250,- €.
Grundsätzlich wird der Aufenthalt in einem stationären Hospiz von der Krankenkasse, der ☞ *Pflegekasse*, dem Hospizträger und einem Eigenanteil des Versicherten finanziert.

- **Die Krankenkasse**
  übernimmt die Kosten der palliativmedizinischen Behandlung in stationären Hospizen, d.h. einer auf Linderung der Krankheitsbeschwerden unter ärztlicher Verantwortung angelegten Behandlung.
  Die **Höhe des Zuschusses** ist in der Satzung der Krankenkasse festgelegt, beträgt jedoch nicht weniger als kalendertäglich 151,20 € (= 6 % der monatlichen Bezugsgröße).
- **Der Anteil der Pflegekasse**
  richtet sich nach der ☞ *Pflegestufe* des Versicherten und wird in gleicher Höhe wie die Leistung bei ☞ *vollstationärer Pflege* gezahlt.
- **Der Hospizträger**
  leistet einen Anteil.
- **Eigenanteil des Versicherten**
  Wenn die Leistungen der Kranken- und Pflegeversicherung nicht ausreichen, ist ein Eigenanteil durch den Versicherten selbst zu tragen. Sollte der Versicherte den Eigenanteil nicht selbst finanzieren können, **kann** die ☞ *Sozialhilfe* diesen Betrag decken.

5. Mitarbeiter

Normalerweise arbeitet in einem stationären Hospiz ein multiprofessionelles Team, bestehend aus:

- hauptamtlich palliativmedizinisch geschulten Mitarbeitern und
- ehrenamtlichen Mitarbeitern.
- Die medizinische Betreuung wird überwiegend durch niedergelassene Ärzte sichergestellt. Ärzte sind im Hospiz nicht fest angestellt.

Man unterscheidet in der Praxis zwischen Hospizen für erwachsene Menschen und ☞ *Kinderhospizen*. Einen Überblick über alle Formen der Hospiz- und Palliativversorgung finden Sie unter ☞ *Sterbebegleitung*.

Wer hilft weiter?

Adressen von Hospizen finden Sie

- ab Seite 226.
- bei der Deutschen Hospiz-Stiftung (Europaplatz 7, 44269 Dortmund, Telefon 0231 7380730, Fax 0231 7380731, www.hospize.de),
- beim Deutschen Hospiz- und PalliativVerband (www.hospiz.net) oder
- bei der Deutschen Gesellschaft für Palliativmedizin (www.dgpalliativmedizin.de > Adressen).
- Adressen und Informationen zu stationären Hospizen (und weiteren Einrichtungen) bietet der „**Wegweiser Hospiz und Palliativmedizin Deutschland 2008/2009**". Näheres unter www.wegweiser-hospiz-palliativmedizin.de.

Sterbebegleitung

Das Wichtigste in Kürze

Sterbebegleitung wird von vielen verschiedenen Einrichtungen angeboten, die wichtigsten sind Hospize, Palliativstationen und Hospizdienste. Die Sterbebegleitung erfolgt beim Kranken zu Hause (ambulant), teilstationär oder stationär. In jedem Fall steht eine ganzheitliche Betreuung im Zentrum.

1. Grundsätzliches

Unheilbar kranken und schwerstkranken Menschen soll in der letzten Lebensphase ein menschenwürdiges Leben bis zum Tod ermöglicht werden. Schwerpunkte in der Behandlung von Palliativpatienten sind die Schmerztherapie, die Symptomkontrolle, die Palliativpflege und die psychosoziale Betreuung des Patienten bzw. seiner Angehörigen.

2. Leistungsformen und Leistungsanbieter

Für die Versorgung von Palliativpatienten existieren verschiedene Organisationsformen. Sie unterscheiden sich in der personellen Besetzung, dem Auftrag, dem Institutionalisierungsgrad und der Professionalität. In jedem Fall stehen die ganzheitliche Pflege und Begleitung von Palliativpatienten sowie die Sterbe- und Trauerbegleitung im Vordergrund.

In der Praxis sind die Grenzen zwischen palliativer Arbeit und Hospizarbeit fließend. Zur besseren Unterscheidung der Angebote kann vorab gesagt werden, dass mit der Hospizarbeit hauptsächlich das ehrenamtliche Engagement von Helfern gemeint ist, während Palliativmedizin und Palliativpflege von professionellen Helfern angeboten wird. Bei der Hospizarbeit steht die psychosoziale Betreuung des Menschen im Vordergrund, ergänzt wird diese durch die professionelle palliative Behandlung.

Es gibt ambulante, teilstationäre und stationäre Hospize. Charakteristisch für die Versorgung sind folgende Punkte:

- Der Kranke und seine Angehörigen werden gemeinsam durch den Hospizdienst betreut. Die Betreuung erfolgt meist durch ein multiprofessionelles Team.
- Ehrenamtliche und qualifizierte Helfer werden in das Betreuungsteam mit einbezogen.
- Die Betreuung soll rund um die Uhr möglich sein.
- Es findet Trauerbegleitung statt (mehr Informationen unter ☞ *Trauer*).

Bei der Betreuung, Begleitung, Behandlung und Versorgung von schwerstkranken Menschen und deren Angehörigen unterscheidet man **ambulante, teilstationäre** und **stationäre** Versorgungsmöglichkeiten.

3. Ambulante Leistungserbringer

3.1. Ambulante Dienste

Ambulante Dienste können beratend, aber auch aktiv tätig werden.

3.1.1. Ambulante Hospize

(§ 39 a SGB V)

- **Ambulante Hospizinitiativen und Hospizgruppen**
  Die Hauptaufgabe der Hospizinitiativen und Hospizgruppen besteht in der Öffentlichkeitsarbeit und Sensibilisierung für den Palliativbereich.
- **Ambulante Hospizdienste (AHD)**
  Ambulante Hospizdienste zeichnen sich durch professionelle und ehrenamtliche Helfer aus, die schwer kranke Menschen und deren Angehörige begleiten und unterstützen.
- **Ambulante Hospiz- und Palliativ-Beratungsdienste (AHPB)**
  Diese Dienste bieten zusätzlich die Beratung palliativ-pflegerischer Maßnahmen an und vermitteln weitergehende Hilfen für den Patienten.

- **Ambulante Hospiz- und Palliativ-Pflegedienste (AHPP)**
  Die Pflegedienste übernehmen zusätzlich die palliativ-pflegerische Versorgung des Patienten und leiten die Angehörigen bei der Pflege an. Mehr unter ☞ *ambulante Hospize*.

3.1.2. Ambulante Palliativdienste (APD)

Ambulante Palliativdienste ergänzen die örtlichen Pflegedienste und übernehmen palliativ-pflegerische Maßnahmen. Mehr unter ☞ *Ambulante Palliativdienste* (APD).

3.1.3. Ambulante Pflegedienste

Ambulante Pflegedienste übernehmen die Grundpflege und die hauswirtschaftliche Versorgung im häuslichen Umfeld des Palliativpatienten.

3.1.4. Ambulante Kinderhospize

Bieten Kindern und Jugendlichen, die an einer unheilbaren Erkrankung in einem weit fortgeschrittenen Stadium leiden, sowie deren Eltern und Geschwistern Begleitung und Hilfe in der Krankheits-, Sterbe- und Trauerphase an. Mehr unter ☞ *Ambulante Kinderhospize*.

3.1.5. Ambulante Kinderkrankenpflege

Pflegen akut und chronisch kranke sowie behinderte Kinder zu Hause und übernehmen, wenn in der Region kein spezialisierter Dienst zur Verfügung steht, in der Regel auch die Palliativpflege. Mehr unter ☞ *Ambulante Kinderkrankenpflege*.

3.1.6. Nachsorgeeinrichtungen

Diese spezielle Form der ambulanten Versorgung richtet sich an chronisch und schwerstkranke Kinder unter 14 Jahren und schließt sich an eine stationäre Krankenhausbehandlung oder eine stationäre Rehabilitation an. Mehr unter ☞ *Sozialmedizinische Nachsorge*.

4. Teilstationäre Leistungserbringer

4.1. Tageshospize

Tageshospize nehmen schwer kranke Menschen ein- oder mehrmals pro Woche auf. Sie sollen den Patienten Abwechslung bieten, sozialer Isolation entgegenwirken und vor allem die pflegenden Angehörigen für einige Stunden entlasten. Tageshospize ergänzen die ambulante Betreuung von Palliativpatienten. Mehr unter ☞ *Tageshospize*.

5. Stationäre Leistungserbringer

Es gibt verschiedene stationäre Leistungserbringer, die Palliativpatienten in ihrer letzten Lebensphase aufnehmen. Es gibt Leistungserbringer, die den Palliative-Care-Gedanken leben, z.B. Stationäre Hospize und Palliativstationen, und allgemeine Leistungserbringer wie Pflegeeinrichtungen und Krankenhäuser, bei denen der Fokus nicht auf dem Palliative-Care-Gedanken liegt.

5.1. Stationäre Leistungserbinger mit Palliative-Care-Spezialisierung

Die meisten Palliativpatienten möchten die letzten Monate, Wochen oder Tage ihres Lebens im häuslichen Umfeld verbringen. Dies ist aber nicht immer möglich und eine stationäre Unterbringung wird unumgänglich. In Deutschland haben sich zwei Formen der stationären Hospiz- und Palliativversorgung und Betreuung herausgebildet: stationäre Hospize und Palliativstationen.

5.1.1. Stationäre Hospize

Stationäre Hospize sind Einrichtungen, in denen unheilbar Kranke in ihrer letzten Lebensphase eine umfassende, respektvolle und kompetente Betreuung bekommen. Es gibt ☞ *Kinderhospize* und Hospize für Erwachsene. Mehr unter ☞ *Stationäre Hospize*.

5.1.2. Palliativstationen

Palliativstationen sind meistens eigenständige Stationen im Krankenhaus, deren primäre Aufgabe es ist, die medizinische Behandlung und pflegerische Betreuung von Palliativpatienten sicher zu stellen. Mehr unter ☞ *Palliativstationen.*

5.1.3. Kinderhospize

Nehmen schwer kranke Kinder und Jugendliche auf, die an einer unheilbaren Erkrankung leiden. Hauptziel ist die - auch zeitweise - Entlastung der ganzen Familie. Mehr unter ☞ *Kinderhospize.*

5.2. Allgemeine stationäre Leistungserbringer

Stationäre Hospize und Palliativstationen sind noch nicht flächendeckend vorhanden. Daher erfolgt die Aufnahme von Palliativpatienten meist in Krankenhäusern oder Pflegeeinrichtungen.

5.2.1. Pflegeeinrichtungen

Wenn die Versorgung eines Palliativpatienten zu Hause nicht mehr möglich ist und ein Platz in einem stationären Hospiz nicht zur Verfügung steht, ist meist die einzige Alternative eine Aufnahme in eine Pflegeeinrichtung wie Alten- oder Pflegeheim.

5.2.2. Krankenhäuser

In Krankenhäusern sterben rund 50 % der Menschen. Akutkrankenhäuser sind in der Regel nicht auf Palliativmedizin ausgerichtet, doch es kann für den Patienten ein würdiges Sterben sein, wenn er von den Angehörigen und den Professionellen gut betreut wird.

6. Unterstützende Dienste und Angebote in der Palliativversorgung

Parallel zur stationären und ambulanten Versorgung gibt es für Palliativpatienten unterstützende Dienste und Angebote. Ihr Ziel ist es, dass der Patient wenn möglich in seiner häuslichen Umgebung sterben kann und dass die letzten Lebenstage in höchstmöglicher Qualität gestaltet werden können.
Die Dienste sind regional sehr unterschiedlich ausgestaltet und verfügbar.

6.1. Palliativmedizinische Konsiliardienste

Palliativmedizinische Konsiliardienste sind multiprofessionelle Teams, derzeit vorrangig in Kliniken, die andere Ärzte und Fachgruppen palliativmedizinisch beraten und begleiten.

6.2. Palliative Care Teams

Palliative Care Teams sind multiprofessionelle Teams, deren Mitglieder in Palliativmedizin, Palliativpflege sowie hospizlicher Betreuung geschult sind. Palliative Care Teams unterstützen im ambulanten und stationären Bereich die Betreuung schwer kranker Menschen. Sie erbringen dabei ärztliche und pflegerische Leistungen wie Linderung von Schmerzen und belastender Symptome - bei Bedarf rund um die Uhr. Geplant ist, dass Palliative Care Teams die ☞ *spezialisierte ambulante Palliativversorgung* erbringen.

Wer hilft weiter?

Adressen

- von ambulanten Hospizen und ambulanten Palliativdiensten finden Sie ab Seite 209.
- von stationären Hospizen finden Sie ab Seite 226.
- von Palliativstationen finden Sie ab Seite 235.
- von Hospizen und Palliativstationen finden Sie unter www.betanet.de, Suchbereich Adressen mit den Suchbegriffen „Hospiz" oder „Palliativ".
- bietet der „Wegweiser Hospiz und Palliativmedizin Deutschland 2008/2009". (www.wegweiser-hospiz-palliativmedizin.de)
- von Hospizen vermitteln auch die Deutsche Hospiz-Stiftung (Europaplatz 7,

44269 Dortmund, Telefon 0231 7380730, www.hospize.de) oder der Deutsche Hospiz- und PalliativVerband e.V. (www.hospiz.net). Der Verband informiert auch zu palliativmedizinischen Fragen.

Sterbehilfe

Das Wichtigste in Kürze

Der Begriff Sterbehilfe wird zwar viel verwendet, doch in der öffentlichen Diskussion vermischen sich die Begrifflichkeiten häufig. Nachfolgend eine kurze Begriffsklärung.

1. Passive Sterbehilfe: erlaubt

Die passive Sterbehilfe ist rechtlich gebilligt. Sie beschreibt in der Palliativmedizin die Form des begleitenden Sterbenlassens.
Ist passive Sterbehilfe in einer ☞ *Patientenverfügung* gewünscht, bedeutet dies, dass lebensverlängernde Maßnahmen unterlassen bzw. abgebrochen werden. Passive Sterbehilfe heißt nicht „Nichtstun": Es werden weiterhin lindernde (= palliative) Maßnahmen durchgeführt, z.B. Schmerzlinderung und umfassende Pflege.
Leitsatz des Urteils des Bundesgerichtshofs vom 17.3.2003: „Ist der Patient einwilligungsunfähig und hat sein Grundleiden einen irreversiblen tödlichen Verlauf angenommen, so müssen lebenerhaltende oder -verlängernde Maßnahmen unterbleiben, wenn dies seinem zuvor - etwa in Form einer Patientenverfügung - geäußerten Willen entspricht. Aus Gründen der Menschenwürde und des Selbstbestimmungsrechts ist der Wille des Patienten zu respektieren."

2. Indirekte Sterbehilfe: erlaubt

Auch die indirekte Sterbehilfe ist rechtlich erlaubt, wenn sie im Sinne der Inkaufnahme des vorzeitigen Todes erfolgt. Sie wird auch als „Therapie am Lebensende" bezeichnet, die Bundesärztekammer lehnt den Begriff „indirekte Sterbehilfe" mittlerweile sogar ab.

Beispiel: Der Patient erhält im Sterbevorgang schmerzlindernde Medikamente mit dem ausschließlichen Ziel der Schmerzlinderung - und nicht mit der Absicht der Lebensverkürzung. Die Lebensverkürzung wird dann als Nebenwirkung der Schmerzlinderung lediglich billigend in Kauf genommen.

3. Aktive/Direkte Sterbehilfe: verboten

Aktive/Direkte Sterbehilfe ist in Deutschland als tatsächlicher Eingriff zur Lebensbeendigung verboten und darf vom Arzt auch dann nicht durchgeführt werden, wenn sie in der Patientenverfügung als Wunsch formuliert ist.
Aktive/Direkte Sterbehilfe liegt dann vor, wenn z.B. eine Überdosis Morphium in dem Bewusstsein verabreicht wird, dass der Patient dadurch unmittelbar stirbt.
Aktive/Direkte Sterbehilfe ist unter Strafe gestellt: z.B. als „Totschlag" (§ 212 StGB) oder als „Tötung auf Verlangen" des Patienten (§ 216 StGB).

4. Beihilfe zur Selbsttötung

Bei der Selbsttötung nimmt zwar der Patient die entscheidende aktive Tötungshandlung vor, indem er z.B. selbst Medikamente mit tödlicher Wirkung einnimmt. Aber die Person, die ihm diese Medikamente zur Verfügung gestellt hat **und** dem Selbsttötungsakt beiwohnt, kann dann wegen ihrer Garantenstellung aufgrund von „Tötung durch Unterlassen" belangt werden oder wegen „unterlassener Hilfeleistung".
Die Beihilfe zur Selbsttötung ist ein rechtlich umstrittener Bereich. Es wird auch die Meinung vertreten, dass z.B. ein Arzt einen tödlichen Wirkstoff zur Verfügung stellen darf, dann aber bei der Einnahme durch den Patienten nicht zugegen sein darf.

S

Stufenschema der WHO

Das Wichtigste in Kürze

Das Stufenschema der Weltgesundheitsorganisation (WHO) ist als Empfehlung zur Behandlung von nozizeptiven Schmerzen entstanden und gilt heute weltweit als anerkannter Standard in der Schmerztherapie. Unterschieden wird zwischen 3 Stufen der Schmerztherapie. Die Verschreibung der Medikamente richtet sich nach

- der Intensität,
- der Qualität und
- der Lokalisation

der Schmerzen.

1. Ablauf und Ziel

Vor Beginn der Schmerztherapie sollte eine Einschätzung der Schmerzintensität erfolgen: Die Behandlung richtet sich nach dem subjektiven Schmerzempfinden des Patienten. Näheres unter ☞ *Schmerzmessung*.
Die Schmerztherapie beginnt mit einer **Initialtherapie**, um schnellstmöglich eine Schmerzlinderung bzw. Schmerzfreiheit zu erzielen. Im Anschluss sorgt die **Erhaltungstherapie** dafür, diesen Zustand weitestgehend zu bewahren. Die regelmäßigen Verlaufskontrollen signalisieren dem Arzt, wann Dosisanpassungen oder der Wechsel zu anderen Medikamenten notwendig werden.
Ziel der Schmerztherapie ist die Schmerzlinderung, wobei nicht in jedem Fall Schmerzfreiheit erzielt werden kann.

2. Stufe 1: Nicht-Opioidanalgetika

Zu dieser Stufe gehören Schmerzmittel, die zur Linderung leichter bis mäßiger Schmerzen angewendet werden, z.B.

- Paracetamol,
- Ibuprofen und
- Diclofenac.

3. Stufe 2: Schwach wirksame Opioidanalgetika

Reicht die Wirkung der Schmerzmittel der Stufe 1 nicht aus, können zusätzlich schwach wirksame Opioide der Stufe 2 zum Einsatz kommen. Zur Stufe der schwach wirksamen Opioide gehören z.B.

- Tramadol,
- Dihydrocodein und
- Tilidin/Naloxon.

Eine Kombination von Medikamenten der Stufen 1 und 2 ist möglich.

4. Stufe 3: Stark wirksame Opioidanalgetika

Wird mit der Gabe eines Nicht-Opioids und eines schwach wirksamen Opioids keine ausreichende Schmerzlinderung erzielt, kann in der dritten Stufe das schwach wirksame Opioid gegen ein stark wirksames Opioid ausgetauscht werden. Zur Stufe der stark wirksamen Opioide zählen z.B.

- Morphin,
- Fentanyl,
- Oxycodon,
- Buprenorphin und
- Hydromorphon.

Alle Opioide der Stufe 3 unterliegen der ☞ *Betäubungsmittel-Verschreibungsverordnung*.
Hat ein Patient extrem starke Schmerzen, kann der Arzt im Einzelfall auch bei opioidnativen Patienten Opioide der Stufe 2 oder auch der Stufe 3 verordnen.

5. Abweichen vom Stufenschema

In der Schmerztherapie sollte das WHO-Stufenschema vor allem als Lehrschema angesehen werden, von dem im Einzelfall abgewichen werden kann. Die Schmerztherapie muss sich vor allem am Patienten und an den Entstehungs- und Chronifizierungsmechanismen von Schmerzen orientieren. Der frühe Einsatz von Opioiden der Stufe 3 richtet sich nicht nach der Schmerzstärke, sondern u.a. nach dem Schmerzmechanismus, der Grunderkrankung und der Prognose.

6. Adjuvantien

Bei der Behandlung eines Schmerzpatienten können zusätzlich Begleitmedikamente (z.B. Antidepressiva, Neuroleptika, Laxantien) auf jeder Stufe eingesetzt werden. Diese sogenannten Adjuvantien unterstützen den schmerzstillenden Effekt der Analgetika (besonders bei neuropathischen Schmerzen) und können auftretende Nebenwirkungen lindern.

Stufenweise Wiedereingliederung

(§ 74 SGB V - §§ 28, 51 Abs. 5 SGB IX)

Das Wichtigste in Kürze

Die Stufenweise Wiedereingliederung (sogenanntes „Hamburger Modell") soll arbeitsunfähige Arbeitnehmer nach längerer schwerer Krankheit schrittweise an die volle Arbeitsbelastung heranführen und so den Übergang zur vollen Berufstätigkeit erleichtern. Während der Stufenweisen Wiedereingliederung ist der Arbeitnehmer noch krankgeschrieben. Möglich ist die Stufenweise Wiedereingliederung nur, wenn der Arbeitgeber zustimmt.

1. Voraussetzungen

Die Stufenweise Wiedereingliederung ist eine Maßnahme der ☞ *Medizinischen Rehabilitation*. Findet sie im unmittelbaren Anschluss an eine medizinische Rehamaßnahme statt, d.h. wird sie innerhalb von 14 Tagen nach Entlassung aus einer Rehaklinik angetreten, ist die Rentenversicherung Kostenträger. Trifft dies nicht zu, ist in den meisten Fällen die Krankenversicherung zuständig. In speziellen Fällen kann auch die Agentur für Arbeit oder die Unfallversicherung Kostenträger der stufenweisen Wiedereingliederung sein.

1.1. Kostenträger Krankenversicherung

Soll die Krankenversicherung der Kostenträger sein, müssen folgende Voraussetzungen erfüllt sein:

- Es besteht noch Anspruch auf ☞ *Krankengeld* bzw. es liegt noch Arbeitsunfähigkeit vor für die Dauer der Wiedereingliederungsmaßnahme.
- Der Versicherte ist mit der Maßnahme einverstanden.
- Der Arzt stellt einen Wiedereingliederungsplan auf.
- Der Arbeitgeber erklärt sich mit der Maßnahme einverstanden.
- Der Versicherte wird am bisherigen Arbeitsplatz eingesetzt.

1.2. Andere Kostenträger

Bei allen anderen Kostenträgern müssen folgende Voraussetzungen erfüllt sein:

- Arbeitsunfähigkeit.
- Ärztliche Feststellung, dass die bisherige Tätigkeit wenigstens teilweise wieder verrichtet werden kann.
- Medizinische Rehamaßnahme, bei der festgestellt wurde, dass eine Stufenweise Wiedereingliederung notwendig ist.

2. Dauer

Die Dauer der Stufenweisen Wiedereingliederung ist abhängig vom individuellen gesundheitlichen Zustand. In der Regel dauert sie 6 Wochen bis 6 Monate.
Der Arbeitnehmer ist während der Maßnahme **weiterhin arbeitsunfähig**.

3. Entgelt durch die Leistungsträger

Grundsätzlich erhält der Versicherte während der Stufenweisen Wiedereingliederung weiterhin Krankengeld von der Krankenkasse bzw. Übergangsgeld vom Rentenversicherungsträger, der Berufsgenossenschaft oder der Agentur für Arbeit. Falls der Arbeitgeber während der Maßnahme freiwillig Arbeitsentgelt entrichtet, dann wird dies auf das

Kranken- bzw. Übergangsgeld angerechnet. Es besteht allerdings keine Zahlungspflicht für den Arbeitgeber.

Praxistipp

1. Dem Arbeitsversuch muss als Erstes aus medizinischer Sicht zugestimmt werden: Nach Überzeugung des Arztes dürfen einer stufenweisen Wiederbeschäftigung keine medizinischen Gründe entgegenstehen.
2. Der Versicherte muss die Stufenweise Wiedereingliederung selbst wollen.
3. Arzt und Patient füllen gemeinsam den Antrag auf Stufenweise Wiedereingliederung aus. Dieses Formular hat jeder Arzt vorliegen. Es kann bei der Krankenkasse oder beim Rentenversicherungsträger angefordert werden.
4. Arzt und Patient erstellen gemeinsam einen „Wiedereingliederungsplan", aus dem hervorgeht, mit welcher Tätigkeit und Stundenzahl dieser beginnt und in welchem Zeitraum Art und Umfang der Tätigkeit gesteigert werden.
5. Der Antrag wird dem Arbeitgeber vorgelegt - von ihm hängt die Stufenweise Wiedereingliederung ab: Er muss sein Einverständnis mit der Maßnahme mit einer Unterschrift bestätigen, ist dazu aber nicht verpflichtet.
6. Es empfiehlt sich, eine Stellungnahme des Betriebsarztes bzw. des ☞ *MDK* einzuholen.
7. Der Antrag wird bei der Krankenkasse eingereicht. Diese prüft, ob sie der Maßnahme zustimmt. Zum Teil bezieht auch die Krankenkasse den MDK mit ein.
8. Haben alle Beteiligten zugestimmt, kann die Maßnahme beginnen.
9. Während der eingeschränkten Beschäftigung bleibt der Versicherte weiterhin arbeitsunfähig geschrieben.

Wer hilft weiter?

Krankenkassen, Agentur für Arbeit, Berufsgenossenschaften oder Rentenversicherungsträger, behandelnder Arzt und Arbeitgeber.

Tages- und Nachtpflege

(§ 41 SGB XI)

Das Wichtigste in Kürze

Tagespflege oder Nachtpflege bedeutet, dass ein Pflegebedürftiger eigentlich zu Hause, zum Teil aber tagsüber oder in der Nacht in einer Einrichtung gepflegt wird. Dafür erhält der Pflegebedürftige von der Pflegekasse je nach Pflegestufe monatlich 420,- bis 1.470,- €. Darüber hinaus kann die Pflegekasse zusätzlich bis zu 50 % Pflegegeld oder/und Pflegesachleistung für die Pflege zu Hause leisten.

1. Einrichtungen

Einrichtungen, die Tages- oder Nachtpflege im Sinne der ☞ *Pflegeversicherung* anbieten, müssen eine Zulassung nach § 71 Abs. 2 SGB XI haben. Nacht- und Wochenendpflege sind nicht überall verfügbar. Die Pflegekassen haben Verzeichnisse der regionalen Pflegeeinrichtungen einschließlich Leistungs- und Preislisten.

1.1. Tagespflegeeinrichtungen

Diese betreuen pflegebedürftige Menschen, die aufgrund körperlicher, geistiger oder seelischer Beeinträchtigungen nicht in der Lage sind, allein in ihrer Wohnung zu leben und tagsüber Unterstützung brauchen, ansonsten aber von ihren Familien oder anderen Personen zu Hause gepflegt werden.

1.2. Nachtpflegeeinrichtungen

Diese betreuen pflegebedürftige Menschen, die Hilfestellungen beim Zubettgehen, Aufstehen und bei Maßnahmen der Körperpflege benötigen. Nachtpflegeeinrichtungen werden oft von dementen Personen genutzt, die einen gestörten Tag-Nacht-Rhythmus haben. Wenn diese nachts in einer Nachtpflege untergebracht sind, können die Angehörigen durchschlafen und sich tagsüber wieder um ihre verwirrten Angehörigen kümmern.

1.3. Wochenendpflege

Manche Pflegeeinrichtungen bieten auch Wochenendpflege an. Dieses Angebot ist aber nicht überall verfügbar.

2. Voraussetzung

Teilstationäre Tages- oder Nachtpflege kommt immer dann in Betracht, wenn die häusliche Pflege nicht ausreichend sichergestellt werden kann. Prinzipiell müssen die ☞ *Vorversicherungszeit* erfüllt, die ☞ *Pflegebedürftigkeit* festgestellt und die Pflegesachleistung bei der Pflegekasse beantragt werden.

3. Verhältnis zu anderen Leistungen der Pflegeversicherung

Teilstationäre Tages- und Nachtpflege ist **neben** ☞ *Pflegesachleistungen*, ☞ *Pflegegeld Pflegeversicherung* oder ☞ *Kombinationsleistungen* möglich. Es kann ein höchstmöglicher Gesamtanspruch von 150 % entstehen.

- Zusätzlich zu 100 % Tages- und Nachtpflege gibt es bis zu 50 % Pflegegeld, Pflegesachleistung oder Kombinationsleistung.
- Umgekehrt können zusätzlich zu 100 % Pflegegeld, zur Pflegesachleistung oder zur Kombinationsleistung bis zu 50 % Tages- und Nachtpflege in Anspruch genommen werden.
- Insgesamt gibt es nie mehr als 150 % Gesamtleistung und immer nur maximal 100 % einer Leistung.

4. Umfang

Zu den Leistungen der Tages- oder Nachtpflege, die die Pflegekasse übernimmt, zählen z.B.

- pflegebedingte Aufwendungen.
- Aufwendungen der sozialen Betreuung.
- notwendige Leistungen der medizinischen Behandlungspflege.
- die notwendige Beförderung des Pflegebedürftigen von der Wohnung zur Einrichtung der Tages- oder Nachtpflege und zurück.

Kosten für Unterkunft und Verpflegung (die sogenannten „Hotelkosten") sind vom Pflegebedürftigen in der Regel selbst zu tragen.

5. Höhe

Die Sätze für die Tages- oder Nachtpflege entsprechen den ☞ *Pflegesachleistungen* und richten sich nach der Pflegestufe.

Pflegestufe I	420,- €
Pflegestufe II	980,- €
Pflegestufe III	1.470,- €

Näheres zu den ☞ *Pflegestufen* s. dort.

Wer hilft weiter?

Adressen von Tages- und Nachtpflegeeinrichtungen bekommt man von der Krankenkasse, der ☞ *Pflegekasse* und von den für Senioren zuständigen Ansprechpartnern der Stadt oder Gemeinde.

Tageshospize

Das Wichtigste in Kürze

Tageshospize (teilstationäre Hospize) verstehen sich als Ergänzung zur ambulanten Betreuung und Begleitung von Palliativpatienten (mehr Infos unter ☞ *Palliativversorgung*). Sie werden von stationären oder ambulanten Hospizen angeboten. Palliativpatienten, die zu Hause leben und versorgt werden, wird in teilstationären Hospizen die Möglichkeit eröffnet, tagsüber in Kontakt mit Menschen zu kommen anstatt al-

T

leine zu Hause zu sein. Die Inanspruchnahme kann tageweise oder stundenweise erfolgen. Die Angehörigen können diese Zeit nutzen, um sich zu erholen.

1. Aufgaben

Im Vordergrund stehen die medizinische, pflegerische und soziale Betreuung der Palliativpatienten. Eine große Rolle dabei spielt die **Entlastung der Angehörigen** und die **Unterstützung der Patienten**. Charakteristisch für Tageshospize ist ein vielfältiges **Beschäftigungsangebot mit Tagesstruktur**.

2. Mitarbeiter

In einem Tageshospiz arbeiten normalerweise

- hauptamtliche, palliativmedizinisch geschulte Mitarbeiter und
- ehrenamtliche Mitarbeiter.

3. Aufnahmebedingungen und Kosten

Menschen, die an einer schweren, unheilbaren und weit fortgeschrittenen Erkrankung leiden, können in einem Tageshospiz aufgenommen werden. Dafür muss der Arzt in der Regel eine Verordnung ausstellen: Diese enthält die Diagnose des Patienten und eine Begründung, warum die Betreuung in einem Tageshospiz sinnvoll und wichtig ist. Die Krankenkassen zahlen meist den Aufenthalt in einem Tageshospiz. Für den Patienten ist die Betreuung in einem Tageshospiz meist kostenfrei.

4. Finanzierung

Die Finanzierung ist von Tageshospiz zu Tageshospiz verschieden. Neben den Einnahmen aus den Kostenübernahmen der Krankenkassen werden Tageshospize häufig über Spenden finanziert.

Wer hilft weiter?

- Adressen von Tageshospizen finden Sie unter www.hospize.de > Adressen Hospizdienste.
- Weitere Informationen zu Einrichtungen, die in der letzten Lebensphase Patient und Familie unterstützen, finden Sie unter ☞ *Sterbebegleitung*.

Technische Hilfen

☞ *Pflegehilfsmittel*

Teilhabe am Arbeitsleben

(§ 16 SGB VI - § 35 SGB VII - jeweils i.V.m. §§ 33 ff. SGB IX)

Das Wichtigste in Kürze

„Leistungen zur Teilhabe am Arbeitsleben" umfassen alle Rehamaßnahmen, die die Arbeits- und Berufstätigkeit von kranken und/oder behinderten Menschen fördern. Alte Begriffe dafür sind „Berufsfördernde Maßnahmen zur Reha" oder „Berufliche Reha". Teilhabe am Arbeitsleben umfasst Hilfen, um einen Arbeitsplatz erstmalig oder weiterhin zu erhalten, Vorbereitungs-, Bildungs- und Ausbildungsmaßnahmen, Zuschüsse an Arbeitgeber sowie die Übernahme vieler Kosten, die mit diesen Maßnahmen in Zusammenhang stehen, z.B. für Lehrgänge, Lernmittel, Arbeitskleidung, Prüfungen, Unterkunft und Verpflegung.
Die Leistungen werden von verschiedenen Trägern übernommen, meist aber von der Agentur für Arbeit, vom Rentenversicherungsträger oder der Berufsgenossenschaft. Voraussetzungen und Informationen zur praktischen Durchführung erfahren Sie dort.

1. Umfang

Es gibt mehrere Arten von Leistungen zur Teilhabe am Arbeitsleben, unter anderem:

1. Hilfen zur Erhaltung oder Erlangung eines Arbeitsplatzes sowie zur Förderung der Arbeitsaufnahme
2. Berufsvorbereitung

3. berufliche Bildung
4. Leistungen in Werkstätten für Behinderte
5. Übernahme weiterer Kosten
6. Zuschüsse an den Arbeitgeber

Nachfolgend nähere Bestimmungen zu den einzelnen Leistungen.

2. Hilfen zur Erhaltung oder Erlangung eines Arbeitsplatzes

Vorrangiges Ziel ist es, den bisherigen Arbeitsplatz zu erhalten. Ist dies nicht möglich, wird nach einem anderen geeigneten Arbeitsplatz im bisherigen oder aber in einem anderen Betrieb gesucht. In diesem Rahmen übernehmen vorwiegend die Berufsgenossenschaften und die Rentenversicherungsträger in Zusammenwirken mit der Agentur für Arbeit folgende Leistungen:

- **Kosten für Arbeitsausrüstung, Hilfsmittel und technische Arbeitshilfen**
  (sogenannte Ausrüstungsbeihilfe), welche die Folgeerscheinungen der Behinderung für eine bestimmte berufliche Tätigkeit ausgleichen. Ein Ausgleich von ausschließlich medizinischen Funktionsstörungen genügt nicht zur Kostenübernahme bei der Rentenversicherung.
- **Umsetzung im Betrieb, Vermittlung eines neuen Arbeitsplatzes**
  in Form beruflicher Anpassung, Weiterbildung und Ausbildung.
- **Arbeitsassistenz**
  ist eine Geldleistung, mit der in der Regel körperbehinderte Arbeitnehmer Helfer bezahlen, die die Tätigkeiten ausführen, die aufgrund der Behinderung nicht möglich sind.
  Arbeitsassistenten erledigen z.B. Boten- und Transportdienste für Rollstuhlfahrer.
- **Kraftfahrzeughilfe**
  Zuschuss zum Kauf eines Autos, zum Führerschein oder zur behindertengerechten Ausstattung eines Autos.
- **Gründungszuschuss**
  für Arbeitslose, die sich selbstständig machen, um dadurch die Arbeitslosigkeit zu beenden oder zu verhindern.
- **Fahrtkostenbeihilfe**
  für die täglichen Fahrten zwischen Wohnung und Arbeitsstelle, so weit der Versicherte ansonsten unzumutbar belastet und die berufliche Wiedereingliederung ansonsten gefährdet wäre.
- **Trennungskostenbeihilfe**
  bei erforderlicher auswärtiger Arbeitsaufnahme und damit verbundener doppelter Haushaltsführung. Das tägliche Pendeln oder der Umzug der Familie zum Arbeitsort müssen unzumutbar sein.
- **Übergangsbeihilfe**
  bei Arbeitsaufnahme bis zur ersten vollen Lohnzahlung. Die Übergangsbeihilfe wird in der Regel als Darlehen gewährt.
- **Umzugskostenbeihilfe**
  so weit eine Arbeitsaufnahme am Wohnort unmöglich ist. Als Umzugskosten gelten z.B. Transportkosten und Reise des Familienversicherten samt Familie, nicht aber Wohnraumbeschaffungskosten wie Maklergebühren, Kautionen, Renovierungskosten. Der Umzug darf nicht später als 2 Jahre nach der Arbeitsaufnahme stattfinden.
- **Wohnungshilfen**
  Förderbeträge für Um- und Ausbaumaßnahmen im Wohnbereich, die zum Erlangen oder Erhalten des Arbeits- oder Ausbildungsortes erforderlich sind.

3. Berufsvorbereitung

Zu den Leistungen zur Teilhabe am Arbeitsleben zählt die Berufsvorbereitung einschließlich der wegen eines Gesundheitsschadens erforderlichen Grundausbildung.

4. Berufliche Bildung

Zur beruflichen Bildung zählen Maßnahmen zur Anpassung an den Beruf, Ausbildung und Weiterbildung einschließlich des dafür erforderlichen Schulabschlusses. **Nicht** dazu zählen allgemeinbildende Maßnahmen.

4.1. Schulbildung

Wenn die Fähigkeit beeinträchtigt ist, einen angemessenen Beruf zu erlernen, werden auch Hilfen zu einer angemessenen Schulbildung einschließlich der Vorbereitung hierzu oder zur Entwicklung der geistigen und körperlichen Fähigkeiten vor Beginn der Schulpflicht geleistet.

5. Weitere Kosten

Die Berufsgenossenschaften und die Rentenversicherungsträger übernehmen auch Kosten, die mit den Leistungen zur Teilhabe am Arbeitsleben in unmittelbarem Zusammenhang stehen. Hierzu zählen z.B.:

- Lehrgangskosten
- Prüfungsgebühren
- Lernmittel
- Arbeitskleidung einschließlich Schuhwerk und Schutzkleidung
- Arbeitsgeräte (z.B. Werkzeuge, Kleinmaschinen)
- Kosten für Unterkunft und Verpflegung, wenn für die Teilnehmer einer Maßnahme eine Unterbringung außerhalb des eigenen oder des elterlichen Haushalts nötig ist (z.B. unzumutbar weiter Anfahrtsweg) - wegen Art und Schwere der Behinderung oder zur Sicherung des Erfolgs der Leistungen zur Teilhabe am Arbeitsleben.

6. Zuschüsse an den Arbeitgeber

Die Rehaträger können Leistungen zur Teilhabe am Arbeitsleben auch als Zuschüsse an den Arbeitgeber leisten. Anspruchs- und antragsberechtigt ist der Versicherte; der Arbeitgeber ist „nur" Begünstigter ohne eigenes Antragsrecht.

Die Gewährung eines Zuschusses kann von Auflagen und Bedingungen abhängig gemacht werden. Zuschüsse an den Arbeitgeber gibt es z. B. als:

- **Ausbildungszuschüsse** zur betrieblichen Ausführung von Bildungsleistungen
  Zuschusshöhe: 100 % der laut Ausbildungsvertrag für das letzte Ausbildungsjahr vereinbarten monatlichen Vergütung.
  Dauer: gesamte Dauer der Maßnahme.
- **Eingliederungszuschüsse**
  Zuschusshöhe: 50 %, in Ausnahmefällen bis zu maximal 70 % des tariflichen bzw. ortsüblichen Bruttoarbeitsentgelts, Kürzung bei einer Bezugsdauer von mehr als 1 Jahr um mindestens 10 %.
  Dauer: in der Regel 1 Jahr, in begründeten Einzelfällen maximal 2 Jahre.
- **Zuschüsse für Arbeitshilfen im Betrieb**
- **Kostenerstattung für eine befristete Probebeschäftigung**
  Sie soll die vollständige und dauerhafte berufliche Eingliederung verbessern oder überhaupt erst erreichen.
  Zuschusshöhe: teilweise oder voll
- **Umschulung, Aus- oder Weiterbildung im Betrieb**
- **Technische Veränderung des Arbeitsplatzes**

Wer hilft weiter?

Rentenversicherungsträger, Integrationsamt und Integrationsfachdienst

Testament

Das Wichtigste in Kürze

Ein Testament muss entweder handschriftlich oder zusammen mit einem Notar erstellt werden. Mit dem Computer erstellte Testamente sind ungültig. Gibt es kein Testament, regelt die gesetzliche Erbfolge, was mit dem Vermögen eines Verstorbenen passiert.

1. Grundsätzliches

Das Testament ist eine Form der letztwilligen Verfügung eines Menschen. Eine letztwillige Verfügung wiederum ist eine einseitig getroffene Regelung des Erblassers über sein Vermögen, die im Falle seines Todes in Kraft tritt.
Wer ein Testament errichet, muss grundsätzlich volljährig und voll geschäftsfähig sein. Auch Minderjährige können ab dem vollendeten 16. Lebensjahr ein Testament errichten, jedoch nur in Form des sogenannten öffentlichen Testaments (s. Form).

2. Erbfolge ohne Testament

Wenn jemand stirbt, ohne ein Testament verfasst zu haben, tritt die **gesetzliche Erbfolge** ein, d.h. erbberechtigt sind dann:

- der überlebende **Ehegatte** bzw. gleichgeschlechtliche Lebenspartner sowie
- **Erben der ersten Ordnung**, das sind die Abkömmlinge, also Kinder, Enkel und Urenkel sowie nichteheliche Kinder und Adoptivkinder, die minderjährig adoptiert wurden.

Gibt es **keine** Erben erster Ordnung, wird ein nachrangiger Erbe nach folgender Reihenfolge ermittelt:

1. **Erben der zweiten Ordnung**: die Eltern und deren Abkömmlinge, also die Geschwister und deren Kinder.
2. **Erben der dritten Ordnung**: die Großeltern und deren Abkömmlinge, also Onkel, Tanten, Kusinen, Vettern.
3. **Erben der vierten Ordnung**: die Urgroßeltern und deren Abkömmlinge, also Großonkel und Großtanten.
4. Gibt es weder Verwandte noch einen Ehepartner, wird der **Staat** der gesetzliche Erbe. Der Staat hat nicht das Recht, das Erbe auszuschlagen.

Unter mehreren Erben derselben Ordnung wird das Erbe zu gleichen Teilen aufgeteilt.

Diese gesetzliche Erbfolge entspricht oft nicht den Vorstellungen des Erblassers und kann zu Streitigkeiten unter den Angehörigen führen. Streitigkeiten kann der Erblasser durch eine klare testamentarische Regelung vermeiden.

3. Pflichtteil

Die Höhe des Pflichtteils besteht grundsätzlich in der Hälfte des Wertes des gesetzlichen Erbteils.
Mit dem Pflichtteil erhalten der Ehegatte, der gleichgeschlechtliche Lebenspartner, die Abkömmlinge und die Eltern des Erblassers auch dann einen Teil des Nachlasses, wenn sie durch ein Testament von der gesetzlichen Erbfolge ausgeschlossen wurden.

4. Form

Es gibt zwei Formen von Testamenten:

- **Öffentliches Testament**
  Der Erblasser teilt dem **Notar** seinen letzten Willen mit. Dieser wird vom Notar niedergeschrieben, nochmals vorgelesen und vom Erblasser genehmigt und unterschrieben. Diese notarielle Testamentserrichtung ist kostenpflichtig. Die Höhe orientiert sich an der sogenannten Kostenordnung (KostO) und ist vom Vermögen des Erblassers abhängig.
- **Eigenhändiges Testament**
  Dieses muss **handschriftlich** fixiert werden. Mit dem Computer oder der Schreibmaschine erstellte Testamente sind **ungültig.** Es muss klar erkennbar sein, wer das Testament erstellt hat. Neben dem Vor- und Zunamen erfordert dies die Angabe von Ort und Datum. Der Verfasser muss das Dokument mit seinem vollständigen Namen eigenhändig unterschreiben.

5. Aufbewahrung und Gültigkeit

Vorschriften zur Aufbewahrung gibt es nicht. Das Testament kann gegen eine geringe Gebühr beim Nachlassgericht hinterlegt werden.
Wenn der letzte Wille nicht mehr gelten soll, kann das Testament jederzeit widerrufen, geändert oder vernichtet und neu angefertigt werden. Es gilt immer die zeitlich spätere Fassung.

Praxistipps

- Die kostenlose Broschüre „Erben und Vererben" kann auf der Internetseite des Justizministeriums unter www.bmj.bund.de > Service > Publikationen heruntergeladen oder beim Bestellservice für Publikationen der Bundesregierung unter der Rufnummer 01805 778090 bestellt werden.
- Ein Testament ist **nicht** zu verwechseln mit einem „Patiententestament". Bei diesem Begriff ist in der Regel die ☞ *Patien-*

tenverfügung gemeint, die festlegt, wie ein schwer kranker Patient, der sich selbst nicht mehr äußern kann, medizinisch behandelt werden möchte.

Wer hilft weiter?

Bei Abfassung eines Testaments der Notar oder ein Rechtsanwalt (vorzugsweise Fachanwalt für Erbrecht).

Tod

Einrichtungen der ☞ *Sterbebegleitung*
☞ *Bestattungskosten Sozialhilfe*
☞ *Organisatorisches nach dem Tod*

Todesbescheinigung

Das Wichtigste in Kürze

Die Todesbescheinigung, auch genannt Totenschein oder Leichenschauschein, muss ausgestellt werden. Sie ist eine öffentliche Urkunde. Der Arzt, der den Leichnam gründlich untersucht und den Tod zweifelsfrei festgestellt hat, füllt die Todesbescheinigung aus.

1. Inhalt der Todesbescheinigung

Der Aufbau des Formulars und die Art der einzutragenden Informationen können in den einzelnen Bundesländern variieren. Generell müssen folgende Angaben gemacht werden:

- Personalien des Verstorbenen
- Zeit und Ort des Todes
- Wenn möglich die Todesursache
- Todesart: natürlich, ungeklärt oder Anhaltspunkte für einen nicht-natürlichen Tod

2. Aufbau der Todesbescheinigung

Die Todesbescheinigung besteht aus einem vertraulichen und einem nicht vertraulichen Teil.

Nicht vertraulicher Teil
Wird nach dem Ausfüllen den Angehörigen übergeben und dient zur Vorlage beim Standesamt.

Vertraulicher Teil
Umfasst meist mehrere Seiten, die für unterschiedliche Stellen bestimmt sind. Er enthält neben den Personalien die Todesursache, weitere Angaben zur Klassifikation der Todesursache und die Epikrise. Dieser Teil wird vom Arzt in einen, dem Totenschein beiliegenden, verschlossenen Umschlag gegeben und an die zuständige Stelle weitergeleitet (diese variiert von Bundesland zu Bundesland). Bestehen Anhaltspunkte für einen nicht natürlichen Tod oder ist die Todesursache ungeklärt, ist der Umschlag der Polizei zu übergeben.
Eine Seite des vertraulichen Teils der Todesbescheinigung wird an das Gesundheitsamt weitergeleitet (Details länderspezifisch).
Die Todesbescheinigung ist die Grundlage für die Todesursachenstatistik, die vom statistischen Bundesamt erstellt wird.

3. Kosten der Todesbescheinigung

Todesbescheinigungen sind kostenpflichtig und müssen von den Angehörigen bezahlt werden. Eine Todesbescheinigung kostet etwa 40,- bis 100,- €.

Todeszeichen

Das Wichtigste in Kürze

Verschiedene Merkmale (Todeszeichen) signalisieren den eingetretenen Tod. Als „unsichere" Todeszeichen gelten Atemstillstand und starre Pupillen. „Sichere" Zeichen sind Leichenstarre und Leichenflecken. Die sicheren Zeichen sind nach einer Zeitspanne von 30 Minuten bis zu 2 Stunden nach dem eigentlichen Tod zu beobachten.

1. Phasen des Todes

Der Sterbeprozess zieht sich über mehrere Stunden hin, da einzelne Körperzellen deutlich über den Tod hinaus weiterleben.

- Der **klinische Tod** ist gekennzeichnet durch Atem- und Kreislaufstillstand.
- Der **Hirntod** ist gekennzeichnet durch den irreversiblen Ausfall aller Hirnfunktionen.
- Der **biologische Tod** ist gekennzeichnet durch das Ende aller Organ- und Zellfunktionen.

Zu diesen klinischen oder „unsicheren" Todeszeichen kommen noch starre Pupillen, Abkühlung der Haut und Hautblässe. Es beginnt das Absterben der einzelnen Zellen, wobei als erstes die Gehirnzellen absterben. Bis etwa 30 Minuten nach dem Individualtod kann es zu Stuhlgang kommen. Einige Stunden lang kann es supravitale (= über den Tod hinaus) Muskelreaktionen geben, z.B. an Augenlidern, Mund, Hand, Muskelwulst, sowie eine sogenannte Schnappatmung.

2. Sichere Todeszeichen

Zur Feststellung des eingetretenen Todes müssen die **sicheren Todeszeichen** auftreten:

- **Totenstarre (Rigor mortis)**
  Sie beginnt etwa 2 Stunden nach dem Tod am Kiefergelenk, geht von den oberen Extremitäten langsam in die unteren Gliedmaßen über. Die vollständig ausgeprägte Starre ist nach 6 bis 8 Stunden erreicht, nach etwa 2 bis 3 Tagen löst sie sich langsam wieder.
- **Totenflecken (Livores)**
  Sie treten nach etwa 30 Minuten auf. Es sind Verfärbungen, die durch Ansammlung von Blut in abhängigen Körperpartien entstehen. In den ersten Stunden sind sie noch wegdrückbar, nach ungefähr 24 Stunden nicht mehr.
- **Leichenzersetzung (Autolyse)**
  Sie beginnt je nach äußeren Einflüssen (Temperatur, Sauerstoff) etwa nach 2 Tagen mit Fäulnisvenenzeichnung und grüner Bauchdecke.

3. Leichengift (Ptomain)

„Leichengift" ist eine eher irreführende Bezeichnung für basische, stickstoffhaltige, organische Stoffe, die bei Eiweißfäulnis auftreten. Mit dem Absterben der Zellen besiedeln Bakterien den Leichnam. Diese Bakterien können entweder gefährlich sein, weil sie Krankheiten hervorrufen können, oder Toxine (Gifte) produzieren, die zu Vergiftungen führen können. Für den Umgang mit dem Toten gilt allerdings, dass über Hautkontakt oder über Einatmen keine Infektions- oder Vergiftungsgefahr besteht. Lediglich bei offenen Verletzungen, Injektionen oder oraler Aufnahme ist eine Übertragung möglich.

Trauer

Das Wichtigste in Kürze

Trauer ist ein natürlicher und normaler Prozess. Das Gefühl der Traurigkeit gehört zu den ersten Basisemotionen, die schon Kinder im Kindergartenalter erleben und erlernen. Dennoch ist die Trauer in unserer Gesellschaft ein oft verdrängter Gefühlszustand. Wissen über Trauer gibt Sicherheit im Umgang mit Trauernden und hilft, zusätzliche Belastungen und Verletzungen der Betroffenen zu vermeiden.

1. Was ist Trauer?

Der Verlust von Dingen, Lebensumständen oder geliebten Personen löst Trauer aus. Trauer ist ein Zustand, der den Menschen emotional, spirituell, sozial und körperlich betrifft. Trauer kann auf vielfältige Weise ausgedrückt werden, z.B. im Gesichtsausdruck, in der Körperhaltung und im Verhalten. Die Dauer der Trauer und der Umgang damit sind sehr individuell.
In der Palliativversorgung ist die Trauerbegleitung ein wesentlicher Teil der Arbeit und Aufgabe des gesamten Teams.

2. Wissen zur Trauer

Das Nicht-Wissen um den Ablauf von Trauer ist weit verbreitet, entsprechend unsicher sind die meisten Menschen (Betroffene, Angehörige und Berufstätige im Sozial- und Gesundheitswesen) im Umgang mit Trauer und Trauernden.

2.1. Wissen schützt

Wissen zur Trauer schützt alle Beteiligten davor, dass sie durch vermeintliches „Schonen" den Schmerz der unmittelbar Betroffenen noch verstärken. Allerdings soll hier auch klar gesagt werden, dass Trauer ein starkes Gefühl ist, meist stärker als alles, was die unmittelbar Betroffenen bis dahin erlebt haben. Dies lässt sich auch durch „Wissen" nicht lindern. Aber Wissen reduziert die Angst der Betroffenen („Bin ich überhaupt noch normal?") und es gibt Begleitern die Chance, einerseits zu helfen (weil sie wissen, was der Betroffene brauchen könnte), andererseits zusätzlichen Schmerz zu vermeiden (weil sie wissen, was weh tut.).

2.2. Falsche Annahmen über die Trauer

Trauer wird im Allgemeinen nur begrenzt und in bestimmten Formen zugestanden. Angehörige und Begleiter sollten sich vor weit verbreiteten, aber falschen Annahmen über die Trauer hüten. Näheres unter
☞ *Trauer > Falsche Annahmen.*

3. Trauer während der Palliativversorgung

Trauer bei Angehörigen
Der bevorstehende Verlust lässt die Trauer schon vor dem Tod des Schwerstkranken beginnen. Der Weg der akuten Trauer beginnt mit dem Eintritt des Todes.

Trauer bei Helfern
Professionelle und ehrenamtliche Helfer begleiten und unterstützen den Palliativpatienten und dessen Angehörige bis zum Tod. Auch wenn der Tod bei ihnen zum normalen Berufsalltag gehört, sollten sie bewusst mit der eigenen Trauer und der Trauer im Team umgehen.

Trauer bei Schwerstkranken und Sterbenden
Auch Schwerstkranke und Sterbende trauern. Ab der Diagnose „unheilbar krank" nehmen sie Abschied von allem.

4. Funktionen der Trauer

Reinigende Funktion
Der Trauer wird eine reinigende Funktion zugeschrieben.

Neubeginn
Der Hinterbliebene kann auf seinem Trauerweg zu einem neuen Selbst- und Weltverständnis gelangen.

5. Formen der Trauer

Akute Trauer
Wird ausgelöst durch einen aktuellen Verlust oder ein aktuelles Ereignis des Abschieds.

Alte (ungelöste) Trauer
Der Trauer wohnt etwas lange Währendes bzw. Ungelöstes inne.

Normale Trauer
Angehörige zeigen physische, psychische, soziale und spirituelle Reaktionen auf den Verlust eines Menschen.

Krisenhafte/Pathologische Trauer
In einigen Fällen bewältigen Betroffene den Verlust nicht oder geraten in eine Krise, die professioneller Hilfe bedarf. Unterschiedliche pathologische Reaktionen können auftreten.

6. Einzelaspekte der Trauer

6.1. Abschied

Nach dem Tod ist der Abschied vom Verstorbenen ein unerlässlicher Schritt. Wichtige Elemente (positive Erinnerungsanker für die folgende Trauerzeit) können sein: die Totenwaschung und Einkleidung, die (offene) Aufbahrung mit Totenwache, die Bestattung und die Trauerfeier (mit Ritualen).

6.2. Erstreaktionen auf den Tod naher Angehöriger

Nicht alle Menschen haben Tränen: Das Wissen um die 4 typischen Erstreaktionen (fühlen, tun, denken, vermeiden) auf den Tod naher Angehöriger fördert das Verständnis für das Verhalten Betroffener und verhindert Fehlurteile im Umgang mit ihnen. Näheres unter ☞ *Erstreaktionen auf den Tod naher Angehöriger.*

6.3. Auswirkungen der Trauer

Viele Trauernde haben irgendwann die Angst, sie seien nicht mehr normal, der Verlust habe sie verrückt gemacht. Jeder Mensch reagiert anders, aber bestimmte Probleme wie Schlaflosigkeit, Appetitlosigkeit oder Stimmenhören kommen häufig vor und sind normal. Zudem laufen viele körperliche Reaktionen ab. Das Wissen um die Auswirkungen der Trauer verhindert Fehldiagnosen und unnötige Therapien.

7. Trauerbewältigung

7.1. Trauermodelle

Trauer verläuft nicht in vorgegebenen Phasen, die ein Betroffener „durcharbeiten" muss, und sie ist auch nicht nach einem halben Jahr beendet. Forscher haben sich mit dem Thema beschäftigt und Trauermodelle erarbeitet. Diese Modelle versuchen, bei aller Individualität, wiederkehrende Prozesse und Entwicklungen zu beschreiben.

7.2. Umgang mit Trauernden

Wie hilft man Trauernden wirklich, insbesondere im ersten Jahr und ganz bewusst über den Jahrestag des Todes hinweg? Womit bedrängt und belastet man sie nur zusätzlich? Näheres unter ☞ *Umgang mit Trauernden.*

7.3. Trauersymbole

Trauersymbole schaffen den Angehörigen Raum, ihre Gefühle auch ohne Worte auszudrücken.

7.4. Kindertrauer

Wenn Angehörige oder gar Gleichaltrige sterben, sind Kinder doppelt betroffen: durch die Trauer der Eltern und den eigenen Verlust. Aber von Trauerfeiern und Bestattungen werden Kinder meist ferngehalten, um sie zu schonen und weil „die Kleinen" das ohnehin nicht verstehen. Wann verstehen Kinder den Tod? Wie können sie altersgerecht einbezogen werden? Näheres unter ☞ *Kindertrauer.*

Wer hilft weiter?

Folgende Institutionen helfen beim Tod eines Angehörigen weiter:

- Selbsthilfegruppen
- Professionelle Gespräche
- Trauertelefon, 0821 3497349, erreichbar Mi 19-22 Uhr.

Mehr unter ☞ *Trauer > Hilfen und Anlaufstellen.*
Adressen für trauernde Eltern finden Sie ab Seite 241 und für trauernde Kinder ab Seite 243.

Trauer > Falsche Annahmen

Das Wichtigste in Kürze

Trauer wird im Allgemeinen nur begrenzt und in bestimmten Formen zugestanden.

T

Angehörige und Begleiter sollten sich vor weit verbreiteten, aber falschen Annahmen über die Trauer hüten.

1. Falsche Annahmen

Die schlimmste Zeit sind die ersten Wochen

Das mag für Menschen stimmen, die nicht zu den allernächsten Angehörigen gehören, aber die unmittelbar Betroffenen brauchen meist Monate, bis sie das ganze Ausmaß des Verlustes und der Veränderungen realisieren. Details ☞ *Umgang mit Trauernden.*

Die Trauer dauert ein Jahr

Es gibt keine allgemeinen Regeln über die Dauer der Trauer, aber: Sie dauert länger, als die meisten, auch die Trauernden selbst, denken. Die Trauer holt einen manchmal Jahre später wieder ein - oft durch ein Erlebnis, ein Detail, das die Erinnerung weckt. Aber: Neben der Trauer wird sich das Leben wieder Raum greifen.

Trauer verläuft in Phasen

Phasen sind ein Hilfsmittel, die Trauer wissenschaftlich in den Griff zu bekommen. Aber kein Mensch trauert in Phasen. Trauer verläuft zirkulär, spiralförmig. Manche Dinge wiederholen sich, das ist für Betroffene und Angehörige besonders schwer auszuhalten. Und nicht jeder Trauernde durchlebt dasselbe. Wichtig ist, Trauernden zuzugestehen, dass es auch etwas Unbewältigtes gibt, dass etwas offen bleibt.

Trauer kann abgearbeitet werden, und dann ist sie weg

Trauer kennt kein Ende, der Schmerz wandelt sich. Man lernt, mit dem Schmerz zu leben. Ein neuer Trauerfall kann auch alte Trauer wieder hervorholen.

Trauer > Hilfen und Anlaufstellen

Das Wichtigste in Kürze

Viele Menschen sind in ihrer Trauer überfordert und finden sich allein nicht mehr zurecht. Selbsthilfegruppen, professionelle Gespräche oder Trauerseminare können helfen und stützen.

1. Selbsthilfegruppen

Kontakte zu Selbsthilfegruppen für Trauernde vermitteln z.B. Hospize, Palliativstationen und Bestatter. Zum Teil bieten diese auch selbst solche Gruppen an. Kontaktadressen kann man zudem bei Pfarrgemeinden, Pflegediensten, Senioreneinrichtungen, Kommunen und Selbsthilfekontaktstellen von Kommunen erfragen oder unter www.betanet.de, Bereich Adressen mit dem Suchwort „Trauer" recherchieren.

Hinweis:

Jeder kann selbst entscheiden, ob ihm der Austausch in einer Selbsthilfegruppe liegt. Angehörige und Begleiter sollten Betroffene nicht drängen, in eine Selbsthilfegruppe zu gehen.

2. Professionelle Gespräche

Vielen Trauernden hilft schon ein einmaliges, ausführliches Gespräch oder Telefonat mit einem professionellen Gesprächspartner. Das können Therapeuten, ausgebildete Trauerbegleiter, Seelsorger oder die Telefonseelsorge sein.
Die Telefonseelsorge ist deutschlandweit täglich 24 Stunden erreichbar unter 0800 1110111 oder 0800 1110222. Die Beratung am Telefon ist anonym und konfessionsunabhängig. Mehr Informationen unter www.telefonseelsorge.de.

3. Trauertelefon

Eine speziell auf die Bedürfnisse und Fragen von Trauernden eingestellte Einrichtung ist das bundesweit erreichbare Trauertelefon: 0821 3497349, erreichbar am Mittwoch von 19 bis 22 Uhr. Die Ansprechpartner dort sind speziell darauf geschult, normale von krisenhafter Trauer zu unterscheiden und bei Bedarf Ansprechpartner vor Ort zu vermitteln.

4. Trauerseminare

Trauerseminare zeigen Möglichkeiten der Trauerverarbeitung auf und helfen, mit der Trauer individuell besser umzugehen. Die Teilnehmer kommen mit anderen Trauernden in Kontakt und können Erfahrungen austauschen. Trauerseminare werden meist von kirchlichen oder privaten Trägern angeboten, zum Teil wird nach Zielgruppen unterschieden, z.B. Eltern, die ein Kind verloren haben, oder Menschen, die den Partner verloren haben.

5. Internet

Trauernde können sich auf verschiedenen Webseiten im Internet zum Thema Trauer informieren. In Chats und Foren können sich Trauernde anonym austauschen oder einfach nur zuschauen und lesen. Die Chats und Foren werden meist von privaten Anbietern betrieben, die zum Teil auch selbst betroffen sind.

6. Bücher

Im Buchhandel sind zahlreiche Bücher zu den Themen Tod und Trauer erhältlich.

Umbaumaßnahmen

☞ *Wohnumfeldverbesserung*

Umgang mit Trauernden

Das Wichtigste in Kürze

Es sind meist die allernächsten Angehörigen eines Verstorbenen, die noch lange nach der Bestattung Beistand benötigen. Oft beginnt für sie erst nach einem halben Jahr die schwerste Zeit der Trauer. Wer tatsächlich helfen will, sollte Trauernde und deren seelische Schwankung aushalten, ihnen stets zuhören, aber ihnen genauso bei alltäglichen Aufgaben Hilfe anbieten.

1. Grundsätzliches

Wer Trauernde verstehen will, sollte sich die Diskrepanz zwischen **Nächst**betroffenen (Partner, Eltern, Kinder) und den anderen Trauernden bewusst machen. Während für Letztere der schwerste Moment meist die Bestattung/Trauerfeier ist, von dem ab sie allmählich wieder in ihr normales Leben zurückkehren, beginnt für die Nächstbetroffenen danach meist erst die Realisierung des Verlustes und es wird immer schwerer. Oft entwickeln sie eine Sehnsucht, ein Heimweh, dass es wieder so sein möge „wie früher".

2. Sehnsucht

Pauschale Zeitangaben hierfür sind sehr schwierig, aber oft beginnt nach etwa einem halben Jahr die schwerste Zeit für die Nächstbetroffenen - gerade dann, wenn alle erwarten, dass „das Schlimmste" überstanden ist. Für Angehörige und Begleiter bedeutet dies, gerade im zweiten Halbjahr nach dem Tod auf Trauernde zuzugehen und auch bei gesundheitlichen Symptomen den Trauerfall mit einzubeziehen.

3. Trauernde aushalten

Die größte Herausforderung für das Umfeld ist meist, die Trauernden auszuhalten, so wie sie sind. Nachfolgend eine Reihe von Punkten, an denen man seine Haltung gegenüber Trauernden überprüfen kann. Diese Punkte sind nicht als Maßnahmenkatalog zu verstehen, den man abarbeitet und dann ist den Betroffenen geholfen. Es geht wie gesagt oft um das Aushalten einer zunächst untröstlichen Situation.

- **Einfach da sein.**

U

Zuhören, immer wieder zuhören, anstatt selbst reden. Weniger Betroffene neigen dazu, ihre eigenen Trauererlebnisse auszubreiten. Damit hilft man dem anderen nicht. Das eigene Gefühl der Unbehaglichkeit, des Nicht-Helfen-Könnens aushalten. Eine stille Umarmung hilft oft mehr als viele Worte. Schweigen aushalten.

- **Auf vermeintlich tröstende Worte verzichten.**
  „Das wird schon wieder", ist eine Lüge: Es wird nie mehr so wie vorher, Tote kommen nicht zurück.
- **Den Verstorbenen beim Namen nennen, nach ihm fragen.**
  Viel schlimmer, als von ihm zu reden, ist, den Verstorbenen totzuschweigen. Dabei hilft die Vorstellung, dass man Trauernde durch die Nennung nicht zusätzlich verletzt, denn sie können ohnehin oft an nichts anderes denken. Da hilft das Reden.
- **Fragen, wie es dem Trauernden geht.**
  Wirklich fragen und offen sein für jede Antwort. Manche Trauernde haben schon so viel Unverständnis erfahren, dass sie die Trauer überspielen.
- **Die Art der Trauer nicht werten, sondern aushalten.**
  Die einen stürzen sich in Arbeit, die nächsten grübeln, die dritten fallen von einem Gefühlsausbruch in den nächsten und nicht selten wird die Trauer auch verdrängt, weil sie nicht auszuhalten wäre. Die Art der Trauer wechselt bei vielen. Details auch unter ☞ *Erstreaktionen auf den Tod naher Angehöriger.*
- **Die Schwere der Trauer nicht messen und werten.**
  „Schau, dem geht's doch noch viel schlechter", tröstet nicht, sondern signalisiert: „Stell Dich nicht so an."
- **Dem Trauernden nicht seine eigenen Trauererfahrungen überstülpen.**
  Trauer ist nicht vergleichbar, nicht einmal bei Geschwistern, die die Mutter oder bei Eltern, die ein Kind verloren haben. Unterstützend wirkt Mitgefühl (nicht Mitleid).
- **Tränen aushalten** und den Trauernden spüren lassen, dass seine Tränen gut sind. Wenn einem danach ist, auch selbst weinen.
- **Trauernden ihre Zeit lassen und sie nicht drängen.**
  Der Trauernde entscheidet, wann er die Mäntel an der Garderobe wegräumt, ob er das Türschild ändert, wie er das Zimmer des Verstorbenen lässt oder umgestaltet.
- **Auf den Trauernden zugehen, aber sich nicht aufdrängen.**
  Auch nach Monaten, nach Jahren noch. „Melde Dich, wenn Du was brauchst", reicht nicht: Trauernde sind manchmal unfähig, sich Hilfe zu holen, denn sie wissen oft nicht, was sie brauchen.
- **Anregungen für gemeinsame Aktivitäten geben**, aber nach einer Ablehnung nicht beleidigt zurückziehen, sondern Verständnis zeigen und nach einiger Zeit einen erneuten Anlauf nehmen.
  Z.B.: Spaziergang, Wanderung, Grab besuchen, Kino, Theater, Konzert, Kneipe, Restaurant, Spieleabend, Einkaufsbummel (viele Trauernde nehmen ab und haben dann nichts passendes mehr anzuziehen), Museum, Flohmarkt, Internet surfen, chatten, malen, töpfern, backen, basteln, ...
- **Im Alltag Hilfe anbieten.**
  Einkaufen, waschen, putzen, aufräumen, Gartenarbeit, warmes Essen kochen oder mitbringen.
- **An Jahrestage (Geburtstag, Hochzeitstag, Todestag) denken.**
  Anrufen, Karte schreiben, Blumen schicken, ... Auch an Festen wie Weihnachten und Silvester auf Trauernde zugehen, fragen, mit wem sie den Tag verbringen wollen.
- **Es ist nie zu spät.**
  Auch wenn man erst Monate nach der Bestattung wieder Kontakt hat: Fragen, wie es geht. Nach der Trauer fragen. Nach dem Leben ohne den Verstorbenen fragen.

Tolerant sein, aushalten und auf sie zugehen - das ist im Umgang mit Trauernden besonders notwendig. Dies gilt auch für den Umgang Trauernder untereinander: Achtung und Respekt vor der Trauer und den Gefühlen der anderen. Helfer, Therapeuten und Begleiter sollten zudem darauf achten, dass die nächstbetroffenen Angehörigen vor Wünschen und Erwartungen der weniger Betroffenen geschützt werden.

Verbandmittel

☞ *Arznei- und Verbandmittel*

Verhinderungspflege

☞ *Ersatzpflege*

Vollstationäre Pflege

(§ 43 SGB XI)

Das Wichtigste in Kürze

Vollstationäre Pflege ist die Pflege in einem speziellen Pflegeheim. Je nach Pflegestufe zahlt die Pflegekasse hierfür 1.023,- bis 1.750,- €, das deckt aber nur die Kosten der Pflege. Für Unterkunft und Verpflegung muss der Pflegebedürftige selbst aufkommen. Für die vollstationäre Pflege von Behinderten gelten spezielle Regelungen.

1. Voraussetzung

Vollstationäre Pflege im Rahmen der Pflegeversicherung findet immer dann statt, wenn häusliche oder teilstationäre Pflege nicht möglich sind oder wegen der „Besonderheit des Einzelfalls" nicht in Betracht kommen. Festgelegt wird dies von den Pflegekassen in Zusammenarbeit mit dem ☞ *MDK*.
Besonderheiten im Einzelfall sind z.B.:

- Fehlen einer Pflegeperson,
- Überforderung der Pflegeperson,
- Verwahrlosung des Pflegebedürftigen oder
- Eigen- oder Fremdgefährdungstendenz des Pflegebedürftigen.

Prinzipiell müssen die ☞ *Vorversicherungszeit* erfüllt, die ☞ *Pflegebedürftigkeit* festgestellt und die Vollstationäre Pflege bei der Pflegekasse beantragt werden.

2. Verhältnis zu anderen Leistungen der Pflegeversicherung

Leistungen der häuslichen Pflege (☞ *Pflegesachleistung*, ☞ *Pflegegeld Pflegeversicherung*, ☞ *Pflegehilfsmittel*) und der vollstationären Pflege schließen sich gegenseitig aus.

2.1. Ausnahme

Sofern Pflegebedürftige in vollstationären Einrichtungen und daneben z.B. an Wochenenden im häuslichen Bereich gepflegt werden, besteht auch Anspruch auf die Leistungen der häuslichen Pflege.

3. Umfang

Die Pflegekasse übernimmt pauschal

- die pflegebedingten Aufwendungen,
- die Aufwendungen der sozialen Betreuung und
- die Leistungen der medizinischen Behandlungpflege.

Die **Kosten für Unterkunft und Verpflegung** (die sogenannten „Hotelkosten") trägt der Pflegebedürftige selbst (§ 87 SGB XI).

4. Höhe

- Pflegestufe I: 1.023,- € monatlich
- Pflegestufe II: 1.279,- € monatlich
- Pflegestufe III: 1.470,- € monatlich
- Härtefälle der Pflegestufe III: 1.750,- € monatlich

Näheres zu den ☞ *Pflegestufen* siehe dort.

4.1. Besonderheit

Wählt der Pflegebedürftige die vollstationäre Pflege, obwohl dies nach den Feststellungen der Pflegekasse **nicht erforderlich** ist, erhält der Pflegebedürftige zu den pflegebedingten Aufwendungen lediglich einen **Zuschuss** in Höhe der ☞ *Pflegesachleistung*, also

- Pflegestufe I: 420,- € monatlich
- Pflegestufe II: 980,- € monatlich
- Pflegestufe III: 1.470,- € monatlich

Näheres zu den ☞ *Pflegestufen* siehe dort.

Praxistipp

Das Bundesfamilienministerium gibt einen kostenlosen Leitfaden heraus, der bei der Suche nach einem Pflegeheimplatz hilft: „Auf der Suche nach einem Heim", zu bestellen unter Telefon 01805 778090, E-Mail broschuerenstelle@bmfsfj.bund.de oder zum Herunterladen unter www.bmfsfj.de > Publikationen > Ältere Menschen.

Wer hilft weiter?

☞ *Pflegekassen*

Vorsorgevollmacht

(§§ 1896, 1904, 1906 BGB)

Das Wichtigste in Kürze

Im Rahmen einer Vorsorgevollmacht regelt der Verfasser, welche Personen stellvertretend für ihn Entscheidungen treffen sollen, wenn er selbst nicht dazu in der Lage ist. Besonders wichtig sind dabei Entscheidungen über medizinische Behandlungen und Vermögen sowie die Vertretung bei Behörden. Damit eine Vorsorgevollmacht erstens juristisch korrekt und zweitens für alle Parteien wunschgemäß verfasst werden kann, sind eine Reihe von Bedingungen zu beachten.

1. Aufgabenbereiche des Bevollmächtigten

Mit einer Vorsorgevollmacht kann man für den Fall, dass man nicht mehr in der Lage ist seinen Willen zu äußern, eine oder mehrere Personen bevollmächtigen, Entscheidungen mit bindender Wirkung für sich zu treffen. Die Vorsorgevollmacht kann allgemein sein oder sich auf einzelne Aufgabenbereiche beschränken. Eine umfassende Vorsorgevollmacht sollte folgende Aufgabenbereiche abdecken:

- Gesundheitssorge, Pflegebedürftigkeit
- Vermögenssorge
- Wohnungs- und Mietangelegenheiten
- Aufenthaltsbestimmung
- Post- und Fernmeldeverkehr
- Behörden- und Ämtervertretung
- Beauftragung von Rechtsanwälten und Vertretung vor Gerichten

1.1. Keine gerichtliche Kontrolle

Der Bevollmächtigte untersteht - im Gegensatz zum Betreuer (☞ *Betreuung*) - keiner staatlichen Kontrolle durch das Vormundschaftsgericht.

Bei folgenden Situationen braucht jedoch auch der Bevollmächtigte immer die Zustimmung des Vormundschaftsgerichts:

- Notwendige freiheitseinschränkende Maßnahmen sollen durchgeführt werden, z.B. Unterbringung in einer geschlossenen Einrichtung, Anlegen von Bauchgurten, Anbringen von Bettgittern, Verabreichung ruhigstellender Medikamente.
- Ärztliche Untersuchungen, Heilbehandlungen oder medizinische Eingriffe, wenn dabei Lebensgefahr besteht oder ein schwerer, lang andauernder Gesundheitsschaden zu erwarten ist.

Wenn eine Vorsorgevollmacht vorliegt, kann das Gericht nur dann einen Betreuer bestellen,

- wenn die Verfügungen in der Vorsorgevollmacht für die Belange und das Wohl des Betroffenen nicht ausreichen,
- wenn der Bevollmächtigte verhindert ist oder
- zur Kontrolle, wenn Zweifel aufkommen, dass der Bevollmächtigte zum Wohl des Betroffenen handelt.

Für den Fall, dass das Gericht einen Betreuer einsetzt, kann in der Vorsorgevollmacht („Betreuung trotz Vorsorgevollmacht") festgelegt werden, wer im Bedarfsfall als Betreuer eingesetzt werden soll. Weitestgehend verhindert werden kann die Einsetzung eines Betreuers, wenn die Vorsorgevollmacht möglichst komplett alle Aufgabenbereiche definiert und Doppelvollmachten oder Ersatzvollmachten (s.u.) erstellt werden.

1.2. Missbrauch der Vorsorgevollmacht

Macht ein Bevollmächtigter absprachewidrig und/oder vorzeitig von der Vorsorgevollmacht Gebrauch, kann der Verfasser die Vollmacht sofort widerrufen und gegebenenfalls Schadensersatz verlangen. In einem solchen Fall sollte die Vorsorgevollmacht sofort vom Bevollmächtigten zurückverlangt werden. Wenn der Bevollmächtigte die Vorsorgevollmacht nicht herausgibt, kann der Verfasser die Vollmacht gerichtlich für kraftlos erklären lassen.

2. Gültigkeit und Geltungsdauer

2.1. Gültigkeit

Für die Gültigkeit einer Vorsorgevollmacht sind **Ort, Datum und eigenhändige Unterschrift** immer erforderlich.

- Um einer juristischen Anfechtung der Vorsorgevollmacht vorzubeugen, ist es dringend empfehlenswert, dass ein **Arzt** die unzweifelhafte Geschäftsfähigkeit des Vollmachtgebers mit Unterschrift und Datum bestätigt.
- Um die **Aktualität** zu wahren, müssen alle Unterschriften spätestens alle 2 Jahre (besser jährlich) mit Ort, Datum und Bestätigung der Geschäftsfähigkeit des Verfassers und des Arztes erneuert werden.
- **Ergänzungen und Streichungen** müssen mit Ort, Datum und Unterschrift dokumentiert werden.
- Die Vollmacht ist nur uneingeschränkt brauchbar, wenn keine Bedingungen an sie geknüpft sind, z.B. „Wenn ich einmal selbst nicht mehr handeln kann ..." Andernfalls bliebe ungeklärt, ob diese Bedingung tatsächlich eingetreten ist.

2.2. Geltungsdauer

Mit dem Tod des Vollmachtgebers ist die Vorsorgevollmacht in der Regel nicht erloschen. Dennoch ist es sinnvoll, ausdrücklich darauf hinzuweisen, dass die Vorsorgevollmacht auch über den Tod hinaus gelten soll (sogenannte transmortale Vorsorgevollmacht).

Praxistipps

- Um **Zweifel** an der Geschäftsfähigkeit des Verfassers auszuschließen, wird dringend die **schriftliche** Form angeraten.
- **Handschriftlichkeit** ist nicht nötig, hier ist jedoch die Fälschungsgefahr am geringsten. Wichtig ist die gute Lesbarkeit. Möglich sind auch Vordrucke, z.B. des Vormundschaftsgerichts, die individuell abwandelbar sind.
- Die Vollmacht sollte die gewünschten **Aufgabenbereiche** des Bevollmächtigten möglichst genau beschreiben.
- **Vermögenssorge**: Kreditinstitute verlangen in der Regel eine Vollmacht auf bankeigenen Vordrucken bzw. dass die Vollmacht in Gegenwart eines Bankangestellten unterschrieben wird.
- Die Vollmacht kann bei Banken, dem Amts- bzw. Vormundschaftsgericht, Notaren, Rechtsanwälten, einer Person des Vertrauens oder beim gewünschten Bevollmächtigten **hinterlegt** werden.
- Es ist ratsam, eine **Kopie der aktuellen Version**, mit dem Hinweis, wo sich das Original befindet, bei sich selbst aufzubewahren.
- Zweckmäßig ist ein Hinweiskärtchen im Geldbeutel mit dem Vermerk, dass eine Vorsorgevollmacht verfasst wurde und wo sich diese befindet.

3. Notarielle Beglaubigung oder Beurkundung

Eine notarielle Beglaubigung oder Beurkundung der Vorsorgevollmacht ist nicht nötig, aber sinnvoll.

- **Beglaubigung**
  Mit der Beglaubigung der Vorsorgevoll-

macht bestätigt ein Notar oder eine Betreuungsbehörde, dass der Verfasser seine Unterschrift auch tatsächlich eigenhändig geleistet hat.

- **Beurkundung**
  Mit der Beurkundung stellt der Notar die Geschäftsfähigkeit bei Abfassung der Vorsorgevollmacht fest und klärt den Verfasser über die Tragweite seiner Vorsorgevollmacht auf. Eine notarielle Beurkundung ist in folgenden Fällen (unabhängig von der Vorsorgevollmacht) **zwingend** erforderlich:
- Kauf oder Verkauf von Grundstücken oder Immobilien
- Handels- und gesellschaftsrechtliche Geschäfte, z.B. Verkauf von Unternehmen, Änderung der Rechtsform
- Ausschlagung von Erbschaften
- Abschluss von Verbraucherdarlehensverträgen, insbesondere mit Kreditinstituten.

3.1. Notarkosten

Die Gebühren des Notars richten sich nach dem sogenannten Geschäftswert, der wiederum dem Vermögen bei Abfassung der Vorsorgevollmacht entspricht.

- Notarielle **Beglaubigung**: Gebühr von 10,- bis 130,- € (je nach Höhe des Geschäftswerts) plus Mehrwertsteuer.
- Notarielle **Beurkundung**: Gebühren von 10,- bis 403,50 € (je nach Höhe des Geschäftswerts) plus Mehrwertsteuer.

4. Vorsorgeregister

Die Kenndaten einer Vorsorgevollmacht (z.B. Name und Adresse des Vollmachtgebers und des Bevollmächtigten) können beim **Zentralen Vorsorgeregister** der Bundesnotarkammer registriert werden. Das Zentrale Vorsorgeregister hilft den Gerichten beim Auffinden von Vorsorgevollmachten. Die Vormundschaftsgerichte können vor Anordnung einer Betreuung klären, ob es eine Vorsorgevollmacht gibt. Beim Vorsorgeregister werden **keine** Inhalte hinterlegt.

☞ *Betreuungsverfügung* und/oder ☞ *Patientenverfügung* können beim Vorsorgeregister ergänzend zu einer Vorsorgevollmacht registriert werden.

Informationen zum Zentralen Vorsorgeregister unter www.vorsorgeregister.de.
Anschrift: Bundesnotarkammer, Zentrales Vorsorgeregister, Kronenstr. 42, 10117 Berlin, Telefon 01805 355050 (14 Ct./Min.).
www.zvr-online.de, E-Mail info@vorsorgeregister.de.
Die Daten der Vorsorgevollmacht können online oder per Post übermittelt werden. Je nach Art der Übermittlung und Umfang **kostet** die Registrierung etwa 13,- € bis 20,- €.

5. Sonderformen

Es können auch 2 oder mehr Bevollmächtige eingesetzt werden. Dafür gibt es 3 Möglichkeiten:

- Voneinander getrennte Einzelvollmachten
- Doppelvollmacht
- Ersatzvollmacht

Wer hilft weiter?

Informationen geben Amts- und Vormundschaftsgerichte, Rechtsanwälte und Notare sowie das Schmerz- und Hospiztelefon der Deutschen Hospiz-Stiftung unter Telefon 0231 738073-0 oder 030 2844484-0 oder 089 202081-0.
Hinweise für Ärzte bietet die Bundesärztekammer in der Broschüre „Sterben in Würde - Grundsätze und Empfehlungen für Ärztinnen und Ärzte", Download unter www.baek.de > Medizin und Ethik > Sterbebegleitung.

Vorversicherungszeit

(§ 33 SGB XI)

Seit dem 1.7.2008 erhält Sofortleistungen der Pflegeversicherung, wer nachweisen kann, dass er innerhalb der letzten 10 Jahre

vor Antragstellung **mindestens 2 Jahre** in der ☞ *Pflegeversicherung* versichert gewesen ist.
Versicherte **Kinder** erfüllen die Vorversicherungszeit, wenn ein Elternteil sie erfüllt.

Wer hilft weiter?

☞ *Pflegekassen*

Wohnumfeldverbesserung

(§ 40 Abs. 4 SGB XI)

Das Wichtigste in Kürze

Die Pflegekasse kann unter bestimmten Voraussetzungen Umbauten und Ergänzungen in der Wohnung bezuschussen, die die Pflege erleichtern, eine selbstständigere Lebensführung ermöglichen oder die Aufnahme in ein Heim verhindern oder hinauszögern. Der Zuschuss beträgt maximal 2557,- €. Der Pflegebedürftige zahlt mindestens 10 % der Kosten selbst.

1. Voraussetzungen

Voraussetzung für die Gewährung eines Zuschusses ist, dass die vorgesehenen Maßnahmen die häusliche Pflege ermöglichen oder erheblich erleichtern oder dass eine möglichst selbstständige Lebensführung des Pflegebedürftigen wiederhergestellt, also die Abhängigkeit von der Pflegekraft verringert wird.

Die Wohnumfeldverbesserung zählt zu den ☞ *Pflegehilfsmitteln.* Prinzipiell müssen die ☞ *Vorversicherungszeit* erfüllt, die ☞ *Pflegebedürftigkeit* festgestellt und die Maßnahmen bei der Pflegekasse beantragt werden.

Die Entscheidung, ob und gegebenenfalls in welcher Höhe ein Zuschuss zur Verbesserung des Wohnumfeldes gewährt wird, liegt **im Ermessen** der Pflegekasse.

Es muss sich um Maßnahmen **in der Wohnung** des Pflegebedürftigen handeln oder um Maßnahmen **in dem Haushalt**, in dem der Pflegebedürftige aufgenommen ist und gepflegt werden soll. Es werden alle baulichen Veränderungen, die das Wohnumfeld des Pflegebedürftigen verbessern, zusammen als „eine (= 1) Maßnahme" betrachtet. Ändert sich die Pflegesituation, können weitere Maßnahmen beantragt werden.

1.1. Begutachtung

Manchmal schaltet die Pflegekasse den ☞ *MDK* zur Begutachtung der häuslichen Pflegesituation ein. Dieser stellt vor Ort fest, ob entsprechende Mängel für die Pflegesituation und Sicherheitsrisiken vorliegen und ob die Wohnraumanpassung einen Umzug in ein Heim verhindern hilft.

1.2. Beispiele bezuschussungsfähiger Maßnahmen

Einbau einer Dusche, Einbau und Anbringung von Treppenliften, Türverbreiterungen, Installation von Wasseranschlüssen, Ein- und Umbau von Mobiliar entsprechend den individuellen Bedürfnissen der Pflegesituation.
Zu den Kosten zählen auch statische Gutachten, Antragsgebühren, Kosten der Bauüberwachung, nachgewiesene Fahrtkosten und Verdienstausfall von am Bau mithelfenden Angehörigen und Bekannten.

2. Höhe

Die Pflegekasse leistet maximal 2.557,- € Zuschuss je Maßnahme.

2.1. Selbstbeteiligung/Eigenanteil

Der Pflegebedürftige leistet einen Eigenanteil von

- 10 % der Kosten der Maßnahme,
- höchstens jedoch 50 % seiner monatlichen Bruttoeinnahmen zum Lebensunterhalt.

Praxistipps

- **Eingliederungshilfe**: Reichen die Leistungen der Wohnumfeldverbesserungen für die notwendigen Umbaumaßnahmen nicht aus, können Leistungen auch im Rahmen der Eingliederungshilfe für Behinderte über das örtliche Sozialamt beantragt werden. Dabei darf allerdings die **allgemeine Einkommensgrenze** nach § 85 SGB XII nicht überschritten werden (☞ *Einsatz von Einkommen und Vermögen*).
- **Antrag**: **Bevor** der Versicherte eine Wohnumfeldanpassung durchführen lässt, die von der Pflegekasse finanziert werden soll, ist ein Antrag zu stellen. Es kann sein, dass die Pflegekasse mehrere Kostenvoranschläge verlangt, bis sie die Maßnahme genehmigt. Wenn eine Wohnumfeldverbesserung durchgeführt wird und der Versicherte **danach** mit der Rechnung zur Pflegekasse geht, wird kein Zuschuss gewährt.

Wer hilft weiter?

- Viele Städte und Gemeinden haben Beratungsstellen für Wohnraumanpassung und barrierefreies Wohnen. Meistens sind diese Stellen der Behinderten- oder Seniorenberatung angeschlossen oder laufen unter dem Begriff Wohnberatungsstellen. In manchen Fällen kommen die Berater auch in die Wohnung des Pflegebedürftigen, um gemeinsam zu sehen, welche Veränderung sinnvoll und durchführbar ist.
- Umfassende Informationen bietet im Internet www.wohnungsanpassung.de, die Seite der Bundesarbeitsgemeinschaft Wohnungsanpassung e.V.

Zuzahlungen Krankenversicherung

Das Wichtigste in Kürze

Versicherte ab 18, zum Teil auch Kinder, müssen zu bestimmten Leistungen der gesetzlichen Krankenversicherung Zuzahlungen leisten, z.B. zu Arzneimitteln, Heil- und Hilfsmitteln, Arztbesuchen (Praxisgebühr), Krankenhausaufenthalten, Fahrkosten und Zahnersatz. Dies gilt auch für Sozialhilfeempfänger.

1. Befreiungsfähige Zuzahlungen

1.1. Arzneimittel

(§ 31 SGB V)

Zuzahlung (umgangssprachlich „Rezeptgebühr" genannt): 10 % der Kosten, mindestens 5,- €, maximal 10,- €, in keinem Fall mehr als die Kosten des Arzneimittels.

Preis/Kosten	Zuzahlung
bis 5,- €	Preis = Zuzahlung
5,01 € - 50,- €	5,- €
50,- € - 100,- €	10 % des Preises
Ab 100,- €	10,- €

Diese Tabelle gilt entsprechend auch für Verbandmittel, die meisten Hilfsmittel, Haushaltshilfe, Soziotherapie und Fahrtkosten.

1.1.1. Zuzahlungsfreie Arzneimittel

Aufgrund des Arzneimittelwirtschaftlichkeitsgesetzes entscheidet der Spitzenverband Bund der Krankenkassen, welche Arzneimittelwirkstoffe von der Zuzahlung befreit werden können. Auf www.gkv.info (Die gesetzlichen Krankenkassen) ist eine Übersicht der zuzahlungsbefreiten Arzneimittelwirkstoffe, ebenso eine entsprechende Liste der zuzahlungsbefreiten Arzneimittel zu finden, die 14-tägig aktualisiert wird.
Darüberhinaus können Medikamente eines Arzneimittelherstellers, mit dem die Krankenkasse einen Rabattvertrag geschlossen hat, ganz oder zur Hälfte zuzahlungsfrei sein.

1.2. Verbandmittel

(§ 31 SGB V)
Zuzahlung: 10 % der Kosten, mindestens 5,- €, maximal 10,- €, in keinem Fall mehr als die Kosten des Verbandmittels.

1.3. Heilmittel

(§ 32 SGB V)
Zuzahlung: 10 % der Kosten zuzüglich 10,- € je Verordnung.

1.4. Hilfsmittel

(§ 33 SGB V)
Zuzahlung: 10 % der Kosten, mindestens 5,- €, maximal 10,- €. Bei zum Verbrauch bestimmten Hilfsmitteln beträgt die Zuzahlung 10 % je Packung, maximal jedoch 10,- € monatlich.

1.5. Häusliche Krankenpflege

(§ 37 SGB V)
Zuzahlung: 10 % der Kosten pro Tag, begrenzt auf 28 Tage im Kalenderjahr, zuzüglich 10,- € je Verordnung.

1.6. Praxisgebühr

(§§ 28 Abs. 4, 43 b SGB V)
Die Praxisgebühr beträgt 10,- € pro Quartal und Arzt/Psychotherapeut oder Zahnarzt.
Sie wird **nicht** fällig bei:

- Kindern und Jugendlichen bis 18.
- Überweisungen von einem anderen Arzt im selben Quartal.
- Vorsorge, Früherkennung, Kontrolluntersuchungen (jährlich beim Zahnarzt und zur Krebsvorsorge, Gesundheits-Check-up ab dem 35. Lebensjahr und Schwangerschaftsvorsorge), Schutzimpfungen.
- Überschreiten der Belastungsgrenze (☞ *Zuzahlungsbefreiung Krankenversicherung).*

1.7. Soziotherapie

(§ 37a SGB V)
Zuzahlung: 10 % der Kosten pro Tag, mindestens 5,- €, maximal 10,- €.

1.8. Haushaltshilfe

(§ 38 SGB V)
Zuzahlung: 10 % der Kosten pro Tag, mindestens 5,- €, maximal 10,- €.

1.9. Krankenhausbehandlung, Anschlussheilbehandlung

(§§ 39, 40 Abs. 6 SGB V)
Zuzahlung: 10,- € pro Kalendertag, für längstens 28 Tage pro Kalenderjahr.
Bereits im selben Jahr geleistete Zuzahlungen zu Krankenhaus- und Anschlussheilbehandlung werden angerechnet.

1.10. Ambulante und stationäre Leistungen zur Rehabilitation

(§ 40 Abs. 5, Abs. 7 SGB V)
Zuzahlung: 10,- € pro Kalendertag an die Einrichtung, ohne zeitliche Begrenzung.
28 Tage, wenn die ambulante Rehamaßnahme aus medizinischen Gründen länger als 42 Behandlungstage bzw. die stationäre Rehamaßnahme aus medizinischen Gründen länger als 6 Wochen dauert.

1.11. Fahrtkosten

(§ 60 SGB V)
Zuzahlung: 10 % der Fahrtkosten, mindestens 5,- €, maximal 10,- €, in keinem Fall mehr als die Kosten der Fahrt. Auch für Fahrten von Kindern.

2. Nicht befreiungsfähige Zuzahlungen

Folgende Zuzahlungen werden bei der Berechnung der Zuzahlungsbefreiung **nicht** berücksichtigt:

2.1. Künstliche Befruchtung

(§ 27a SGB V)
Die Krankenkasse übernimmt 50 % der mit dem Behandlungsplan genehmigten Kosten, den Rest zahlt der Versicherte zu.

2.2. Zahnersatz

(§ 55 SGB V)
Zuzahlung wird auch für Kinder fällig.
Die Krankenkasse übernimmt:

- 50 % der Regelversorgungskosten (= Festzuschuss)
- 60 % der Regelversorgungskosten bei 5 Jahren Vorsorge
- 65 % der Regelversorgungskosten bei 10 Jahren Vorsorge

Den Rest zahlt der Versicherte zu. Darüber hinaus gelten beim Zahnersatz besondere Härtefallregelungen.

2.3. Kieferorthopädische Behandlung

(§§ 28, 29 SGB V)

2.3.1. Bei Kindern

20 % der Kosten.
Bei weiteren Kindern gleichzeitig: 10 %.
Die Zuzahlung wird **am Ende** der erfolgreichen Behandlung **erstattet**.

2.3.2. Bei Erwachsenen

(§ 28 Abs. 2 SGB V)
20 % der Kosten und nur so weit zusätzlich kiefer**chirurgische** Behandlungsmaßnahmen erforderlich sind, ansonsten zahlt der Versicherte voll.

3. Zuzahlungsbefreiung bei Erreichen der Belastungsgrenze

Die Belastungsgrenze soll verhindern, dass insbesondere chronisch Kranke, Behinderte, Versicherte mit einem geringen Einkommen und Sozialhilfeempfänger durch die Zuzahlungen zu medizinischen Leistungen unzumutbar belastet werden. Die Belastungsgrenze liegt bei 2 % des jährlichen Bruttoeinkommens.
Details ☞ *Zuzahlungsbefreiung Krankenversicherung.*

3.1. Sonderregelung für chronisch Kranke

Für chronisch Kranke, die wegen derselben **schwerwiegenden** Krankheit in Dauerbehandlung sind, gilt eine Belastungsgrenze von **1 %** der jährlichen Bruttoeinkommens. Details siehe ☞ *Zuzahlungsbefreiung für chronisch Kranke.*

Wer hilft weiter?

Krankenkassen

Zuzahlungen Pflegeversicherung

1. Grundsätzliches

Versicherte ab 18 müssen zu bestimmten Leistungen der ☞ *Pflegeversicherung* Zuzahlungen leisten.

2. Technische Hilfsmittel

(§ 40 SGB XI)
Zuzahlung 10 %, maximal 25,- € je Hilfsmittel

3. Zuzahlungsbefreiung

Die Pflegekasse **kann** Personen bei Erreichen der Belastungsgrenze ganz oder teilweise von der Zuzahlung befreien. Die Ermittlung der Belastungsgrenze erfolgt nach den Regelungen der Krankenversicherung, Details unter ☞ *Zuzahlungsbefreiung Krankenversicherung.*

Wer hilft weiter?

☞ *Pflegekassen*

Zuzahlungen Rentenversicherung

(§ 32 SGB VI)

Das Wichtigste in Kürze

Versicherte ab 18 müssen zu bestimmten Leistungen der Rentenversicherung Zuzahlungen leisten, z.B. 10,- € pro Tag bei Aufenthalten in Kliniken und Reha-Kliniken. Menschen mit geringen Einkommen sind ganz oder teilweise von der Zuzahlung befreit.

1. Stationäre medizinische Leistungen

Zuzahlung 10,- € täglich für maximal 42 Tage innerhalb eines Kalenderjahres.

2. Anschlussheilbehandlung

Die Anschlussheilbehandlung schließt sich unmittelbar (= innerhalb von 14 Tagen) an die Krankenhausbehandlung an:
Zuzahlung 10,- € täglich für maximal **14 Tage** innerhalb eines Kalenderjahres.
Wenn der Versicherte mehrmals in einem Jahr stationär behandelt wird, werden die Tage der Zuzahlung **an die Krankenkasse** für Krankenhausbehandlung, ambulante und stationäre Rehamaßnahmen sowie Anschlussheilbehandlung angerechnet.

3. Zuzahlungsfrei

Keine Zuzahlung an die **Rentenversicherungsträger** ist zu leisten:

- bei ☞ *Kinderheilbehandlung*
- bei ambulanten Leistungen
- von Personen, die bei Antragstellung das 18. Lebensjahr noch nicht vollendet haben
- von Beziehern von Übergangsgeld
- von Beziehern von ☞ *Arbeitslosengeld II*, Hilfe zum Lebensunterhalt oder ☞ *Grundsicherung im Alter und bei Erwerbsminderung*
- von Eltern, aus deren Versicherung Leistungen für ihre Kinder erbracht werden, auch wenn die Kinder das 18. Lebensjahr vollendet haben
- von Personen, deren monatliches Netto-Erwerbseinkommen unter **1.009,- €** liegt

3.1. Teilweise zuzahlungsfrei

Teilweise von der Zuzahlung befreit sind Personen,

- die ein Kind haben, solange für dieses Kind ein Anspruch auf Kindergeld besteht
  oder
  die pflegebedürftig (☞ *Pflegebedürftigkeit*) sind, wenn ihr Ehegatte sie pflegt und deshalb keine Erwerbstätigkeit ausüben kann
  oder
  deren Ehegatte pflegebedürftig ist und keinen Anspruch auf Leistungen der Pflegeversicherung hat
  und
- deren Einkommen bestimmte Grenzen nicht überschreitet.

Die Zuzahlung richtet sich dann nach folgenden Tabellen:

Monatliches Nettoeinkommen	Zuzahlung
unter 1.009,- €	keine
ab 1.009,- €	8,- €
ab 1.020,- €	8,50 €
ab 1.080,- €	9,- €
ab 1.140,- €	9,50 €
ab 1.200,- €	10,- €

3.2. Antrag

Wenn die Voraussetzungen vorliegen, muss die Befreiung von der Zuzahlung auf jeden Fall beantragt werden. Dem Antrag sind **eine Entgeltbescheinigung des Arbeitgebers** oder **eine behördliche Bescheinigung** (Rentenbescheid) und gegebenenfalls weitere Hinzuverdienstbescheinigungen beizufügen.

Wer hilft weiter?

Rentenversicherungsträger.

Zuzahlungsbefreiung für chronisch Kranke

(§ 62 SGB V)

Das Wichtigste in Kürze

Chronisch Kranke müssen im Gesundheitssystem weniger zuzahlen als andere Patienten. Als Zuzahlungen gelten z.B. die Rezeptgebühr, die Praxisgebühr oder die 10,- € pro Tag in Kliniken, Details unter ☞ *Zuzahlungen Krankenversicherung*.
Als chronisch krank gilt, wer wegen derselben schwerwiegenden Krankheit in Dauerbehandlung ist. Wenn die Zuzahlungen eines chronisch Kranken höher liegen als 1 % seiner jährlichen Bruttoeinnahmen, kann er sich für den Rest des Jahres von der Zuzahlung befreien lassen. Die 1-%-Grenze gilt allerdings für Patienten ab einem bestimmten Alter nur, wenn sie sich therapiegerecht verhalten und die Vorsorgeuntersuchungen wahrgenommen haben.

1. Voraussetzungen

1.1. Schwerwiegend chronisch krank

„Schwerwiegend chronisch krank" ist, wer:

- wenigstens 1 Jahr lang wegen derselben Krankheit mindestens einmal pro Quartal in ärztlicher Behandlung ist (Dauerbehandlung)
  und mindestens eines der folgenden Kriterien erfüllt:
- pflegebedürftig mit Pflegestufe II oder III
- ☞ *Grad der Behinderung* (GdB) von mindestens 60 oder eine Minderung der Erwerbsfähigkeit (MdE) bzw. ein Grad der Schädigungsfolgen (GdS) von mindestens 60 %. GdB, MdE oder GdS muss durch die schwerwiegende Krankheit begründet sein.
- Eine kontinuierliche medizinische Versorgung (ärztliche oder psychotherapeutische Behandlung, Arzneimitteltherapie, Versorgung mit Hilfs- und Heilmitteln) ist erforderlich, ohne die aufgrund der chronischen Krankheit nach ärztlicher Einschätzung eine lebensbedrohliche Verschlimmerung der Erkrankung, eine Verminderung der Lebenserwartung oder eine dauerhafte Beeinträchtigung der Lebensqualität zu erwarten ist.

1.2. Vorsorge und therapiegerechtes Verhalten

Die reduzierte Belastungsgrenze bei Zuzahlungen für chronisch Kranke gilt seit 1.1.2008 nur dann, wenn sich der Patient an regelmäßiger Gesundheitsvorsorge beteiligt hat oder sich therapiegerecht verhält.

Hierbei gelten bestimmte Altersgrenzen:

- Wer **nach dem 1.4.1972 geboren ist und das 35. Lebensjahr vollendet hat**, muss jedes 2. Jahr am allgemeinen Gesundheitscheck zur Früherkennung von Krankheiten, insbesondere von Diabetes, Herz-, Kreislauf- und Nierenerkrankungen teilnehmen. Wer das nicht tut und chronisch erkrankt, für den liegt die Belastungsgrenze bei 2 % vom Bruttoeinkommen.
- **Frauen, die nach dem 1.4.1987 geboren sind und das 20. Lebensjahr vollendet haben, sowie Männer, die nach dem 1.4.1962 geboren sind und das 45. Lebensjahr vollendet haben**, und die an einer Krebsart erkranken, wofür Früherkennungsuntersuchungen angeboten werden, können die 1-%-Belastungsgrenze nur dann in Anspruch nehmen, wenn sie sich über die Chancen und Risiken der entsprechenden Untersuchungen von einem hierfür zuständigen Arzt haben beraten lassen. Diese Beratung muss in einem Präventionspass dokumentiert worden sein. Diese Regelung umfasst zunächst die Untersuchungen zur Früherkennung von Brust-, Darm- und Gebärmutterhalskrebs.

- Ausgenommen von der Pflicht zur Beratung sind Versicherte
  - mit schweren psychischen Erkrankungen,
  - mit schweren geistigen Behinderungen oder
  - die bereits an der zu untersuchenden Erkrankung leiden.
- Für Menschen, die älter sind und chronisch erkranken, gilt die 1-%-Belastungsgrenze, wenn sie eine Bescheinigung vom Arzt über ein therapiegerechtes Verhalten vorlegen.
- **Ausgenommen** sind Schwerbehinderte mit einem Grad der Behinderung über 60 und Pflegebedürftige der ☞ *Pflegestufen* II oder III.

2. Berechnung der Belastungsgrenze

Detaillierte Angaben darüber, was zum „Bruttoeinkommen zum Lebensunterhalt" zählt und was die Anrechnung dieses Einkommens reduziert, finden Sie unter ☞ *Zuzahlungsbefreiung Krankenversicherung.*

Die Zuzahlungen werden als „Familienzuzahlungen" betrachtet, d.h. es werden die Zuzahlungen des Versicherten mit den Zuzahlungen seiner Angehörigen, die mit ihm im gemeinsamen Haushalt leben, zusammengerechnet. Dasselbe gilt auch bei eingetragenen gleichgeschlechtlichen Lebenspartnerschaften.
Ausnahme: Ist ein Ehepartner beihilfeberechtigt und/oder privat krankenversichert, werden die Zuzahlungen, die auch dieser eventuell leisten muss, **nicht** als Familienzuzahlung berechnet, das bedeutet, die gesetzliche Krankenkasse erkennt diese nicht als Zuzahlungen in ihrem Sinne an. Beim Familieneinkommen werden allerdings **beide** Einkommen herangezogen und somit als Grundlage für die Zuzahlungsbefreiung genommen.

3. Zuzahlungsbefreiung, Rückerstattung

Überschreiten die Zuzahlungen 1 % der Bruttoeinnahmen im Kalenderjahr, sollte der Versicherte sich mit seiner Krankenkasse in Verbindung setzen. Er erhält dann für sich sowie seinen Ehegatten und die familienversicherten Kinder, die mit ihm in einem gemeinsamen Haushalt leben, für den Rest des Kalenderjahres eine Zuzahlungsbefreiung und es werden zu viel gezahlte Zuzahlungen von der Krankenkasse zurückerstattet.
Ist das Ehepaar bei verschiedenen gesetzlichen Krankenkassen, dann errechnet eine Krankenkasse, ab wann die Voraussetzungen für die Zuzahlungsbefreiung erreicht sind und stellt eine Zuzahlungsbefreiung aus. Dies wird der anderen Krankenkasse mitgeteilt, so dass die Versicherten für den Rest des Jahres keine Zuzahlungen mehr leisten müssen.

4. Richtlinie

Der Gemeinsame Bundesausschuss hat zur Umsetzung der Regelungen für schwerwiegend chronisch Kranke eine sogenannte Chroniker-Richtlinie erstellt. Diese Richtlinien können Sie unter www.g-ba.de > Informations-Archiv > Richtlinien downloaden.

Wer hilft weiter?

Krankenkassen

Zuzahlungsbefreiung Krankenversicherung

(§ 62 SGB V)

Das Wichtigste in Kürze

Wer im Laufe eines Kalenderjahres bestimmte Belastungsgrenzen erreicht, kann sich von vielen Zuzahlungen der Krankenkasse befreien lassen oder sich am Jahresende den über der Belastungsgrenze lie-

genden Betrag erstatten lassen. Die Belastungsgrenze liegt bei 2 % des Bruttoeinkommens, bei chronisch Kranken bei 1 %.

1. Belastungsgrenze

Bei zahlreichen Leistungen der Krankenversicherung muss der Patient ☞ *Zuzahlungen* leisten. Die Belastungsgrenze soll verhindern, dass insbesondere chronisch Kranke, Behinderte, Versicherte mit einem geringen Einkommen und Sozialhilfeempfänger durch die Zuzahlungen zu medizinischen Leistungen unzumutbar belastet werden. Die Belastungsgrenze liegt bei 2 % des jährlichen Bruttoeinkommens.
Frühere Regelungen wie Sozialklausel, Härtefälle und Überforderungsklausel gelten nicht mehr.

1.1. Zuzahlungsbefreiung Arzneimittel

Unabhängig von irgendwelchen Belastungsgrenzen sind bestimmte Arzneimittel von der Zuzahlung befreit. Näheres unter ☞ *Arznei- und Verbandmittel.*
Darüberhinaus können Medikamente eines Arzneimittelherstellers, mit dem die Krankenkasse einen Rabattvertrag geschlossen hat, ganz oder zur Hälfte zuzahlungsfrei sein.

2. Voraussetzung

Als „belastet" gilt, wer **mehr als 2 % der jährlichen Bruttoeinnahmen** zum Lebensunterhalt für Zuzahlungen ausgeben muss(te).

2.1. Berechnung des Bruttoeinkommens

Das Bruttoeinkommen zum Lebensunterhalt ist als Familienbruttoeinkommen zu verstehen. Es errechnet sich aus dem Bruttoeinkommen des Versicherten und den Bruttoeinkommen aller Angehörigen des Versicherten, die mit ihm in einem **gemeinsamen Haushalt** leben.

2.1.1. Angehörige

Angehörige des Versicherten sind:

- Ehepartner
- Kinder, die familienversichert sind
- eingetragene gleichgeschlechtliche Lebenspartner (nach dem Lebenspartnerschaftsgesetz)
- sonstige Angehörige nach § 7 Abs. 2 KVLG (Krankenversicherung der Landwirte)

Nicht zu den Angehörigen zählen Partner einer eheähnlichen verschiedengeschlechtlichen oder nicht eingetragenen gleichgeschlechtlichen Lebensgemeinschaft.

2.2. Freibetrag

Von diesem Bruttoeinkommen zum Lebensunterhalt werden ein oder mehrere Freibeträge abgezogen:

- Für den ersten im gemeinsamen Haushalt lebenden Angehörigen des Versicherten: 4.536,- € (= 15 % der jährlichen Bezugsgröße).
- Für jeden weiteren im gemeinsamen Haushalt lebenden Angehörigen des Versicherten und des eingetragenen gleichgeschlechtlichen Lebenspartners: 3.024,- € (= 10 % der jährlichen Bezugsgröße). Dieser Punkt gilt nur für Mitglieder in der Krankenversicherung der Landwirte.
- Für jedes Kind des verheirateten Versicherten und des eingetragenen gleichgeschlechtlichen Lebenspartners: 3.864,- € (§ 32 Abs. 6 EStG).
- Für das erste Kind eines alleinerziehenden Versicherten: 4.536,- € (= 15 % der jährlichen Bezugsgröße).
- Für jedes weitere Kind eines alleinerziehenden Versicherten: 3.864,- €.

2.3. Einnahmen zum Lebensunterhalt

Einnahmen zum Lebensunterhalt sind:

- Altersrenten
- Arbeitsentgelt
- ☞ *Krankengeld*
- Arbeitslosengeld
- Elterngeld, aber nur der Betrag, der über dem Sockelbetrag von 300,- € liegt (bei doppeltem Bezugszeitraum über 150,- €).
- Arbeitseinkommen (bei selbstständiger Tätigkeit)
- Einnahmen aus Kapitalvermögen, Vermietung und Verpachtung
- Witwen-/Witwerrente und andere Renten wegen Todes
- Einnahmen von Angehörigen **im gemeinsamen Haushalt** (Ehepartner, familienversicherte Kinder, eingetragene gleichgeschlechtliche Lebenspartner). Nicht hierzu zählen Partner einer nichtehelichen Lebensgemeinschaft.
- Verletztenrente aus der gesetzlichen Unfallversicherung, so weit diese die Grundrente nach dem BVG **übersteigt**.
- Grundrente für Hinterbliebene nach dem Bundesversorgungsgesetz (BVG)

Nicht zu den Einnahmen zählen zweckgebundene Zuwendungen, z.B.:

- Pflegegeld (☞ *Pflegegeld Pflegeversicherung*)
- Blindenhilfe
- Taschengeld vom Sozialamt für Heimbewohner
- Beschädigten-Grundrente nach dem BVG
- Rente oder Beihilfe nach dem Bundesentschädigungsgesetz bis zur Höhe der vergleichbaren Grundrente nach dem BVG
- Elterngeld in Höhe des Sockelbetrags von 300,- € bzw. 150,- € (bei doppeltem Bezugszeitraum)
- Leistungen aus Bundes- und Landesstiftungen „Mutter und Kind - Schutz des ungeborenen Lebens"
- Verletztenrente aus der gesetzlichen Unfallversicherung, so weit diese der Grundrente nach dem BVG **entspricht oder geringer** ist.
- Ausbildungsförderung (BAföG)
- Kindergeld

3. Sozialhilfe, Arbeitslosengeld II, Grundsicherung

Bei Empfängern von Hilfe zum Lebensunterhalt (Sozialhilfe), von ☞ *Arbeitslosengeld II* und von ☞ *Grundsicherung im Alter und bei Erwerbsminderung*, wird jeweils nur der Regelsatz des Haushaltsvorstands als Bruttoeinkommen für die gesamte Bedarfsgemeinschaft gezählt, das heißt: der jährliche Zuzahlungsgesamtbetrag beträgt 84,24 €, bei chronisch Kranken 42,12 €.

4. Zuzahlungsbefreiung, Rückerstattung

Auch die Zuzahlungen werden als „Familienzuzahlungen" betrachtet, d.h. es werden die Zuzahlungen des Versicherten mit den Zuzahlungen seiner Angehörigen, die mit ihm im gemeinsamen Haushalt leben, zusammengerechnet. Dasselbe gilt auch bei eingetragenen gleichgeschlechtlichen Lebenspartnerschaften.
Ausnahme: Ist ein Ehepartner beihilfeberechtigt und/oder privat krankenversichert, werden die Zuzahlungen, die auch dieser evtuell leisten muss, **nicht** als Familienzuzahlung berechnet, das bedeutet, die gesetzliche Krankenkasse erkennt diese nicht als Zuzahlungen in ihrem Sinne an. Beim Familieneinkommen werden allerdings **beide** Einkommen herangezogen und somit als Grundlage für die Zuzahlungsbefreiung genommen.

Überschreiten die Zuzahlungen **2 % der o.g. Bruttoeinnahmen** im Kalenderjahr (= Belastungsgrenze), erhalten der Versicherte sowie sein Ehegatte und die familienversicherten Kinder, die mit ihm in einem gemeinsamen Haushalt leben, für den Rest des Kalenderjahres eine Zuzahlungsbefreiung bzw. den Mehrbetrag von der Krankenkasse zurückerstattet. Ist das Ehepaar bei verschiedenen gesetzlichen Krankenkassen, dann errechnet eine Krankenkasse, ab wann die Voraussetzungen für die Zuzahlungsbefreiung erreicht sind, und stellt gegebenenfalls eine Zuzahlungsbefreiung aus. Dies wird der anderen Krankenkasse mitgeteilt, so dass die Versicherten für den Rest des Jahres keine Zuzahlungen mehr leisten müssen.

5. Quittungsheft

Verschiedene Krankenkassen bieten ihren Versicherten ein Quittungsheft an, in dem sie übers Jahr alle Quittungen von Zuzahlungen sammeln können.

Praxistipp

Die Belastungsgrenze wird im Nachhinein wirksam, weshalb Patienten immer alle Zuzahlungsbelege aufbewahren sollten, da nicht absehbar ist, welche Kosten im Laufe eines Kalenderjahres auflaufen. Wenn ein Versicherter im Lauf des Jahres die 2-%-Belastungsgrenze erreicht hat, sollte er sich mit seiner Krankenkasse in Verbindung setzen.
Die Krankenkasse wird dem Patienten die Zuzahlungen zurückerstatten, die die 2-%ige Belastungsgrenze übersteigen. Bei Erreichen der Belastungsgrenze wird für den Rest des Jahres eine Zuzahlungsbefreiung ausgestellt.

6. Sonderregelungen

6.1. Sonderregelung für chronisch Kranke: 1-%-Belastungsgrenze

Um von Zuzahlungen der Krankenversicherung befreit zu werden, gilt für chronisch Kranke, die wegen derselben schwerwiegenden Krankheit in Dauerbehandlung sind, eine besondere Belastungsgrenze von 1 % ihrer jährlichen Bruttoeinnahmen zum Lebensunterhalt. Details siehe ☞ *Zuzahlungsbefreiung für chronisch Kranke*.

6.2. Sonderregelung für Sozialhilfeempfänger im Heim

Seit 1.1.2005 gibt es für Heimbewohner, die ☞ *Sozialhilfe* beziehen, eine Möglichkeit, auch in der Zeit bis sie die 1-%- bzw. 2-%-Grenze erreicht haben, keine Zuzahlungen mehr zu leisten: Dafür veranlassen sie, dass über den örtlich zuständigen Sozialhilfeträger der Zuzahlungsgesamtbetrag (84,24 € bzw. bei chronisch Kranken: 42,12 €) an ihre Krankenkasse vorab überwiesen wird. Dieser als Darlehen gewährte Gesamtbetrag wird dann in monatlichen kleinen Ratenbeträgen mit dem Taschengeld des Heimbewohners verrechnet.

Praxistipp

Wer persönlich nicht in der Lage ist, diese Formalitäten zu erledigen, kann dafür eine Person des Vertrauens mit einer formlosen schriftlichen **Vollmacht** beauftragen.

Wer hilft weiter?

Krankenkassen

Teil 3

Adressverzeichnis

Adressen von Selbshilfeorganisationen, Palliativ- und Hospizeinrichtungen alphabetisch und nach Postleitzahlen sortiert

Adressteil: Inhalt und Benutzungshinweise

Der dritte Teil der „betaListe Schmerz & Palliativ" enthält rund 850 Adressen von Organisationen, Diensten und Einrichtungen im Schmerz- und Palliativbereich sowie Bundesverbände von Selbsthilfegruppen. Diese sind sortiert nach dem Alphabet der Themen und Krankheiten, innerhalb eines Stichworts nach Postleitzahlen. Bundesverbände sind durch blaue Schrift hervorgehoben.

Der Inhalt

Im palliativen Bereich reicht die Bandbreite der Adressen von **ambulanten** Angeboten der Hospiz- und Palliativversorgung über **stationäre Hospize und Palliativstationen** bis hin zu Selbsthilfegruppen, in denen insbesondere **Trauernde** sich zusammenfinden.

Im Bereich Schmerz führt die betaListe Selbsthilfegruppen zu verschiedenen Krankheiten auf, z.B. Migräne, Arthrose oder Rheuma. Dabei liegt der Schwerpunkt auf den Adressen der **Bundesverbände**. Wenn Sie **lokale Kontakte zu Selbsthilfegruppen** suchen, wenden Sie sich an diese Bundes- oder Landesverbände. Es gehört zu ihren erklärten Aufgaben, Kontakte zu den lokalen Gruppen herzustellen.

Eine Fundgrube für lokale Selbsthilfeadressen ist im Internet **www.betanet.de**. Es enthält sämtliche Adressen der betaListe Schmerz & Palliativ sowie zusätzlich lokale Adressen und Beratungsstellen, insgesamt ein Datenpool von rund 2.000 Adressen zu Schmerz und Trauer.

Auskunft über lokale Adressen erhalten Sie außerdem beim **betafon Schmerz & Palliativ**, dem telefonischen Fachinformationsdienst für soziale Fragen der Schmerz- und Palliativversorgung, unter der Nummer 01805 2382366 (14 Ct./Min.). Es verfügt über mehrere 10.000 Adressen, auch von Behörden und stationären Einrichtungen.

Alle Adressen in der vorliegenden betaListe wurden bei den entsprechenden Einrichtungen abgefragt und von ihnen freigegeben.

Benutzungshinweise

Die Adressen finden Sie unter alphabetisch sortierten Stichworten. Die Stichworte sind blau hinterlegt und dadurch optisch hervorgehoben. Als Stichworte fungieren Krankheiten, Themen, Dienste oder Einrichtungen.

Verweisungen erleichtern das Auffinden der Adressen. Die Verweisungen finden Sie sowohl im Adressteil als auch im anschließenden Stichwortregister.

Bei einigen Stichworten finden Sie einen Verweis auf thematisch passende Stichwörter im zweiten Teil „Sozial & Recht" mit entsprechender Seitenzahl.

Im Stichwortregister weist ein kleines Briefkuvert ✉ vor der Seitenzahl darauf hin, dass es sich um einen Eintrag im Adressteil handelt.

AIDS und HIV

Deutsche AIDS-Hilfe e.V.
Dieffenbachstr. 33
10967 Berlin
Telefon: 030 6900870
www.aidshilfe.de

Michael Stich Stiftung für HIV-infizierte und an AIDS erkrankte Kinder
Mittelweg 16
20148 Hamburg
Telefon: 040 35711320
www.michael-stich-stiftung.de

Amputation

Amputierten-Initiative e.V. Bundesverband
Frau Dagmar Gail
Spanische Allee 140
14129 Berlin
Telefon: 030 8032675
www.amputierten-initiative.de

AHOI e.V. Arm- und Handoperations-Interessensgemeinschaft e.V.
Herr Martin Siegmund
Im Lohfeld 15
30989 Gehrden
Telefon: 05109 513079
www.ahoi-ev.de

Arthrose

☞ auch Rheumatische Erkrankungen

Deutsche Arthrose-Hilfe
Postfach 11 05 51
60040 Frankfurt/M.
Telefon: 06831 946677
www.arthrose.de

Bandscheibenvorfall

☞ Wirbelsäulenerkrankungen

Bechterew Morbus

☞ Morbus Bechterew

Chronisch entzündliche Darmerkrankungen

DCCV Deutsche Morbus Crohn - Colitis ulcerosa Vereinigung e.V.
Frau K. Bendjazia
Paracelsusstr. 15
51375 Leverkusen
Telefon: 0214 876080
www.dccv.de

Chronisch kranke Kinder

Kindernetzwerk e.V. für Kinder und junge Erwachsene mit chronischen Krankheiten und Behinderungen
Herr Raimund Schmid
Hanauer Str. 15
63739 Aschaffenburg
Telefon: 0180 5213739 (0,14 €/Min.)
www.kindernetzwerk.de

Qualitätsverbund Bunte Kreis c/o beta Institut gemeinnützige GmbH
Frau Jacqueline Gräubig
Kobelweg 95
86156 Augsburg
Telefon: 0821 45054213
www.bunte-kreise-deutschland.de

Cluster-Kopfschmerz

Deutschsprachiges Clusterkopfschmerzforum VCH / OUCH e.V.
Herr Eberhard Doms
Zur Mühle 36
14558 Nuthetal
Telefon: 033200 86702
www.clusterkopfschmerzen.net

Bundesverband der Clusterkopfschmerz-Selbsthilfegruppen
Herr Dr. Harald Müller
Schubertstr. 20
41539 Dormagen
Telefon: 02133 478484
www.clusterkopf.de

Colitis ulcerosa

☞ Chronisch entzündliche Darmerkrankungen

Diabetes

BFJD - Bundesweite Fördergemeinschaft Junger Diabetiker e.V.
Frau Gabriele Kohlos
Müllerstraße 56-58 im Paul Gerhardt Stift
13349 Berlin
Telefon: 030 79705426
www.bfjd.de

Bundesgeschäftsstelle des Deutschen Diabetikerbundes
Gothestr. 27
34119 Kassel
Telefon: 0561 7034770
www.diabetikerbund.de

Bund diabetischer Kinder und Jugendlicher e.V.
Hahnbrunner Straße 46
67659 Kaiserslautern
Telefon: 0631 76488
www.bund-diabetischer-kinder.de

Endometriose

Endometriose-Vereinigung Deutschland e.V.
Bernhard-Göring-Straße 152
04277 Leipzig
Telefon: 0341 3065304
www.endometriose-vereinigung.de

Fibromyalgie

Fibromyalgie-Liga
Deutschland (FLD) e.V.
Herr Rolf Knevels
Oberheydener Str. 71
41236 Mönchengladbach
Telefon: 02166 613294
www.fibromyalgie-liga.de

Deutsche Fibromyalgie-
Vereinigung (DFV) e.V.
Postfach 1140
74741 Seckach
Telefon: 06292 928758
www.fibromyalgie-fms.de

HIV

☞ AIDS und HIV

Hospiz- und Palliativarbeit

Landesverband für
Hospizarbeit und
Palliativmedizin Sachsen e.V.
Canelottostr. 13
01307 Dresden
Telefon: 0351 2104855
www.hospiz-palliativ-
sachsen.de

Patienteninformationsstelle
Theodor Springmann Stiftung
Frau Evelyne Hohmann
Reuchlinstr. 10-11
10553 Berlin
Telefon: 030 44024079
www.patiententelefon.de

Deutscher Hospiz- und
PalliativVerband e.V.
Herr Benno Bolze
Aachener Str. 5
10713 Berlin
Telefon: 030 83223893
www.hospiz.net

Deutsche Gesellschaft für
Palliativmedizin e.V.
Herr Dr. Thomas Schindler
Aachener Str. 5
10713 Berlin
Telefon: 030 81826885
www.dgpalliativmedizin.de

LAG Hospiz Berlin e.V.
Aachener Str. 8
10713 Berlin
Telefon: 030 41202875
www.hospiz-berlin.de

Zentrale Anlaufstelle Hospiz
Frau Bettina Wistuba
Kopenhagener Str. 29
13407 Berlin
Telefon: 030 40711113
www.hospiz-aktuell.de

LAG Hospiz Brandenburg e.V.
Dagmar Scharsich
Klosterkirchplatz 18
14797 Lehnin
Telefon: 03382 768802
www.lag-hospiz-brb.de

LAG Hospiz und
Palliativmedizin
Mecklenburg-
Vorpommern e.V.
Herr Dr. W. Diemer
Bugenhagenstr. 3
17489 Greifswald
Telefon: 0171 4014480
www.hospiz.net/lag/
mecklenburg-
vorpommern.html

LAG Hospiz Hamburg e.V.
Herr Kai Puhlmann
Helenenstr. 12
22765 Hamburg
Telefon: 040 3890750

Hospiz- und Palliativverband
Schleswig-Holstein e.V.
Holstenstr. 13-15
24103 Kiel
Telefon: 0431 8001088
www.hpvsh.de

Netzwerk Palliativmedizin
und Schmerztherapie Itzehoe
Herr Dr. Achim Marx
Steinbrückstr. 17
25524 Itzehoe
Telefon: 04821 804319

LAG Hospize Hessen e.V.
Herr Peter Otto
Zum Försterstein 1
34376 Immenhausen
Telefon: 05673 4404
www.hospize-hessen.de

KASA Koordinations- und
Ansprechstelle für
Sterbebegleitung und
Angehörigenbetreuung in
Hessen
Frau Elisabeth Terno
Heinrich-Heine-Str. 44
35039 Marburg
Telefon: 06421 600743
www.kasa-hessen.de

LAG Hospiz Sachsen-
Anhalt e.V.
Wendstr. 14
39576 Stendal
Telefon: 03931 218338
www.hospiz.net/lag/sachsen-
anhalt.html

Deutsche Hospiz Stiftung
Europaplatz 7
44269 Dortmund
Telefon: 0231 7380730
www.hospize.de

Netzwerk Palliativmedizin
Beratungs- und
Informationsdienst für Ärzte
und Pflegedienste
Herr Korb
Henricistr. 92
45136 Essen
Telefon: 0201 17449999 (24h-
Hotline)
www.netzwerk-
palliativmedizin-essen.de

Eigenes Leben e.V. Hilfen für Kinder mit Schmerzen und lebensverkürzenden Erkrankungen e.V. c/o Vestische Kinderklinik
Frau Wilma Henk
Dr.-Friedrich-Steiner-Str. 5
45711 Datteln
Telefon: 02363 975179
www.eigenes-leben-ev.de

ALPHA-Westfalen-Ansprechstelle im Land NRW zur Pflege Sterbender, Hospizarbeit und Angehörigenbegleitung
Salzburgweg 1
48145 Münster
Telefon: 0251 230848
www.alpha-nrw.de

Malteser Hilfsdienst e.V.
Referat Hospizarbeit
Kalker Hauptstr. 22-24
51103 Köln
Telefon: 0221 9822581
www.malteser.de

Internationale Gesellschaft für Sterbebegleitung und Lebensbeistand e.V.
Frau Johanna Soukup
Amtsstraße 1
55411 Bingen
Telefon: 06721 10318
www.igsl.de

Waldbreitbacher Hospiz-Stiftung
Herr Bernhard Inden
Margaretha-Flesch-Str. 5
56588 Waldbreitbach
Telefon: 02638 925262
www.waldbreitbacher-hospiz-stiftung.de

Deutscher Kinderhospizverein e.V.
Herr Carsten Kaminski
Bruchstr. 10
57462 Olpe
Telefon: 02761 941290
www.deutscher-kinderhospizverein.de

LAG Hospiz Nordrhein-Westfalen e.V.
Warendorfer Str. 60
59227 Ahlen
Telefon: 02382 7600765
www.hospiz-nrw.de

LAG Hospiz Saarland e.V.
Frau Susanne Burkhardt
Kühlweinstraße 103
66333 Völklingen
Telefon: 06898 172900
www.hospiz-saarland.de

LAG Hospiz Baden-Württemberg e.V.
Gartenstr. 40/2
74321 Bietigheim-Bissingen
Telefon: 07142 776156
http://hospiz-bw.de

PAMINO Palliativmedizinische Initiative Nordbaden
Herr Dr. Peter Engeser
Hohenzollernstraße 36
75177 Pforzheim
Telefon: 07231 33318
www.pamino-bw.de

Bundesverband Kinderhospiz e.V.
Frau Sabine Kraft
Antoniterstraße 13
79106 Freiburg
Telefon: 0800 8868788
www.bundesverband-kinderhospiz.de

Bayerischer Hospizverband e.V.
Postfach 1153
84495 Altötting
Telefon: 08671 9849550
www.bayerischer-hospizverband.de

Bayerische Stiftung Hospiz
Hegelstr. 2
95447 Bayreuth
Telefon: 0921 6053350
www.bayerische-stiftung-hospiz.de

Hospizverband Bayern e.V.
Tiergartenstr. 19
96123 Litzendorf
Telefon: 0951 9550722
www.hospiz-akademie.de

Hospiz- und Palliativdienste

Ausführliche Informationen zu ambulanten Hospizen finden Sie ab Seite 29 und zu ambulanten Palliativdiensten finden Sie ab Seite 33.

Malteser Hospizdienst
Leipziger Str. 33
01097 Dresden
Telefon: 0351 4355517
www.malteser-dresden-meissen.de

Hospiz Radebeul
Frau Birgit Brühl
Augustusweg 101f
01445 Radebeul
Telefon: 0351 8308673
www.hospiz-radebeul.de

Ökumenischer Hospizdienst Riesa-Großenhain
Lessingstr. 9
01587 Riesa
Telefon: 03525 503619
www.caritas-meissen.de

Hospizdienst des Caritasverbandes Meißen e.V.
Wettinstr. 15
01662 Meißen
Telefon: 03521 469625
www.caritas-meissen.de

Christliche Hospiz Ostsachsen gGmbH
Herr Nikolaus Pfaller
Lessingstr. 2
02763 Zittau
Telefon: 03583 794269
www.hospiz-ostsachsen.de

Hospizdienst der Malteser
Herr Michael Doll
Klopstockstr. 4a
03050 Cottbus
Telefon: 0355 584200
www.malteser.de

Hospiz Villa Auguste
Kommandant-Prendel-Allee 106
04299 Leipzig
Telefon: 0341 86318323
www.hospiz-leipzig.de

Hospiz- und Palliativberatungsdienst
Caritas Leipzig e.V.
Annett Ratsch
Sportplatzweg 7
04574 Deutzen
Telefon: 03433 2486926
www.ocvleipzig.caritas.de/9792.html

Ökumenischer Ambulanter Hospizdienst
Bockenberg 3
04688 Grimma
Telefon: 03437 925025
www.diakonie-muldentalkreis.de

Ökumenische Hospizinitiative
Otto-Johnsen-Str. 4
04720 Döbeln
Telefon: 03431 71260
www.diakonie-doebeln.de

Ökumenischer Hospizdienst
Heinrich-Heine-Str. 5
04758 Oschatz
Telefon: 03435 9873616

Hospizdienst Seniorenhilfe e.V.
Breitestr. 13
04860 Torgau
Telefon: 03421 776806

Hospiz-Hausbetreuung und Palliativpflegerische Beratung
St. Elisabethkrankenhaus Halle e.V.
Taubenstraße 25-28
06110 Halle
Telefon: 0345 225450
www.hospiz-halle.de

Hospizinitiative Eisleben und Umgebung
Hallesche Str. 38
06295 Lutherstadt
Telefon: 03475 929502
www.kanzlerstiftung.de

Hospizinitiative Bernburg und Umgebung
Kustrenaer Str. 9
06406 Bernburg
Telefon: 03471 308310
www.kanzlerstiftung.de

Hospiz- und Palliativ Beratungsdienst
Frau Annerose Ziegler
Wasserstr. 15 - 17
06556 Artern
Telefon: 03466 33970
www.twsd-wohnenplus.de

Hospizdienst Saalfeld
Brudergasse 11
07318 Saalfeld
Telefon: 03671 5254955
www.christopherushof.de

Diakonieverein Rudolstadt e.V.
Hospizbewegung
Frau Brigitte Kull
Jenaische Straße 1
07407 Rudolstadt
Telefon: 03672 437914

Hospizgruppe Eisenberg
Johanniterstr. 1
07607 Eisenberg
Telefon: 036691 4780

Förderverein Hospiz Jena e.V.
Drackendorferstr. 12a
07747 Jena
Telefon: 03641 226373
www.hospiz-jena.de

Hospizdienst der Diakonie
Frau J. Reinhold
Am Carolinenfeld 2-5
07973 Greiz
Telefon: 03661 4529569
www.diakonie-greiz.de

ELISA Ökumenischer Hospizdienst Zwickau
Reichenbacher Str. 36
08056 Zwickau
Telefon: 0375 3903844
www.hospiz-zwickau.de

Hospizverein "Lebensbaum" e.V. Zwickau
Bürgernhaus Lichtentanne
Haupstr. 39
08115 Lichtentanne
Telefon: 0375 5608814

Hospizdienst Oase e.V.
Am Kurpark 11
08301 Bad Schlema
Telefon: 03772 381414

Hospizdienst der Malteser e.V.
Frau Maria Meinel
Thomas-Mann-Str. 10
08523 Plauen
Telefon: 03741 146865

Hospizinitiative Pflege Daheim
Äußere Reichenbachstr. 7
08529 Plauen
Telefon: 03741 133131
www.pflegedienst-kirsch.de

Hospiz Chemnitz e.V.
Am Karbel 61a
09116 Chemnitz
Telefon: 0371 5601510
www.hospiz-chemnitz.de

DOMUS Palliativmedizin und Hospiz e.V.
Stadlerstr. 21
09126 Chemnitz
Telefon: 0371 5202935
www.domus-chemnitz.de

Hospizverein Lebensbaum e.V.
Meinertstr. 18a
09376 Oelsnitz
Telefon: 09376 8031999

Hospizdienst der JUH e.V.
Ilona Zuk
Pflockenstr. 44
09376 Oelsnitz
Telefon: 037298 3100

Hospiz und Besuchsdienst
Mittlerer Erzgebirgskreis e. V.
Herr Konrad Schumann
Fleischerstr. 3
09496 Marienberg
Telefon: 03735 661466
www.hospiz-mek.de

Freiberger Hospizgruppe
Frau Barbara Beger
Petersstr. 46
09599 Freiberg
Telefon: 03731 482290

Diakonie-Hospiz Lichtenberg
gGmbH
Herr André-Sebastian
Zank-Wins
Herzbergstr. 79, Haus 21
10365 Berlin
Telefon: 030 54725700

Hospiz OASE e.V.
Reichenbergerstr. 48
10999 Berlin
Telefon: 030 6189009
www.hospiz-oase-web.de

Hospizdienst im St. Joseph-
Krankenkaus
Bäumerplan 24
12101 Berlin
Telefon: 030 78820
www.sjk.de

AHD Hospizdienst
Christophorus e.V.
Manfred-von-Richthofen-
Str. 11
12101 Berlin
Telefon: 030 78990602
http://christophorus.hospiz-
bln.de

Malteser Hospiz- und
Palliativberatungsdienst
Stellingdamm 8
12555 Berlin
Telefon: 030 55397124
www.malteser-berlin.de

Theodorus-Hospizdienst
Tobias Neumann
Blumberger Damm 231
12687 Berlin
Telefon: 030 346630189
http://theodorus-hospiz.de/
ambulant

Hospizdienst Tauwerk e.V.
Mühlenstr. 45/II
13187 Berlin
Telefon: 030 47004500
www.hospiztauwerk.de

DRK Ambulantes Hospiz e.V.
Frau Rehberg
Neue Hochstr. 21
13347 Berlin
Telefon: 030 46901944
www.drk-berlin.de/hospiz

Lazarus-Hospiz
Claudia Toporski
Bernauer Str. 115-118
13355 Berlin
Telefon: 030 46705272
www.ejf-lazarus.de

Palliativ- und Hospizdienst
Luckenwalde e.V.
Frau Monika Krauße
Saarstr. 1
14943 Luckenwalde
Telefon: 03371 699177

Hospizdienst Fürstenwalde e.V.
Frau von Hackewitz
Karl-Liebknecht-Str. 21
15517 Fürstenwalde
Telefon: 03361 749944
www.hospizdienstfuewa.de

Hospiz am Drachenkopf e.V.
Georg-Herwegh-Str. 18
16225 Eberswalde
Telefon: 03334 3873810
www.hospiz-drachenkopf.de

Ruppiner Hospiz e.V.
Frau Birgit Rauhut
Fehrbelliner Str. 38
16816 Neuruppin
Telefon: 03391 394953
www.ruppinerhospiz.de

Ehrenamtliche Hospizgruppe
Frau Tüttenberg
Semmelweisstr. 1-10
17235 Neustrelitz
Telefon: 03981 268777

Hospizdienst Uecker-
Randow e.V.
Marktstr. 40
17309 Pasewalk
Telefon: 03973 228777

Palliative Care Team und
Krebsschmerzinitiative
Herr Dr. Wolf Diemer
Fr.-Loeffler-Str. 23
17475 Greifswald
www.uni-greifswald.de/
palliativ

Hospizdienst Greifswald
Frau R. Zuleger
Bugenhagenstr. 1-3
17489 Greifswald
Telefon: 03834 899512
www.kdw-greifswald.de

Hospizdienst "Christophorus"
Frau Heidi Hahnemann
Schweriner Str. 97
18273 Güstrow
Telefon: 03843 721370
www.caritas-mecklenburg.de

Hospizverein Schwerin e.V.
Frau Kerstin Markert
Platz der Jugend 25
19053 Schwerin
Telefon: 0385 5572621
www.hospizverein-
schwerin.de

Hospizdienst der Caritas und
Diakonie
Frau Dorothea Brauer
Klosterstr. 15/24
19053 Schwerin
Telefon: 0385 5515816

Oekumenischer Hospizdienst Buchholz e.V.
Elsterkamp 10a
21244 Buchholz
Telefon: 04181 97255
www.OeHB.info

IGSL-Hospiz e.V.
c/o Wolfgang Landmann
Am Moor 10
21244 Buchholz/Nordheide
Telefon: 04186 5641

Hospiz Freundeskreis Lüneburg e.V.
Bögelstr.1
21339 Lüneburg
Telefon: 04131 731500
www.hospiz-verein-lueneburg.de

Hospizdienst Reinbek e.V.
Niels-Stensen-Weg 3
21465 Reinbek
Telefon: 040 78089860
www.hospizdienst-reinbek.de

Freundeskreis Hospiz e.V.
I. Hieper
Neuer Krug 4
21502 Geesthacht
Telefon: 04152 836902
www.freundeskreishospiz geesthacht.de

Hospizgruppe Neu Wulmstorf / Hollenstedt
Frau Christiane Hochfeld
Grenzweg 36
21629 Neu Wulmstorf
Telefon: 040 70010269
www.hospizgruppe-neu-wulmstorf.de/

Hospiz-Gruppe Stade e.V.
Bremervörder Str. 99
21682 Stade
Telefon: 04141 780010
www.hospiz-gruppe-stade.de

Hospizgrupe Harsefeld
Frau Ulrike Deterts-Thiele
Reither Damm 8
21698 Brest
Telefon: 04762 693

Hospizgruppe Land Hadeln e.V.
Marktstr. 36
21762 Otterndorf
Telefon: 04751 900190
www.Hospizgruppe-Land-Hadeln.de

Beratungsstelle CHARON
Frau Raili Koivisto
Winterhuder Weg 29
22085 Hamburg
Telefon: 040 22630300
www.hamburger-gesundheitshilfe.de

Alten- und Hospizpflegedienst Diakonie
Frau Gensler
Winterhuder Weg 106
22085 Hamburg
Telefon: 040 22941122
www.ambulanter-pflegedienst-hamburg.de

Hospizdienst im Hamburger Osten
Frau Siglinde van Huffel
Horner Weg 190
22111 Hamburg
Telefon: 040 65908740

Hospizdienst Winterhude
Frau Siglinde van Huffel
Forsmannstr. 19
22303 Hamburg
Telefon: 040 27805758
www.bodelschwingh.com

Hospizdienst Ohlsdorf
Frau Bärbel Mückley
Fuhlbüttler Str. 658
22337 Hamburg
Telefon: 040 6321194
www.nikodemuskirche-ohlsdorf.de

Hospiz-Zentrum Bruder Gerhard
Halenreie 5
22359 Hamburg
Telefon: 040 6033001
www.malteser-hamburg.de

Hospizdienst Diakoniestation Alten Eichen
Frau Renate Ardelt
Wördemanns Weg 19-35
22527 Hamburg
Telefon: 040 54751084
www.diakonie-alten-eichen.de

Hamburger Hospiz im Helenenstift
Herr Kai Puhlmann
Helenenstraße 12
22765 Hamburg
Telefon: 040 3890750
www.hamburger-hospiz.de

Hospizinitiative-Eutin e.V.
Frau Martina Wendler
Hospitalstr. 22
23701 Eutin
Telefon: 04521 790776
www.hospizinitiative-eutin.de

Hospizverein Bad Segeberg e.V.
Kirchplatz 1
23795 Bad Segeberg
Telefon: 04551 9631945
www.hospizverein-segeberg.de

DRK-Hospizverein
Frau Bianka Mohn
Pelzerstr. 15
23936 Grevesmühlen
Telefon: 03881 759527
www.drk-nwm.de

Hospizdienst Caritas und Diakonie
Hans-Grundig-Str. 34
23966 Wismar
Telefon: 03841 707004

Hospiz-Initiative Kiel e.V.
Waitzstr. 17
24105 Kiel
Telefon: 0431 5708112
www.hospiz-initiative-kiel.de

Hospiz-Initiative Kirchenkreis Eckernförde
U. Bruhn-Rath
Margarethe-Kruse-Str. 6-8
24340 Eckernförde
Telefon: 04351 713115
www.kirchenkreis-eckernfoerde.de

Hospizdienst im Kirchenkreis Angeln e.V.
Herr Eckhard Lange
An der Au 2
24392 Lindau
Telefon: 04641 2414

Hospizdienst Nieharde und Gelting e.V.
Frau Frauke Grünewald-Schüler
Süderholm 18
24395 Gelting
Telefon: 04643 183220
www.hospizdienst-nieharde-gelting.de

Hospiz-Initiative Neumünster
Am Alten Kirchhof 16
24534 Neumünster
Telefon: 04321 333767
www.hospiz-neumuenster.de

Katharinen Hospiz am Park gGmbH
Frau Ingwersen
Mühlenstr. 1
24937 Flensburg
Telefon: 0461 5032313
www.katharinen-hospiz.de

Palliativpflegedienst - Pflegeteam für mobile Pflege und Beratung GBR
Frau Bettina Heckenbach
Langelohe 65
25337 Elmshorn
Telefon: 04121 9079510
www.palliativ-pflegedienst.de

Hospizgruppe Elmshorn
Jahnstr. 36
25358 Horst
Telefon: 04126 3952976

Hospizdienst Pinneberg-Uetersen
Langenbargen 6
25495 Kummerfeld
Telefon: 04101 824233
www.hospizdienst-pinneberg.de

Hospiz-Dienst Itzehoe
Herr Theo Rademaker
Steinbrückstr. 17
25524 Itzehoe
Telefon: 04821 73076
www.hospiz-itzehoe.de

Hospiz-Dienst Husum und Umgebung e.V.
Postfach 1448
25804 Husum
www.hospizdienst-husum.de

Hospizdienst Stapelholm
Frau Pastorin Kerstin Jakobi
Meiereistr. 5
25879 Süderstapel
Telefon: 04883 905724

Hospizverein-Südtondern e.V.
Bergstr. 18
25926 Ladelund
Telefon: 04666 793
www.hospizverein-suedtondern.de

Evangelischer Hospizdienst Oldenburg
Frau Loimayr-Wieland
Haareneschstr. 60
26121 Oldenburg
Telefon: 0441 7701473
www.hospizdienst-oldenburg.de

Hospizbewegung Varel e.V.
Herr Dr. Ernst-Berthold Ahlhorn
Oldenburger Str. 30
26316 Varel
Telefon: 04451 804733
www.hospiz-varel.de

Hospizdienst Friesische Wehde e.V.
Corporalskamp 2
26340 Zetel
Telefon: 04453 486660

Hospiz-Initiative e.V.
Kirchreihe 102
26389 Wilhelmshaven
Telefon: 04421 745258
www.hospiz-whv-fri.de

Hospiz-Dienst für den Landkreis Wittmund e.V.
Erika Ihnken
Dohuser Weg 10b
26409 Wittmund
Telefon: 04462 862798

Hospizgruppe Norden e.V.
Frau Anneke Dehne
Am Markt 14
26506 Norden
Telefon: 04931 9720888
www.hospizgruppe-norden.de

Hospiz Aurich e.V.
Große Mühlenwallstr. 32
26603 Aurich
Telefon: 04941 6051182

Hospiz Sulingen
Herr Stephan Bliek
Schmelingstr. 47
27232 Sulingen
www.hospiz-sulingen.de

Hospizdienst Bremervörde-Zeven
Herr Bodo Buschmann
Voßbergweg 15
27432 Bremervörde
Telefon: 04761 4795
www.hospizkontakt.de

Hospizdienst Delmenhorst - Mit dem Sterben leben e.V.
Mühlenstraße 112
27753 Delmenhorst
Telefon: 04221 1231688

Hospizhilfe Wildeshausen e.V.
Burgstr. 17 a
27793 Wildeshausen
Telefon: 04431 71717
www.Wildeshausen.de/hospiz

Hospizhilfe Bremen e.V.
Herr Harald Richardt
St.-Jürgen-Str. 1
28205 Bremen
Telefon: 0421 324072
www.hospiz-bremen.de

Hospizverein Bremen Lebens- und Sterbebegleitung e.V.
Frau Kollhoff
Schwachhauser-Heerstr. 45A
28211 Bremen
Telefon: 0421 4092828
www.hospizverein-bremen.de

Hospiz Horn e.V.
Frau Erika Nola
Riekestr. 2
28359 Bremen
Telefon: 0421 235235
www.hospiz-horn.de

Hospiz-Weyhe e.V.
Herr Horn
Henry-Wetjen Platz 4
28844 Weyhe
Telefon: 0421 808074

Onkologisches Forum Celle e.V.
Palliativdienst und Krebsberatung
Frau Ulrike Walter
Wehlstr. 29
29221 Celle
Telefon: 05141 217766
www.onko-forum-celle.de

Hospizdienst Bergen
Frau Marlen Bürgin
Horstweg 45 b
29303 Bergen
www.hospizdienst-bergen.de

Palliativ-Betreuungsdienst Winsen/Aller
Mühlenchaussee 17
29308 Winsen (Aller)
Telefon: 05143 911160
www.pflegedienst-hornbostel.de

Hospizverein Lüchow-Dannenberg e.V.
Frau Petra Vogt
Breese in der Marsch 72
29451 Dannenberg
Telefon: 05861 8909

Palliativdienst Friederikenstift
Calenberger Str. 40
30169 Hannover
Telefon: 0511 1292678
www.friederikenstift.de

Palliativ- und Hospizdienst der Diakonie
Frau Mareile Preuschhof
Bodenstedtstr. 6
30173 Hannover
Telefon: 0511 1317111
www.Palliativ-und-HospizDienst-Hannover.de

Hospizdienst der JOHANNITER-UNFALL-HILFE e.V.
Susanne Schröder
Pfarrlandstr. 5
30451 Hannover
Telefon: 0511 2134241
www.juh-hannover-leine.de

Malteser Hospiz- und Palliativberatungsdienst
Frau Antje Doß
Göttinger Chaussee 147
30459 Hannover
Telefon: 0160 4758292
www.malteser-hannover.de

Palliativdienst des Hospiz Luise
Herr Carsten Rumbke
Brakestr. 2 d
30559 Hannover
Telefon: 05 11 52 48 76 30
www.hospiz-luise.de

Palliativmedizinischer Konsiliardienst Tumorzentrum der Med. Hochschule
Frau Thela Wernstedt
Carl-Neuberg-Str. 1
30625 Hannover
Telefon: 0511 5324463
www.mh-hannover.de/7488.html

Hospizverein Langenhagen e.V.
Matthias-Claudius-Weg 6
30855 Langenhagen
Telefon: 0511 97339981

"Leben im Sterben"
Hospizverein Hildesheim und Umgebung e.V.
Hückedahl 12
31134 Hildesheim
Telefon: 05121 1791720
www.hospizverein-hildesheim.de

Hospizdienst
Frau Manuela Fenske-Mouanga
Schillerslagerstr. 9
31303 Burgdorf
Telefon: 05136 897311
www.eine-viertel-stunde-zeit.de

Hospizdienst DASEIN
Frau Sabine Behm-Frister
An der Liebfrauenkirche 5-6
31535 Neustadt
Telefon: 05032 914507

Hospizverein Rinteln e.V.
Frau Schume
Hafenstrasse 38
31737 Rinteln
Telefon: 0178 1657501
www.hospizverein-rinteln.de

Hospiz-Verein Hameln e.V.
Domeierstraße 43
31785 Hameln
Telefon: 05151 25908
www.hospiz-verein-hameln.de

Hospiz-Verein Bad Pyrmont e.V.
Lortzingstr. 22
31812 Bad Pyrmont
Telefon: 05281 987716
www.hospizverein-badpyrmont.de

Hospizbewegung Herford e.V.
Frau Regine Grass
Auf der Freiheit 13-15
32051 Herford
Telefon: 05221 55105
www.hospiz-herford.de

Fachbereich Hospizarbeit im Paritätischen
Frau Dorothea Rieker
Bahnhofstr. 27-29
32312 Lübbecke
Telefon: 05741 8096202
www.paritaet-minden-luebbecke.de

Hospiz-Initiative Espelkamp e.V.
Beate Hodde
Rahdenerstr. 15
32339 Espelkamp
Telefon: 05772 979270

Hospizkreis Minden e.V.
Herr Dörmann
Fischerallee 3a
32423 Minden
Telefon: 0571 88804281
www.hospizkreis-minden.de

Hospizdienst "Mutter der Barmherzigkeit"
Michaelis Bruch
Am Busdorf 4
33098 Paderborn
Telefon: 05251 102250
www.barmherzige-schwestern.de

Hospiz- und Palliativ-Verein Gütersloh e.V.
Hochstr. 19
33332 Gütersloh
Telefon: 05241 905984
www.hospiz-und-palliativmedizin.de

Hospizgruppe Verl e.V.
Frau Ute Schröder
Stahlstr. 35
33415 Verl
Telefon: 05246 700315
www.hospizgruppe-verl.de

Hospizarbeit im Ev. Johanneswerk e.V.
Frau Eimkemeier
Schildescher Str. 101-103
33611 Bielefeld
Telefon: 0521 8012660
www.johanneswerk.de

Hospizverein Kassel e.V.
Frau Maria Potsch
Die Freiheit 2
34117 Kassel
Telefon: 0561 7004161
www.hospizkassel.de

Palliative-Care-Team Kassel DRK e.V.
Königstor. 24
34117 Kassel
Telefon: 0561 7290440
www.drk-ks.de

Hospizdienst Hofgeismar
Frau Dorothea Gebauer
Altstädter Kirchplatz 11
34369 Hofgeismar
Telefon: 05671 500551
www.dw-hog-woh.de

Hospizdienst Fritzlar e.V.
Frau Monika Diederich
Geismarstr. 31
34560 Fritzlar
Telefon: 05622 5105

Ambulantes Hospiz Frankenberg e.V.
Forststr. 10
35066 Frankenberg/Eder
Telefon: 06451 714619

Hospizdienst und Trauerbegleitung Caritas Gießen e.V.
Alter Wetzlarer Weg 19
35392 Gießen
Telefon: 0641 7948170
www.caritas-giessen.de

Hospiz Herborn e.V.
Adlerstr. 7
35745 Herborn-Seelbach
Telefon: 02772 64167

Hospizdienst und Palliativberatungsdienst
Herr Roland Schönfelder
Schlossstr. 20
35745 Herborn
Telefon: 02772 923759
www.hospiz-lahn-dill.de

Da-Sein Hospizdienst der Malteser
Frau Mechthild Buchner
Wilhelmstr. 4
36037 Fulda
Telefon: 0661 8697716
www.malteser-fulda.de

Schmerz&PalliativZentrum Osthessen
Frau Manuela Straub
Gerloser Weg 23a
36039 Fulda
Telefon: 0661 9015016
www.palliativnetz-osthessen.de

Ökumenischer Hospizverein e.V.
B. Berger
Am Kirchplatz 9
36251 Bad Hersfeld
Telefon: 06621 794742

Hospizdienst Leine-Solling
Frau Annette Hartmann
Teichstr. 18
37154 Northeim
Telefon: 05551 915833
www.Ambulanter-Hospizdienst.Leine-Solling.de

Hospizgruppe Uslar
Kreuzstr. 10
37170 Uslar
Telefon: 05571 800851
www.Ambulanter-Hospizdienst.Leine-solling.de

Hospizdienst mit
Demenzbetreuung
Frau A. Umbach
Wahlhauser Str. 13
37242 Bad Sooden-Allendorf
Telefon: 05652 3042

Hospizgruppe Eschwege e.V.
Boyneburger Str. 5 a
37269 Eschwege
Telefon: 05651 338314

Ökumenische Hospizgruppe
Heiligenstadt
Harald Sterner
Bahnhofsplatz 3
37308 Heilbad Heiligenstadt
Telefon: 03606 50970

Hospiz "im Sterben begleiten"
Osterode e.V.
Frau Peinemann
Schloßplatz 3
37520 Osterode am Harz
Telefon: 05522 708056
www.Hospiz-Osterode.de

Palliative-Care-Team
Landkreis Northeim
Steinweg 7
37574 Einbeck
Telefon: 05561 972206

Hospiz Arbeitskreis Einbeck
Stiftplatz 3
37574 Einbeck
Telefon: 05561 999872
www.Ambulanter-Hospizdienst.Leine-Solling.de

Hospizarbeit
Braunschweig e.V.
Hohetorwall 1A
38118 Braunschweig
Telefon: 0531 16477

Hospiz-Initiative Salzgitter e.V.
Frau Hübner
Marienbruchstr. 77
38226 Salzgitter
Telefon: 05341 46993
www.hospiz-initiative-salzgitter.de

Hospizarbeit Gifhorn e.V.
Frau Sigrid Paetsch
Steinweg 4
38518 Gifhorn
Telefon: 05371 942608

Hospizverein
"Regenbogen" e.V.
Frau Anita Freff
Juri-Gagarin-Str. 19
38820 Halberstadt
Telefon: 03941 448722

Evangelisches Hospiz Stendal
Wendstr. 13
39576 Stendal
Telefon: 03931 218338
www.hospiz-stendal.de

Hospiz am Evangelischen
Krankenhaus
Frau Dr. med. Susanne
Hirsmüller
Kirchfeldstr. 35
40217 Düsseldorf
Telefon: 0211 9194901
www.hospiz-evk.de

Hospizverein Düsseldorf
Nord e.V.
Frau Monika Hofmeister
Brehmstr. 5-7
40239 Düsseldorf
Telefon: 0211 615278
www.hospizverein-duesseldorf.de

Ökumenische Hospizgruppe
Kaiserswerth e.V.
Suitbertus-Stiftsplatz 11
40489 Düsseldorf
Telefon: 0211 4054492
www.hospiz-kaiserswerth.de

Ökumenische
Hospizbewegung Düsseldorf
Süd e.V.
Herr Detlef Bongarth
Carl-Severing-Str. 4
40595 Düsseldorf
Telefon: 0211 7022830
www.hospizbewegung-duesseldorf-sued.de

Ökumenische Hospizgruppe
Gerresheim e.V.
Hagener Str. 51
40625 Düsseldorf
Telefon: 0211 297059

Hospizbewegung
Meerbusch e.V.
Frau Gudrun Fuß
Hegelstr. 9
40669 Meerbusch
Telefon: 02132 73809
www.hospizbewegung-meerbusch.de

Franziskus-Hospiz Hochdahl
Trills 27
40699 Erkrath
Telefon: 02104 93720
www.franziskus-hospiz-hochdahl.de

Hospizbewegung Ratingen e.V.
Hans-Böckler-Str. 20
40878 Ratingen
Telefon: 02102 23847
www.hospizbewegung-ratingen.de

Jona - Hospizbewegung in
der Region Grevenbroich
Ostwall 1
41515 Grevenbroich
Telefon: 02181 706458
www.jona-hospizbewegung.de

Hospizbewegung
Dormagen e.V.
Frau Christine Irgang-Bell
Knechtstedener Str. 20
41540 Dormagen
Telefon: 02133 478661
www.hospizbewegung-dormagen.de

Hospizbewegung Kaarst e.V.
Frau Andrea Lißke
Am Jägerhof 4a
41564 Kaarst
Telefon: 02131 605806
www.hospiz-bewegung.de

Herman-Josef-Stiftung
Hospiz
Frau Ulrike Clahsen
Goswinstr. 28
41812 Erkelenz
Telefon: 02431 892425
www.hospiz-erkelenz.de

Ökumenischer Hospizdienst
Regenbogen e.V.
Frau Susanne Hoeren
Am Gasthausbach 47
41849 Wasserberg
Telefon: 02432 939679
www.regenbogen-hospiz.de

Hospiz-Wuppertal-
Lebenszeiten e.V.
Scheerstr. 1
42105 Wuppertal
Telefon: 0202 4598819
www.hospizwuppertal.de

Ökumenische Hospizgruppe
am Reformierten
Gemeindestift
Blankstr. 5
42119 Wuppertal
Telefon: 0202 4305124
www.hospizdienst-
wuppertal.de

Hospizdienst Barmen
Frau Andrea Grünewald
Stollenstr. 2-6
42277 Wuppertal
Telefon: 0202 2529738
www.ev-altenhilfe.de

Ökumenisches Hospiz
Radevormwald
Frau Marina Weidner
Siepenstr. 37
42477 Radevormwald
Telefon: 02195 684936
www.hospiz-rade.de

Hospizgruppe Hückeswagen
Dr. med. Dieter Albacht
Hambüchener Weg 35
42499 Hückeswagen
Telefon: 02192 83253
www.hospizgruppe-
hueckeswagen.de

Hospizverein Niederberg e.V.
Frau Andrea Schyklenk
Poststr. 193
42549 Verlbert
Telefon: 02051 207941
www.hospiz-velbert.de

Ökumenisches Hospiz
Leichlingen
Frau Renate Huppertz
Uferstr. 2a
42799 Leichlingen
Telefon: 02175 882311
www.hospiz-leichlingen.de

Malteser Hospizdienste St.
Christophorus
Frau Monika Nick
Amalienstr. 21
44137 Dortmund
Telefon: 0231 8632902
www.malteser-hospizdienste-
dortmund.de

Lüner Hospiz e.V.
Frau Christiane Bauer
Preußenstraße 30
44532 Lünen
Telefon: 02306 940296
www.luenerhospiz.de

Hospiz- und Palliativdienst
Frau Leutbecker
Wiescherstr. 24
44623 Herne
Telefon: 02323 4982303
www.evk-herne.de

Hospizverein
Wattenscheid e.V. Marien-
Hospital
Herr Ulrich Schirmer
Parkstr. 15
44866 Bochum
Telefon: 02327 903413
www.hospizverein-
wattenscheid.de

Hospiz Essen Steele
Frau Sandra Lonnemann
Hellweg 102
45126 Essen
Telefon: 0201 8052730
www.hospiz-essen.de

Hospizdienst am Alfried
Krupp Krankenhaus
Frau Christa Weltermann
Alfried-Krupp-Str. 21
45131 Essen
Telefon: 0201 4342513
www.krupp-krankenhaus.de

Ökumenische Hospizgruppe
Werden
Pattbergstr. 1-3
45239 Essen-Werden
Telefon: 0201 40892744

Ambulantes Hospiz Mülheim
a. d. Ruhr e.V.
Frau König
Muhrenkamp 22
45468 Mülheim a. d. Ruhr
Telefon: 0208 3052063
www.hospizverein-mh.de

Hospiz zum hl. Franziskus e.V.
Marianne Michel
Röntgenstr. 39
45661 Recklinghausen
Telefon: 02361 60930
www.franziskus-hospiz.de

Ambulantes Hospiz Caritas
Frau Guhe-Hapig
Im Schloßpark 12
45699 Herten
Telefon: 02366 154444
www.caritas-herten.de

Ambulantes Hospiz Caritas
Frau Irmgard Finke
Kirchstr. 29
45711 Datteln
Telefon: 02363 565636
www.caritas-datteln.de

Ambulantes Hospiz
Oberhausen e.V.
Vestische Str. 6 a
46117 Oberhausen
Telefon: 0208 8101110
www.hospiz-oberhausen.de

Hospizgruppe Bottrop e.V.
Josef-Albers-Str. 70 II
46236 Bottrop
Telefon: 02041 1063087
www.hospiz-bottrop.de

Hospizdienst Dorsten
Frau Gottschalk
Westgraben 18
46282 Dorsten
Telefon: 02362 918700

Hospizdienst Caritas
Herr Andreas Gerdes
Turmstr. 14
46325 Borken
Telefon: 02861 945810
www.caritas-pflege-gesundheit.de

e.Vita Ambulante Palliativpflege
Frau Christel Wolbring-Piehl
Aaper Weg 6
46485 Wesel
Telefon: 0281 1062355

Palliativ- und Hospizdienst Caritas
Brigitte Zeiske
Bahnhofsplatz 3
46535 Dinslaken
Telefon: 02064 731940
www.caritas-dinslaken.de

Hospiz Bethesda e.V.
Frau Claudia Röscher
Heerstr. 219
47053 Duisburg
Telefon: 0203 60082006

Hospizbewegung Duisburg-Hamborn e.V.
Frau Andrea Braun-Falco
Taubenstr. 12
47166 Duisburg
Telefon: 0203 556074
www.hospizbewegung-hamborn.de

Hospiz am Blumenplatz
Jägerstr. 84
47798 Krefeld
Telefon: 02151 931330
www.hospiz-krefeld.de

Hospizbewegung Münster e.V.
Sonnenstr. 80
48143 Münster
Telefon: 0251 519874
www.hospizbewegung-muenster.de

Hospizdienst Emmaus
Herr Michael Hellrung
Alte Lindenstr. 27
48268 Greven
Telefon: 02571 800999
www.caritas-emsdetten-greven.de

Hospizkreis Senden
Eintrachtstr. 15-17
48308 Senden
Telefon: 02597 690633

Ökumenisches ambulantes Hospiz Rheine
Frau Anna Zeitler-Schlöder
Lingener Str. 11
48429 Rheine
Telefon: 05971 862347
www.caritas-rheine.de

Hospizdienst Sozialstation Nordkreis Vechte e.V.
Dominikanerweg 60
49377 Vechta
Telefon: 04441 97730
www.sozialstation-vechta.de

Hospizverein Damme e.V.
Frau Sigrid Stritzke
Sperlingsgasse 2
49401 Damme
Telefon: 05491 1205

Besuchs- und Hospizdienst "Regenbogen"
Frau Edith Steinmeyer
Pastorenkamp 14
49419 Wagenfeld
Telefon: 05444 848

Hospiz Ibbenbüren e.V.
Alte Nordstr. 4
49477 Ibbenbüren
Telefon: 05451 972214
www.hospiz-ibbenbueren.de

Hospiz - Leben bis zuletzt e.V.
Artlandstr. 14
49610 Quakenbrück
www.leben-bis-zuletzt.de

Hospiz-Hilfe Meppen e.V.
Ludmillenstraße 4-6
49716 Meppen
Telefon: 05931 845680
www.hospiz-meppen.de

Hospizgemeinschaft der Samtgemeinde Lathen und der Stadt Haren e.V.
Herr Dr. Bernhard Schlichter
Postfach 1148
49758 Lathen
Telefon: 05933 903113

Lingener Hospiz e.V.
Frau Edeltrau Sänger
Universitätsplatz 1
49808 Lingen
Telefon: 0591 831647
www.lingener-hospiz.de

Hospiz Bedburg-Bergheim e.V.
Frau Kohler
Klosterstr. 2
50126 Bergheim, Erft
Telefon: 02271 45303
www.hospiz-erft.de

Hospiz Stadt Kerpen e.V.
Stiftsplatz 4
50171 Kerpen
Telefon: 02237 922286
www.hospiz-erft.de/hospiz_kerpen.htm

Hospiz Pulheim e.V.
Hackenbroicher Str. 16
50259 Pulheim
Telefon: 02238 52713
www.hospiz-erft.de

Hospiz Brühl e.V.
Frau Beate Geske
Mühlenstr. 21-25
50321 Brühl
Telefon: 02232 74347
www.hospiz-erft.de

Hospiz Hürth e.V.
Frau Anja Kurth-Zieger
Weierstr. 41 a
50354 Hürth
Telefon: 02233 9858930
www.hospiz-erft.de

Hospiz-Verein Erftstadt e.V.
Frau Marietta Fastabend
Franz-Busbach-Str. 9
50374 Erftstadt
Telefon: 02235 5227
www.hospiz-erft.de

Hospizdienst Ev. Gemeinde Köln
Frau Beate Meurer
Martin-Luther-Platz 2
50677 Köln
Telefon: 0221 2717382
www.hospiz-koeln.de

Hospiz Köln-Deutz e.V.
Frau Ulrike Pehle
Custodisstr. 3-17
50679 Köln
Telefon: 0221 82743399
www.hospiz-deutz.de

Hospiz- und Palliativpflegedienst im Kölner Norden
Frau Renate Hofer
Taborplatz 4
50767 Köln
Telefon: 0221 7901524
www.kpv-ah.de

Ökumenischer Hospizdienst im Kölner Westen e.V.
Frau Margret Korecky
Goldammerweg 40
50829 Köln
Telefon: 0221 53 97 452
www.hospiz-koeln-west.de

Hospizdienst "Himmel un Ääd"
Grafenwerthstr. 6
50937 Köln
Telefon: 0221 4308777

Zentrum für Palliativmedizin Uni Köln
Kerpener Str. 62
50937 Köln-Lindenthal
Telefon: 0221 4783355
www.kppk.de

Die Johanniter - Ambulanter Hospizdienst im Kölner Süden
Frau Barbara Malasek
Am Höfchen 16
50997 Köln
Telefon: 0221 89009312

Ökumenischer Hospizdienst Köln-Dellbrück/Holweide e.V.
Thurner Str. 105 a
51069 Köln
Telefon: 0221 684330

Hospiz Leverkusen e.V.
Frau Claudia Hofschlaeger
Rathenaustrasse 63
51373 Leverkusen
Telefon: 0214 402169
www.hospiz-leverkusen.de

Ökumenisches Hospiz, Hausbetreuungsdienst Burscheid e.V.
Frau Birgit Greger
Höhestr. 12
51399 Burscheid
Telefon: 02174 5023
www.oehhb.de

Malteser Hospizgruppe Wiehl
Frau Conny Kehrbaum
Tannhäuser Str. 29 a
51674 Wiehl
Telefon: 02262 92010

Hospizgruppe Lindlar
E. Broich
Vossbruch 13
51789 Lindlar
Telefon: 02266 464040
www.annele-meinerzhagen-stiftung.de

Home Care Aachen e.V.
Friedrich-Ebert-Allee 100
52066 Aachen
Telefon: 0241 5593490
www.homecare-aachen.de

DRK-Hospizgruppe "gemeinsam"
Robensstr. 49
52070 Aachen
Telefon: 0241 1802522
www.drk-aachen-stadt.de

Hospizdienst Südkreis Aachen
Rosentalstr. 6
52159 Roetgen
Telefon: 02471 4236

Hospiz-Bewegung Düren e.V.
Frau Bettina Hagedorn
Roonstr. 30
52351 Düren
Telefon: 02421 393220

Hortus Dialogus e.V..
Herr Friedrich Ostenrath
Commweg 8-10
52385 Nideggen-Abenden
Telefon: 02427 8142
www.hortus-dialogus.de

Malteser Hospiz- und Palliativ- Beratungsdienst
Frau Dagmar Amthor
Kurfürstenstr. 22
52428 Jülich
Telefon: 02461 620242
www.malteser-krankenhaus-juelich.de

Bonn Lighthouse Verein für ambulante und stationäre Hospizarbeit e.V.
Frau Ohl
Bornheimer Str. 90
53111 Bonn
Telefon: 0228 631304
www.bonn-lighthouse.de

Zentrum für Palliativmedizin
Frau Jutta Kalisch
Von-Hompesch-Str. 1
53123 Bonn
Telefon: 0228 6481539
www.malteser-krankenhaus-bonn.de

Hospizverein Bonn e.V.
Frau Keil-Schulze
Waldstr. 73
53177 Bonn
Telefon: 0228 2076876
www.hospizverein-bonn.de

Ökumenische Hospizgruppe
Römerkanal 11
53359 Rheinbach
Telefon: 02226 900433
www.hospiz-voreifel.de

Ökumenische
Hospizbewegung Bad
Honnef e.V.
Frau Uta Schmidt
Luisenstr. 13
53604 Bad Honnef
Telefon: 02224 941984

Ökumenische Initiative
ambulanter Hospizdienst
Frau Hanne Döhler
Dietrich-Bonhoeffer-Str. 39
53757 St. Augustin
Telefon: 02241 29792

Lebenskreis e.V. Hospizverein
Frau Andrea Henseler
Frankfurter Str. 144
53773 Hennef
Telefon: 02242 917037
www.hospizverein-hennef.de

Palliativdienst am St. Josef
Hospital
Postfach 1762
53827 Troisdorf
Telefon: 02241 801980
www.josef-hospital.de

Hospizdienst Weilerswist e.V.
Herr Klaus Kirmas
Lommersumer Str. 4
53909 Zülpich
Telefon: 02251 127976
www.hospizdienst-
weilerswist.de

Hospiz Verein Trier e.V.
Ostallee 67
54290 Trier
Telefon: 0651 44656
www.hospiz-trier.de

Ambulantes Hospiz Hochwald
Frau Gabriele Schmitz
Koblenzer Str. 23
54411 Hermeskeil
Telefon: 06503 815104

Hospizdienst Caritas Westeifel
Frau Anja Ruff
Brodenheckstr. 1
54634 Bitburg
Telefon: 06561 967145
www.caritas-westeifel.de

Mainzer
Hospizgesellschaft e.V.
Gaustr. 28
55116 Mainz
Telefon: 06131 235531
www.mainzer-hospiz.de

Hospizgruppe Ingelheim
Herr Prof. Dr. J. Hardt
Bahnhofstr. 119
55218 Ingelheim
Telefon: 06132 434531
www.hospiz-ingelheim.de

Hospizverein DASEIN e.V. c/o
DRK Krankenhaus
Frau Hiltrud Regner
Kreuznacher Str. 7
55232 Alzey
Telefon: 06731 407199

Ökumenische Hospizarbeit
Rhein-Selz e.V.
Frau Kerstin Fey-Dussa
Am Markt 10
55276 Oppenheim
Telefon: 06133 571765
www.hospiz-rhein-selz.de

Krankenhaus St. Marienwörth
Palliativstation und
Palliativambulanz
Herr Robert Gosenheimer
Mühlenstr. 39
55543 Bad Kreuznach
Telefon: 0671 372222
www.st-marienwoerth.de

Koblenzer Hospizverein St.
Martin e.V.
Kurfürstenstr. 80
56068 Koblenz am Rhein
Telefon: 0261 5793790
www.koblenzer-
hospizverein.de

Hospizverein Westerwald e.V.
Dillstr. 12
56410 Montabaur
Telefon: 02602 916916

Ambulantes Hospiz Neuwied
Marktstr. 101
56564 Neuwied
Telefon: 02631 344240
www.neuwieder-hospiz.de

Hospiz e.V. Region Mayen
Frau Ursula Wolf
Siegfriedstr. 20
56727 Mayen
Telefon: 02651 900045
www.hospizverein-mayen.de

Christl. Hospizverein Cochem-
Zell e.V.
Barlstr. 7
56856 Zell / Barl
Telefon: 06542 971745
www.christlicher-
hospizverein-cochem-zell.de

Netzwerk Hospizarbeit
Wichernstr. 48
57074 Siegen
Telefon: 0271 3336681
www.diakonie-siegen.de

Hospizdienst
Schmallenberger-
Sauerland e.V.
Frau Christine Knape
Am Wilzenberg 4
57392 Schmallenberg
Telefon: 02972 6647

Hospiz Initiative der Kirchen
im Raum Wissen
Herr Peter Vanderfuhr
Hauptstr. 3
57537 Selbach
Telefon: 02742 3938

Leben bis zuletzt - Caritas
Frau Bock
Finkenkampstr. 5
58089 Hagen
Telefon: 02331 171680
www.caritas-hagen.de

Hospiz Emmaus e.V.
Frau Helga Grams
Hagener Str. 130
58285 Gevelsberg
Telefon: 02332 61021
www.hospiz-emmaus.de

Hospizdienst Witten-Hattingen e.V.
Frau Susanne Gramatke
Pferdebachstr. 39a
58455 Witten
Telefon: 02302 1752626
www.AmbulanterHospizdienstWitten-Hattingen.de

DIE BRÜCKE Sterbe-und Trauerbegleitung Schwerte e.V.
Frau Sigrun Haagen
Bonhoefferstraße 26
58511 Lüdenscheid
Telefon: 02351 38544
www.diebruecke.net

Hospizdienst der Johanniter-Unfall-Hilfe Südwestfalen e.V.
Karlshöhe 6 a
58513 Lüdenscheid
Telefon: 02351 95914

Hospizkreis Menden e.V.
Postfach 1122
58694 Menden
Telefon: 02373 1754953
www.hospizkreis-menden.de

Kamener Hospiz e.V.
Kämer Str. 18
59174 Kamen
Telefon: 02307 234612

Hospizbewegung Kreis Warendorf e.V.
Herr Hermann-Joseph Schwerbrock
Warendorfer Str. 60
59227 Ahlen
Telefon: 02382 806463
www.hospizbewegung-waf.de

Hospizgruppe-Werne e.V.
Herr Egbert Schmidtke
Roggenmarkt 16
59368 Werne
Telefon: 02389 9251816
www.hospizgruppe-werne.de

Hospizkreis Lippstadt e.V.
Raabestr. 27
59555 Lippstadt
Telefon: 02941 658866

Hospiz-Bewegung Geseke e.V.
Bachstr. 76
59590 Geseke
Telefon: 02942 799055
www.hospizbewegung-geseke.de

Hospiz - Initiative Erwitte / Anröchte
Frau Regina Walczak-Vogt
Von-Droste-Str. 14
59597 Erwitte
Telefon: 02943 890 145
www.Marien-Hospital-Erwitte.de

Hospizdienst Raphael Caritas Arnsberg-Sundern e.V.
Frau Ursula Elisa Witteler
Hellefelder Str. 27 - 29
59821 Arnsberg
Telefon: 02931 806614
www.caritas-arnsberg.de

Hospiz- und Palliativpflegedienst
Frau Ottilie Schulte
Steinstr. 12
59873 Meschede
Telefon: 0291 9021158

REGENBOGENDIENST der Aids-Hilfe Frankfurt e.V.
Frau Katrin Medack
Friedberger Anlage 24
60316 Frankfurt
Telefon: 069 40586847
www.frankfurt.aidshilfe.de

Hospizgruppe im Bürgerinstitut
Frau Monika Müller-Hermann
Oberlindau 20
60323 Frankfurt
Telefon: 069 97201724
www.buergerinstitut-ffm.de

Christlicher AIDS-Hilfsdienst e.V.
Postfach 600125
60385 Frankfurt
Telefon: 069 490139
www.cahev.de

Hospizdienst Nachbarschaftshilfe Bad Vilbel e.V.
Quellenstr. 21
61118 Bad Vilbel
Telefon: 06101 604892
www.bad-vilbel.de/nachbarschaftshilfe

Hospizhilfe Wetterau e.V.
Frau Monika Berger
An der Sodenschmiede 7
61231 Bad Nauheim
Telefon: 06032 869263
www.hospizhilfe-wetterau.de

Hospizdienst Wetterau
Ludwigstr. 15
61231 Bad Nauheim
Telefon: 06032 927568
www.hospizdienst-wetterau.de

Hospizdienst Friedrichsdorf
Frau Beate Richter
Schützenstr. 39
61381 Friedrichsdorf
Telefon: 06172 398771
www.wirfriedrichsdorfer.de

Malteser Hilfsdienst
Offenbach e.V.
Frau Maria Kleinhens
Bieberer Str. 131
63179 Obertshausen
Telefon: 06104 4067930
www.malteser-offenbach.de

Hospizgruppe Langen
Frau Christel Grimm
Steinweg 1
63225 Langen
Telefon: 06103 25392

Hospiz-Gemeinschaft e.V.
Hugenottenallee 34
63263 Neu-Isenburg
Telefon: 06102 733737

Hospizgruppe "Lichtbogen"
Frau Helga Vaeth
Kapellenweg 7
63607 Wächtersbach
Telefon: 06053 1208

Hospizgruppe
Aschaffenburg e.V. - Klinik
für Palliativ Medizin
Frau Brost-Mendl
Am Hasenkopf
63739 Aschaffenburg
Telefon: 06021 980055
www.hospizgruppe-
aschaffenburg.de

Hospizgruppe Kleinostheim
Frau Lydia Dratwa
Bassenser Str. 17
63801 Kleinostheim
Telefon: 06027 99979

Hospizgruppe Darmstadt e.V.
M. Dahlmann Korell
Schwarzer Weg 18 c
64287 Darmstadt
Telefon: 06151 663099

Hospiz-Verein Bergstraße e.V.
Herr Dr. Wolfgang Nieswandt
Hauptstraße 81
64625 Bensheim
Telefon: 06251 680404
www.hospiz-verein-
bergstrasse.de

Ökumenische Hospizinitiative
Dieburg und Umgebung
Weißturmstr. 29
64807 Dieburg
Telefon: 06071 98660

Ökumenische Hospizgruppe
Groß-Umstadt
Frau Anja Schnellen
Krankenhausstr. 11
64823 Groß-Umstadt
Telefon: 06078 759047
www.hospiz-umstadt.de

Hospizverein Wiesbaden
Auxilium e.V.
Herr Frank Gebauer
Luisenstr. 27
65185 Wiesbaden
Telefon: 0611 408080
www.hospizverein-
auxilium.de

Ökumenischer Hospizverein
Bad Schwalbach und
Schlangenbad e.V.
Frau Merret Gerbig
Adolfstr. 67
65307 Bad Schwalbach
Telefon: 06124 508888

Ökumenische Hospiz-
Initiative Rüdesheim am
Rhein e.V.
Frau Beate Jung-Henkel
Eibinger Str. 9
65385 Rüdesheim am Rhein
Telefon: 06722 943867
www.hospiz-ruedesheim.de

Hospizverein
Lebensbrücke e.V.
Frau Christa Hofmann
Obermainstr. 1
65439 Flörsheim
Telefon: 06145 971420
www.hospizverein-
lebensbruecke.de

Hospiz Mainspitze e.V.
Darmstädter Str. 7
65474 Bischofsheim
Telefon: 06144 330305

Hospizbewegung im Idsteiner
Land e.V.
Frau Ute Eisele-Renkewitz
Fürstin-Henriette-Dorothea-
Weg 1
65510 Idstein/Ts.
Telefon: 06126 40177199

Hospizdienste Limburg e.V.
Diezer Str. 38
65549 Limburg
Telefon: 06431 3369
www.hospiz-limburg.de

HORIZONTE Hospizverein e.V.
Frau Franca Welle
Zeilsheimer Straße 27A
65719 Hofheim am Taunus
Telefon: 06192 921714
www.hospizverein-
horizonte.de

St. Jakobus Hospiz gGmbH
Herr Paul Herrlein
Eisenbahnstr. 18
66117 Saarbrücken
Telefon: 0681 927000
www.stjakobushospiz.de

Ambulantes Hospiz
St. Michael
Herr Paul Herrlein
Kühlweinstr. 103
66333 Völklingen
Telefon: 06898 172620
www.marienhaus-gmbh.de

Hospizdienst Südwestpfalz
Obere Himmelsbergerstr. 55
66482 Zweibrücken
Telefon: 06332 460829

Ambulantes Hospiz St. Josef
Frau Petra Hohnsbein
Langenstrichstr. 44
66538 Neunkirchen
Telefon: 06821 104300
www.marienhaus-gmbh.de

Christliche Hospizhilfe im
Landkreis St. Wendel e.V.
Bahnhofstr. 8
66606 St. Wendel
Telefon: 06851 869701
www.hospizhilfe-stwendel.de

Ambulante Hospizbewegung
Caritas
Frau Karin Jacobs
Lindenstr. 39
66701 Beckingen
Telefon: 06835 4022

Hospiz- und
Palliativberatungszentrum
Frau Gabriele Andler
Friedensstr. 14
66740 Saarlouis
Telefon: 06831 7698953

Hospizgruppe Schwalbach
Hauptstraße 92
66773 Schwalbach
Telefon: 06834 571160

Hospizgruppe Wadgassen-
Überherrn
Provinzialstr. 10
66787 Wadgassen
Telefon: 06834 943496

Hospizdienst Caritas
Frau Anette Kerwer
Mottener Str. 61
66822 Lebach
Telefon: 06881 537996
www.caritas-saarlouis.de

OASIS - IGSL-Hospiz für Aids-
und HIV-Betroffene
Nachtigallstr. 26
67065 Ludwigshafen
Telefon: 0621 553826

Förderverein Hospiz
Frau Loni Bachmann
Salzburger Str. 14
67067 Ludwigshafen
Telefon: 0621 5725047
www.hospiz-lu.de

Hospiz- und
Palliativberatungsdienst
Südlicher Rhein-Pfalz-Kreis
Frau Margit Thomas
Kirchenstr. 16
67105 Schifferstadt
Telefon: 06235 457823

Hospiz- und
Palliativberatungsdienst
Frau Sabine Tarasinski
Foltzring 12
67227 Frankenthal
Telefon: 06233 4960094

Hospizdienst
Donnersbergkreis
Frau Ingrid Horsch
Dannenfelser Straße 40b
67292 Kirchheimbolanden
Telefon: 06352 7059714

Hospiz- und Palliativ-
Beratungsdienst
Frau Petra Gutekunst
Kleine Gailergasse 3
67346 Speyer
Telefon: 06232 604744

Ökumenische Hospizhilfe
Pfalz/Saarpfalz e.V.
Frau Annette Nicola-Imhoff
Obere Langgasse 2
67346 Speyer
Telefon: 06232 209157
www.caritas-speyer.de

Ökumenische Hospizhilfe
Pfalz/Saarpfalz
Frau Ingrid Langhauser
Bauerndoktor-Gros-Str. 4
67435 Lachen-Speyerdorf
Telefon: 06327 3259

Ökumenische Hospizhilfe
Worms
Berggartenstr. 3
67547 Worms
Telefon: 06241 911695

Ökumenische Hospizhilfe
Mannheim
Frau Barbara Wagner
C3, 5-6
68159 Mannheim
Telefon: 0621 1599358
www.diakonie-mannheim.de

Ökumenischer Arbeitskreis
Hospiz- und Trauerbegleitung
Brigitte Wörner
Seckenheimer Hauptstr. 78
**68535 Edingen-
Neckarhausen**
Telefon: 0621 474774
www.sse-mannheim-so.de

Hospiz-Initiative im Ried e.V.
Frau Monika Kroker
Schubertstr. 3
68636 Bürstadt
Telefon: 06206 710203
www.hospiz-ried.de

Hospizgemeinschaft
Schwetzingen/Hockenheim
Herr Klaus Holland
Bodelschwinghstr. 10/1
68723 Schwetzingen
Telefon: 06202 843640
www.hospizgemeinschaft.de

Brückenpflegeteam für
Tumorpatienten
Universitatsklinikum HD
Im Neuenheimer Feld 131
69120 Heidelberg
Telefon: 06221 566331
www.brueckenpflege.uni-
hd.de

Ökumenische Hospizhilfe
Südliche Bergstr. e.V.
Frau Angela Hirsch
Hesselgasse 62
69168 Wiesloch
Telefon: 06222 1407

Ökumenischer ambulanter
Hospizdienst Eberbach-
Schönbrunn
Odenwaldstr. 57
69412 Eberbach
Telefon: 06271 942842

Hospiz Stuttgart
Herr Dr. med. Dietmar Beck
Stafflenbergstr. 22
70184 Stuttgart
Telefon: 0711 2374153
www.hospiz-stuttgart.de

Arbeitskreis Sterben und Leben
Herr Nikolaus Fischer- Romer
Wildunger Str. 55
70372 Stuttgart
Telefon: 0711 95468080

Hospiz St. Martin
Frau Barbara Oppenländer
Jahnstr. 44-46
70597 Stuttgart
Telefon: 0711 65290731
www.hospiz-st-martin.de

Sitzwachengruppe Leinfelden-Echterdingen
Im Wäldle 17
70771 Leinfeld-Echterdingen
Telefon: 0711 7545666

Hospiz- und Sitzwachengruppe Filderstadt e.V.
Frau Helga Schroter
Hebbergstr. 80
70794 Filderstadt
Telefon: 0711 772240

Hospizdienst für Ehningen, Gärtringen & Nufringen
Frau Mechtild Jauß
Kirchstr. 17
71116 Gärtringen
Telefon: 0162 6107844
www.samariterstiftung.de

Hospiz Leonberg
Frau Tabea Staab
Seestr. 58
71229 Leonberg
Telefon: 07152 607460
www.hospiz-leonberg.de

Hospizstiftung Rems-Murr-Kreis e.V.
Theodor-Kaiser-Str. 33/1
71332 Waiblingen
Telefon: 07151 9591950
www.hospiz-remsmurr.de

Hospiz Backnang
Krankenhausweg 10
71522 Backnang
Telefon: 07191 343330
www.hospiz-remsmurr.de

Ökumenische Hospizinitiative im Landkreis Ludwigsburg e.V.
Gartenstr. 17
71638 Ludwigsburg
Telefon: 07141 955127
http://hospizinitiative-lb.hospiz-bw.de

Brückenpflege am Onkologischen Schwerpunkt der Kliniken Ludwigsburg-Bietigheim gGmbH
Herr Marc Hintze
Posilipostr. 4
71640 Ludwigsburg
Telefon: 07141 9960402
www.Kliniken-lubi.de

Palliativdienst Südwestdeutsches Tumorzentrum
Paul-Lechler-Str. 24
72076 Tübingen
Telefon: 07071 206111
www.tumorzentrum-tuebingen.de

Tübinger Hospizdienste e.V.
Beim Herbstenhof 15
72076 Tübingen
Telefon: 07071 760949
www.tuebinger-hospizdienste.de

Hospizdienst Rottenburg und Umgebung e.V.
Gelber Kreidebusen 6
72108 Rottenburg
Telefon: 07472 43387

Hospizgemeinschaft St. Josef
Pfarrgasse 17
72181 Starzach
Telefon: 07483 928090

Ökumenischer Hospizdienst Aalen e.V.
Wilhelm-Merz-Str. 4
73430 Aalen
Telefon: 07361 555056
www.aalener-hospizdienst.de

Hospizdienst Sozialstation Abtsgmünd gGmbH
Frau Lioba Bauer
Hallgarten 14
73453 Abtsgmünd
Telefon: 07366 96330
www.sozialstation-abtsgmuend.de

Ökumenische Arbeitsgemeinschaft HOSPIZ
Herr Karl Baumhauer
Franziskanergasse 3
73525 Schwäbisch Gmünd
Telefon: 07171 79454

Brückenpflege am Klinikum Schwäbisch Gmünd
Frau Demandt-Feuersänger
Wetzgauer Str. 85
73557 Mutlangen
Telefon: 07171 7013061

Hospiz-Dienst der AG Hospiz Esslingen
Frau Erika Dionisius
Küferstr. 12
73728 Esslingen
Telefon: 0711 3108651

Hospizdienst Ostfildern
Frau Christa Schlecht
Häuserweg 22
73760 Ostfildern
Telefon: 0711 3415336
www.hospizdienst-ostfildern.de

Hospizdienst Weinsberger Tal e.V.
Karl-Rebmann-Str. 8
74189 Weinsberg
Telefon: 07134 10654
www.hospiz-weinsberg.de

Hospizdienst Region Öhringen
Frau Anna-Bettina Meng
Marktplatz 23
74613 Öhringen
Telefon: 07941 648026

Hospizdienst Pforzheim e.V.
Plücherstr.7
75177 Pforzheim
Telefon: 07231 126309
www.hospizdienst-pforzheim.de

Hospizdienst Diakonie
Bauschlotter Platte e.V.
Pforzheimer Str. 5
75248 Ölbrunn-Dürrn
Telefon: 07237 9877
www.bauschlotterplatte.de

Hospizdienst westlicher
Enzkreis e.V.
Frau Gundi Kröner
Karlsbader Str. 9
75334 Straubenhardt
Telefon: 07248 917490
http://westlicher-enzkreis.hospiz-bw.de

Hospizdienst Ettlingen
Frau Margit Sänger
Pforzheimer Str. 31
76275 Ettlingen
Telefon: 07243 54950
www.diakonie-laka.de

Ökumenischer Hospizdienst
Pfinztal
Frau Rosswag
Diakoniestr. 1
76327 Pfinztal
Telefon: 07240 942828

Hospizdienst Rastatt
Carl-Friedrich-Str. 10
76437 Rastatt
Telefon: 07222 77540
www.caritas-rastatt.de

Ökumenischer Hospiz-Dienst
Friedhofstr. 11
76646 Bruchsal
Telefon: 07251 800858
www.caritas-bruchsal.de

Hospiz- und
Palliativberatungsdienst
Paradeplatz 4
76726 Germersheim
Telefon: 07274 703467

Hospizgruppe Germersheim
Frau Birgit Grüßinger
Römerstr. 55
76761 Rülzheim
Telefon: 07272 4074

Brückenpflege des
onkologischen Schwerpunktes
der Ortenau
Ebertplatz 12
77654 Offenburg
Telefon: 0781 4722532

Hospizgruppe Oberkirch
Frau Braun
St. Wendelstr. 8
77704 Oberkirch
Telefon: 07802 50832

Pallium e.V. Ambulantes
Hospiz- und Palliativzentrum
Herr Marco Schäfer
Hauptstr. 86
77815 Bühl
Telefon: 07223 801338
www.pallium-care.de

Hospizgruppe Bühl e.V.
Frau Angelika Basta
Aloys-Schreiber-Str. 8
77815 Bühl
Telefon: 07223 2819144

Hospizbewegung im
Schwarzwald Baar-Kreis e.V.
Wehrstr. 4
78050 Villingen-Schwenningen
Telefon: 07721 408735
www.hospiz-sbk.de

Brückenpflege-Team des
onkologischen Schwerpunktes
Vöhrenbacher Str. 23
78050 Villingen-Schwenningen
Telefon: 07721 931790

Brückenpflege-Team
Onkologischer Schwerpunkt
Frau Iris Eggensberger
Virchowstr. 10
78221 Singen
Telefon: 07731 891323

Hospizverein Singen und
Hegau e.V.
Frau Irmgard Schellhammer
Im Gambrinus 1
78224 Singen
Telefon: 07731 31138
http://singen-hegau.hospiz-bw.de

Hospizverein Radolfzell, Höri,
Stockach und Umgebung e.V.
Frau Hamburger
Hausherrenstraße 12
78315 Radolfzell
Telefon: 07732 52496
www.hospizverein-radolfzell.de

Brückenpflege Onkologischer
Schwerpunkt
Frau Marianne Moritz-Hornstein
Luisenstr. 7
78461 Konstanz
Telefon: 07531 8012610
www.klinikum-konstanz.de

Hospiz Konstanz e.V.
Talgartenstr. 4
78462 Konstanz
Telefon: 07531 691380
www.hospiz-konstanz.de

Hospizgruppe Heuberg
Frau Monika Berenz
Hirschleweg 37
78559 Gosheim
Telefon: 07426 8583

Hospizgruppe Rottweil
Frau Ursula Switek
Steig 8
78628 Rottweil
Telefon: 0741 23282

Hospiz-Gruppe Denzlingen e.V.
Frau Angela Walter
Schwabenstr. 5
79211 Denzlingen
Telefon: 07666 3876

Hospiz Hecklingen e.V.
Dorfstr. 3
79341 Kenzingen
Telefon: 07644 930198

Hospizgruppe Eichstetten
Frau Antonia Kiechle
Endingerstr. 4
79356 Eichstetten
Telefon: 07663 3757
www.hospiz-brsg-hochschwarzwald.de

Hospizgruppe Markgräflerland
Siebeneichenstr. 42
79379 Müllheim
Telefon: 07631 172682

Hospizgruppe Grenzach-Wyhlen
Frau Christel Friedrich
Heideggerstr. 6
79639 Grenzach-Wyhlen
Telefon: 07624 2625

Hospizdienst Hochrhein e.V.
F. Jehle
Rheinstr. 55
79761 Waldshut-Tiengen
Telefon: 07751 802333
http://hochrhein.hospiz-bw.de

Hospizgruppe Jestetten und Umgebung e.V.
Dorfstr. 33
79798 Jestetten
Telefon: 07745 5525
www.hospiz-jestetten.de

Hospizdienst Da-Sein e.V.
Frau E. Katharina Rizzi
Karlstr. 56-58
80333 München
Telefon: 089 30 36 30
www.hospiz-da-sein.de

Caritas Hospizdienst
Romanstr. 93
80639 München
Telefon: 089 17972906
www.barmherzige-muenchen.de

Christophorus Hospiz Verein e.V.
Frau Angelika Westrich
Effnerstr.93
81925 München
Telefon: 089 1307870
www.chv.org

Hospiz- und Palliativ-Beratungsdienst der Caritas
Frau Katja Goudinoudis
Am Bahnsteig 14
82024 Taufkirchen
Telefon: 089 9605170
www.caritas-taufkirchen.de

Hospizdienst der Caritas
Hauptstr. 5
82256 Fürstenfeldbruck
Telefon: 08141 320732
www.caritas-fuerstenfeldbruck.de

Hospizverein im Pfaffenwinkel e.V.
Angela Kirchensteiner
Dorfstr. 3
82347 Bernried
Telefon: 08158 1458
www.hospiz-pfaffenwinkel.de

Hospizverein Werdenfels e.V.
Chamonixstr. 4
82467 Garmisch-Partenkirchen
Telefon: 08821 966511

Christophorus Hospiz Bad Tölz-Wolfratshausen e.V.
Neuer Platz 20
82538 Geretsried
Telefon: 08171 999155
www.christophorus-hospizverein.de

Jakobus-Hospizverein e.V.
Max-Josefs-Platz 12a
83022 Rosenheim
Telefon: 08031 71964
www.hospizverein-rosenheim.de

Hospizverein Landshut e.V.
Theaterstr. 61
84028 Landshut
Telefon: 0871 66635
www.hospizverein-landshut.de

Anna Hospiz-Verein im Landkreis Mühldorf e.V.
Krankenhausstr. 1
84453 Mühldorf am Inn
Telefon: 08631 18570
www.annahospiz.de

Hospizverein Ingolstadt e.V.
Lebzeltergasse 3
85049 Ingolstadt
Telefon: 0841 17111
www.hospiz-in.de

Hospizverein Pfaffenhofen e.V.
Türltorstr. 9
85276 Pfaffenhofen
Telefon: 08441 82751
www.hospizverein-pfaffenhofen.de

Hospizgruppe Freising e.V.
Frau Sylvia Klausz-Blaukowitsch
Luckengasse 12
85354 Freising
Telefon: 08161 532525
www.hospizgruppe-freising.de

Hospizkreis Ottobrunn e.V.
Frau Götsch
Putzbrunner Str. 11 a
85521 Ottobrunn
Telefon: 089 66557670
www.hospizkreis-ottobrunn.de

Hospizkreis Haar Landkreis München-Ost e.V.
St.-Konrad-Str. 2
85540 Haar, Kr München
Telefon: 089 46203343
www.hospizkreis-haar.de

Hospizverein Kirchheim e.V.
Frau Verena Reckzeh
Räterstr. 21
85551 Kirchheim
Telefon: 089 90773955
www.hospizverein-kirchheim.de

Hospiz-Gruppe und Palliativberatungsdienst Albatros e.V.
Völkstr. 24
86150 Augsburg
Telefon: 0821 38544
www.albatros-hospiz.de

St. Vinzenz-Hospiz Augsburg e.V.
Nebelhornstraße 25
86163 Augsburg
Telefon: 0821 261650
www.st-vinzenz-hospiz.bistum-augsburg.de

Hospizgruppe Donau-Ries e.V.
Frau Christiane Pothmann
Jennisgasse 6
86609 Donauwörth
Telefon: 0906 7001641
www.hospizgruppe-donau-ries.de

Hospizgruppe St. Elisabeth
Frau Forstner
Museumstr. 20
86830 Schwabmünchen
Telefon: 08232 9567542
www.hospizgruppe-schwabmuenchen.de

Hospiz Gruppe Landsberg e.V.
Lechstr. 5
86899 Landsberg
Telefon: 08191 42388
www.hospizgruppe-landsberg.de

Hospizverein Kempten-Oberallgäu e.V.
Doreén Knopf
Madlenerstr. 18
87439 Kempten
Telefon: 0831 27279 (AB)
www.hospiz-kempten.de

Hospizverein Kempten-Oberallgäu
Frau Dr. Eva Kliebhan
Kalvarienbergstr. 103
87509 Immenstadt
Telefon: 08323 95395

Sankt Elisabeth Hospiz e.V.
Marienrain 4
87700 Memmingen
Telefon: 08331 9272862

Hospizzentrum Haus Brög zum Engel e.V.
Ludwig-Kick-Str. 30
88131 Lindau
Telefon: 08382 944374
www.hospiz-lindau.de

Besuchsdienst für Kranke und Sterbende e.V.
Schachener Str. 97
88131 Lindau
Telefon: 08382 3296
www.hospiz-lindau.de

Hospizbewegung Weingarten-Baienfurt-Baindt-Berg e.V.
Frau Dorothea Baur
Postfach 1316
88242 Weingarten
Telefon: 0160 96207277

Hospizdienste Landkreis Biberach
Frau Magdalena Ruf
Kolpingstr. 43
88400 Biberach
Telefon: 07351 5005130

Hospizgruppe Überlingen e.V.
Münsterplatz 1
88662 Überlingen
Telefon: 07551 60863

Hospiz Ulm e.V.
Frau Claudia Schumann
Zeitblomstr. 27
89073 Ulm
Telefon: 0731 66622
www.hospiz-ulm.de

Brückenpflege - Universitätsklinik Ulm
Frau Ingrid Hirt
Steinhövelstr. 9
89075 Ulm
Telefon: 0731 50067187
www.uni-ulm.de

Raphael Hospizverein Günzburg e.V.
Frau Susanne Erteld
Zankerstr. 1a
89312 Günzburg
Telefon: 08221 367616

Hospiz- und Palliativ Beratungsdienst (AHPB)
Frau Birgit Hofmeister
Regens-Wagner-Str. 2
89407 Dillingen
Telefon: 09071 727507

Hospizgruppe Ehingen
Hehnlestr. 2
89584 Ehingen
Telefon: 07391 3720
http://ehingen.hospiz-bw.de

Hospiz-Team-Nürnberg e.V.
Bleichstr. 18a
90429 Nürnberg
Telefon: 0911 2877349
www.hospiz-team.de

Hospizverein Eckental
Tauchersreuther Str. 2
90542 Eckenthal
Telefon: 09126 2979880

Verein "Rummelsberger Hospizarbeit"
Frau Reinhild Fleischmann
Rummelsberg 46
90592 Schwarzenbruck
Telefon: 09128 502513
www.altenhilfe-rummelsberg.de

Hospizverein e.V. Klinikum Fürth
Herr Dr. Roland Hanke
Jakob-Henle-Str. 1
90766 Fürth
Telefon: 0911 75809557
www.hospizverein-fuerth.de

Hospiz Verein Erlangen e.V.
Palmstr. 6
91054 Erlangen
Telefon: 09131 203121
www.hospiz-erlangen.de

Hospizinitiative Caritas Nürnberger Land
Altdorfer Str. 45
91207 Lauf a.d. Pegnitz
Telefon: 09123 9626818
www.caritas-nuernberger-land.de

Hospizverein Rothenburg o.d.T. e.V.
Ansbacher Str. 131
91541 Rothenburg o.d.T.
Telefon: 09861 934551

Hospizgruppe Dinkelsbühl e.V.
Frau Hannelore Weißmann
Von-Raumer-Str. 2
91550 Dinkelsbühl
Telefon: 09835 96888

Hospizverein Amberg e. V.
Heiner-Fleischmann-Str. 4
92224 Amberg
Telefon: 09621 12430
www.hospizverein-amberg.de

Hospizverein Neumarkt e.V.
Frau Nießen
Pointgasse 1
92318 Neumarkt
Telefon: 09181 290920
www.hospizverein-neumarkt.de

PALLIAMO e.V.
Palliativversorgung
Frau Claudia Brunner
Roritzerstr.6
93047 Regensburg
Telefon: 0941 5676232
www.palliamo.de

Hospiz-Verein Regensburg e.V.
Frau Petra F. Seitzer
Roritzerstr. 6
93047 Regensburg
Telefon: 0941 5839583
www.hospiz-verein-regensburg.de

Hospizkreis Kötzing e.V.
Holzapfelstr. 7
93444 Bad Kötzing
Telefon: 09941 906238
www.hospizkreisbadkoetzting.de

Hospizverein Zwiesel-Regen e.V.
Anita Müller
Waldschmidtweg 40
94227 Zwiesel
Telefon: 09922 99369

Hospiz-Verein Viechtach e.V.
Reichsdorf 51
94262 Kollnburg
Telefon: 09942 801710

Hospizverein Hof e.V.
Frau Ursula Dumann-Specht
Konradsreuther Str. 2 b
95006 Hof
Telefon: 09281 7718967
www.hospizverein-hof.de

Hospizverein Kulmbach e.V.
Frau Susanne Lekien
Waaggasse 5
95326 Kulmbach
Telefon: 09221 924739
www.hospiz-kulmbach.de

Hospizverein Bayreuth e.V.
Hospizbüro
Preuschwitzer Straße 101
95445 Bayreuth
Telefon: 0921 22055
www.hospiz-verein-bayreuth.de

Hospizverein Lichtenfels e.V.
Frau Popp-Heimerl
Kirchplatz 3
96215 Lichtenfels, Bay
Telefon: 09571 759393
www.hospiz-lichtenfels.de

Hospizverein Kronach e.V.
Lukas-Cranach-Str. 10
96317 Kronach
Telefon: 09261 52367

Hospizverein Coburg e.V.
Casimirstr. 6
96450 Coburg
Telefon: 09561 790533
www.hospizverein-coburg.de

Hospizverein Würzburg e.V.
Neutorstr. 9
97070 Würzburg
Telefon: 0931 53344
www.hospizverein-wuerzburg.de

Malteser Hilfsdienst e.V.
Hospizgruppen Diözese Würzburg
Herr Bischof
Mainaustr. 45
97082 Würzburg
Telefon: 0931 4505225
www.malteser.de

Hospizverein Schweinfurt e.V.
Herr Dr. Johannes Mühler
Gustav-Adolf-Str. 8
97422 Schweinfurt
Telefon: 09721 7202153

Malteser Hospizgruppe Werneck
Herr Norbert Wahler
Alois-Türk-Str. 2
97424 Schweinfurt
Telefon: 09721 9309110
www.malteser.de

Hospizverein Rhön-Grabfeld e.V.
Herr Rolf Kurz
Weinbergstr. 43
97616 Bad Neustadt
Telefon: 09771 6355984

Hospizverein Bad Kissingen e.V.
Frau Barbara Mayerhofer
An der Klinge 24
97725 Elfershausen
Telefon: 09704 601274
www.hospizverein-bad-kissingen.de

Hospiz-Verein Main-Spessart e.V.
Frau Rosemarie Mieruschewsky
Riemenschneider Str. 23
97753 Karlstadt
Telefon: 09353 909234
www.hospiz-msp.de

Hospizgruppe Ahorn-Boxberg
Frau Edeltraud Britsch
Ziegelhütte 4
97944 Boxberg-Schweigern
Telefon: 07930 9920133

Hospizdienst Bad Mergentheim und Umgebung
Bahnhofplatz 3
97980 Bad Mergentheim
Telefon: 07931 98920

Hospizgruppe Suhl & Umgebung
Frau Beate Liehmann
Albert-Schweitzer-Str. 19
98527 Suhl
Telefon: 03681 356125
www.tumorzentrum-suhl.de

Hospiz- und Palliativberatungsdienst
Frau Dr. Gisela Jahn
Ernststr. 7
98617 Meiningen
Telefon: 03693 456469
www.sozialwerk-meiningen.de

Ökumenische Hospizgruppe Malteser Hilfsdienst e.V.
Frau Kerstin Koede
August-Schleicher-Str. 2
99089 Erfurt
Telefon: 0361 3404780
www.malteser.de

Johanniter Unfallhilfe e.V. Besuchs- und Hospizdienst
Frau Mona Conrad
Ettersburger Str. 49/51
99427 Weimar
Telefon: 03643 426262

Hospizdienst Sömmerda e.V.
Frau Susanne List
Thälmannstr. 65
99610 Sömmerda
Telefon: 03634 315726

Hospizdienst Sondershausen
Frau Susanne List
Pfarrstr. 3
99706 Sondershausen
Telefon: 03632 543673

Hospizverein Nordhausen e.V.
Dr.-Robert-Koch-Str. 6
99734 Nordhausen
Telefon: 03631 469989
www.hospizverein-nordhausen.de

Hospizdienst Ruhla
Frau Kerstin Hübener
Carl-Gareis-Straße 1
99842 Ruhla
Telefon: 936929 80304

Hospiz-Initiative Gotha e.V.
Werner-Sylten-Str. 1
99867 Gotha
Telefon: 03621 730943
www.hospiz-gotha.de

Hospize

Ausführliche Informationen zu Hospizen finden Sie ab Seite 165.

Hospiz Radebeul
Frau Birgit Brühl
Augustusweg 101f
01445 Radebeul
Telefon: 0351 8308673
www.hospiz-radebeul.de

Christliche Hospiz Ostsachsen gGmbH
Herr Nikolaus Pfaller
Lessingstr. 2
02763 Zittau
Telefon: 03583 794269
www.hospiz-ostsachsen.de

Hospiz Villa Auguste
Kommandant-Prendel-Allee 106
04299 Leipzig
Telefon: 0341 86318323
www.hospiz-leipzig.de

Hospiz Chemnitz e.V.
Am Karbel 61a
09116 Chemnitz
Telefon: 0371 5601510
www.hospiz-chemnitz.de

Diakonie-Hospiz Lichtenberg gGmbH
Herr André-Sebastian Zank-Wins
Herzbergstr. 79, Haus 21
10365 Berlin
Telefon: 030 54725700

Lazarus-Hospiz
Claudia Toporski
Bernauer Str. 115-118
13355 Berlin
Telefon: 030 46705272
www.ejf-lazarus.de

Gemeinschaftshospiz Christophorus
Kladower Damm 221
14089 Berlin
Telefon: 030 3650990
www.gemeinschaftshospiz.de

Luise-Henrietten-Hospiz
Frau Rupprecht
Klosterkirchplatz 18
14797 Kloster-Lehnin
Telefon: 03382 768800
www.stift-lehnin.de

Regine-Hildebrandt-Haus
Hospiz
Frau Knüppel
Kantstr. 35
15230 Frankfurt (Oder)
Telefon: 0335 284920

Hospiz am Drachenkopf e.V.
Georg-Herwegh-Str. 18
16225 Eberswalde
Telefon: 03334 3873810
www.hospiz-drachenkopf.de

Ruppiner Hospiz e.V.
Frau Birgit Rauhut
Fehrbelliner Str. 38
16816 Neuruppin
Telefon: 03391 394953
www.ruppinerhospiz.de

Hospiz Nordheide gGmbH
Frau Birte Rantze
Steinbecker Str. 44
21244 Buchholz
Telefon: 04182 2009151
www.hospiz-nordheide.de

Fontiva Hospiz Geesthacht
Frau Manuela Glaubach-Gruse
Schillerstr. 33
21502 Geesthacht
Telefon: 04152 880880
www.fontiva.net

Hamburger Hospiz im Helenenstift
Herr Kai Puhlmann
Helenenstraße 12
22765 Hamburg
Telefon: 040 3890750
www.hamburger-hospiz.de

Hospiz Rickers-Kock-Haus
Frau Ursula Vieth
Moislinger Allee 75 a
23558 Lübeck
Telefon: 0451 8720353
www.vorwerker-diakonie.de/hilfen/hospiz

Hospiz Kieler Förde gGmbH
Kronshagener Weg 128 a
24116 Kiel
Telefon: 0431 1221180
www.hospiz-kiel.de

Netzwerk Pflege LebensNah
Frau Angelika Thaysen
Mühlengraben 2
24768 Rendsburg
Telefon: 04331 143514
www.pflegelebensnah.de

Johannis Hospiz Elmshorn gGmbH
Frau Dahlmann
Westerstr. 24
25336 Elmshorn
Telefon: 04121 464390

Hospiz Haus Celle gGmbH
Frau Marlies Wegner
Glockenheide 79
29225 Celle
Telefon: 05141 709290
www.hospiz-haus-celle.de

Hospiz Mutter Anselma
- Friedensthal -
Schwester Cordula Stoll
Im Friedensthal 46
31812 Bad Pyrmont
Telefon: 05281 914250
www.hospiz-anselma.de

Hospiz des Evangelischen Diakonissenhaus
Frau Brigitte Welton
Hedwigstr. 5
32756 Detmold
Telefon: 05231 762450
www.hilfen-zum-leben.de/hospiz/index.htm

Hospiz Kassel
Frau Christa Joedt
Konrad-Adenauer-Str. 1
34131 Kassel
Telefon: 0561 3169765
www.hospiz-kassel.de

St. Elisabeth-Hospiz Marburg
Herr Dr. med.
Hans Albrecht Oehler
Rotenberg 60
35037 Marburg
Telefon: 06420 335
www.hospiz-marburg.de

Hospiz Haus Emmaus
Frau Monika Stumpf
Charlotte-Bamberg-Straße 14
35578 Wetzlar
Telefon: 06441 209260
www.hospiz-mittelhessen.de

Evangelisches Hospiz Stendal
Wendstr. 13
39576 Stendal
Telefon: 03931 218338
www.hospiz-stendal.de

Hospiz am Evangelischen Krankenhaus
Frau Dr. med. Susanne Hirsmüller
Kirchfeldstr. 35
40217 Düsseldorf
Telefon: 0211 9194901
www.hospiz-evk.de

Franziskus-Hospiz Hochdahl
Trills 27
40699 Erkrath
Telefon: 02104 93720
www.franziskus-hospiz-hochdahl.de

Augustinus-Hospiz Kloster Immaculata
Maria Goretti Ortmann
Augustinusstr. 46
41464 Neuss
Telefon: 02131 129544

Herman-Josef-Stiftung Hospiz
Frau Ulrike Clahsen
Goswinstr. 28
41812 Erkelenz
Telefon: 02431 892425
www.hospiz-erkelenz.de

Hospiz im Ostpark
Bärbel Uhlmann
Von-der-Tann-Str. 42
44143 Dortmund
Telefon: 0231 534250200

Hospiz Bruder-Jordan-Haus
Melanchthonstr. 17
44143 Dortmund
Telefon: 0231 56460
www.caritas-dortmund.de

Hospiz St. Hildegard gGmbH
Königsallee 135
44789 Bochum
Telefon: 0234 3079023
www.caritas-bochum.de/47912.html

Hospiz Essen Steele
Frau Sandra Lonnemann
Hellweg 102
45126 Essen
Telefon: 0201 8052730
www.hospiz-essen.de

Hospiz zum hl. Franziskus e.V.
Marianne Michel
Röntgenstr. 39
45661 Recklinghausen
Telefon: 02361 60930
www.franziskus-hospiz.de

Elisabeth-Hospiz
Irene Müllender
St.-Vincenz-Str. 6
45711 Datteln
Telefon: 02363 565626
www.caritas-datteln.de

Hospiz am Blumenplatz
Jägerstr. 84
47798 Krefeld
Telefon: 02151 931330
www.hospiz-krefeld.de

Hospiz "Haus Hannah"
Karlstr. 5-11
48282 Emsdetten
Telefon: 02572 951070
www.haus-hannah.de

Hospiz Haus Erftaue
Frau Verena Tophofen
Münchweg 3
50374 Erftstadt
Telefon: 02235 404671
www.haus-erftaue.de

Johannes Hospiz Oberberg
Frau Gerlinde Jelinski
Tannhäuserstr. 29 a
51674 Wiehl
Telefon: 02262 69220
www.JUH-Rheinoberberg.de

Hospiz Haus Hörn
Herr Manfred Vieweg
Johannes-v.-d.-Driesch-Weg 4
52074 Aachen
Telefon: 0241 997810
www.haus-hoern.de

Hospiz Verein Trier e.V.
Ostallee 67
54290 Trier
Telefon: 0651 44656
www.hospiz-trier.de

Christophorus-Hospiz
Seminarstr. 4a
55127 Mainz
Telefon: 06131 971090
www.hospiz-mainz.de

Koblenzer Hospizverein St. Martin e.V.
Kurfürstenstr. 80
56068 Koblenz am Rhein
Telefon: 0261 5793790
www.koblenzer-hospizverein.de

Netzwerk Hospizarbeit
Wichernstr. 48
57074 Siegen
Telefon: 0271 3336681
www.diakonie-siegen.de

St. Elisabeth Hospiz
Frau Kramer
Uferstr. 2
57368 Lennestadt
Telefon: 02723 5037
www.st-elisabeth-hospiz.de

Hospiz Schwerte gGmbH
Alter Dortmunder Weg 89
58239 Schwerte
Telefon: 02304 943680

Hospizbewegung Kreis Warendorf e.V.
Herr Hermann-Joseph Schwerbrock
Warendorfer Str. 60
59227 Ahlen
Telefon: 02382 806463
www.hospizbewegung-waf.de

Hospiz im Wilhelminenstift
Frau Dr. Iris Endres, Hospizleitung
Hilgardstr. 26
67346 Speyer
Telefon: 06232 221689
www.Diakonissen.de

Hospiz Louise
Herr Schöberl
Kaiserstr. 21
69115 Heidelberg
Telefon: 06221 526520
www.st.josefskrankenhaus.de

Hospiz Stuttgart
Herr Dr. med. Dietmar Beck
Stafflenbergstr. 22
70184 Stuttgart
Telefon: 0711 2374153
www.hospiz-stuttgart.de

Hospiz Leonberg
Frau Tabea Staab
Seestr. 58
71229 Leonberg
Telefon: 07152 607460
www.hospiz-leonberg.de

Hospiz Backnang
Krankenhausweg 10
71522 Backnang
Telefon: 07191 343330
www.hospiz-remsmurr.de

Hospiz St. Anna
Nibelungenweg 1
73479 Ellwangen
Telefon: 07961 882430
www.anna-schwestern.de

Franken-Hospiz
Herr Gerhard Scherr
Schwabstr. 25
74189 Weinsberg
Telefon: 07134 3132
www.franken-hospiz.de

Hospiz Bietigheim-Bissingen
Gartenstr. 40/1
74321 Bietigheim-Bissingen
Telefon: 07142 771580
www.hospiz-bietigheim-bissingen.de

Förderverein Hospiz Pforzheim/Enzkreis e.V.
Frau Dr. Marianne Engeser
Gustav-Rau-Str. 21
75173 Pforzheim
Telefon: 07231 26410
www.hospiz-pforzheim.de

Klinik Öschelbronn
Am Eichenhof 30
75223 Niefern-Öschelbronn
Telefon: 07233 68199
www.klinik-oeschelbronn.de

Hospiz Maria Frieden
Herr Kerkovius
Auf der Hub 1
77784 Oberharmersbach
Telefon: 07837 92960
www.haus-mariafrieden.de

Hospiz Konstanz e.V.
Talgartenstr. 4
78462 Konstanz
Telefon: 07531 691380
www.hospiz-konstanz.de

Johannes-Hospiz Barmherzige Brüder
Herr Linnemann
Notburgastr. 4 c
80639 München
Telefon: 089 17959310
www.barmherzige-johanneshospiz.de

Christophorus Hospiz Verein e.V.
Frau Angelika Westrich
Effnerstr.93
81925 München
Telefon: 089 1307870
www.chv.org

St. Vinzenz-Hospiz Augsburg e.V.
Nebelhornstraße 25
86163 Augsburg
Telefon: 0821 261650
www.st-vinzenz-hospiz.bistum-augsburg.de

Hospizverein Kempten-Oberallgäu e.V.
Doreén Knopf
Madlenerstr. 18
87439 Kempten
Telefon: 0831 27279 (AB)
www.hospiz-kempten.de

Hospizzentrum Haus Brög zum Engel e.V.
Ludwig-Kick-Str. 30
88131 Lindau
Telefon: 08382 944374
www.hospiz-lindau.de

Hospiz am Engelberg
Am Engelberg 29
88239 Wangen im Allgäu
Telefon: 07522 97330
www.hospizamengelberg-calendula.de

Hospiz Ulm e.V.
Frau Claudia Schumann
Zeitblomstr. 27
89073 Ulm
Telefon: 0731 66622
www.hospiz-ulm.de

Hospiz der Diakonie am Ohmplatz
Frau Inge Schwager
Am Röthelheim 2
91052 Erlangen
Telefon: 09131 6301580
www.diakonie-erlangen.de

Hospiz Verein Erlangen e.V.
Palmstr. 6
91054 Erlangen
Telefon: 09131 203121
www.hospiz-erlangen.de

Kinderhospiz-dienste

Ausführliche Informationen zu ambulanten Kinderhospizen finden Sie ab Seite 31.

Brückenprojekt - Uni Carl Gustav Carus
Herr Andreas Müller
Fetscherstr. 74
01307 Dresden
Telefon: 0351 4585226

Kinderhospizdienst Dresden
Frau Ulrike Bartels
Goetheallee 13
01309 Dresden
Telefon: 0351 3146472
www.deutscher-kinderhospizverein.de

Kinderhospiz Bärenherz Leipzig e.V.
Herr Sandor Höhn
Kees'scher Park 3
04416 Markkleeberg
Telefon: 0341 3501630
www.baerenherz-leipzig.de

Kinderhospizdienst Rostocker Stadtmission
Frau Madlen Grolle
Augustenstr. 85
18055 Rostock
Telefon: 0381 4547226
www.rostocker-stadtmission.de

Verein Rosenhospiz e.V.
Frau Margit Rosenthal
Voßstraße 15a
19053 Schwerin
Telefon: 0385 7788681
www.rosenhospiz.de

Die Muschel e.V.
Kinderhospizdienst
Robert Quentin
Am Kurpark 1
23795 Bad Segeberg
Telefon: 04551 8023030
www.die-muschel-ev.de

Katharinen Hospiz am Park gGmbH
Frau Ingwersen
Mühlenstr. 1
24937 Flensburg
Telefon: 0461 5032313
www.katharinen-hospiz.de

Evangelischer Hospizdienst Oldenburg
Frau Loimayr-Wieland
Haareneschstr. 60
26121 Oldenburg
Telefon: 0441 7701473
www.hospizdienst-oldenburg.de

Kinderhospizverein Cuxhaven e.V.
Herr Dr. med. Czapski
Wehrbergsweg 61a
27476 Cuxhaven
Telefon: 04721 6661555
www.kinderhospiz-cuxhaven.de

Kinderhospizdienst Region Hannover
Frau Margit Tobie
Petersstr. 1 - 2
30165 Hannover
Telefon: 0511 3585449
www.hannover.deutscher-kinderhospizverein.de

Kinderhospizdienst Minden Lübbecke
Frau Elisabeth Glücks
Fischerallee 3a
32423 Minden
Telefon: 0571 24030
www.deutscher-kinderhospizverein.de

Kinderhospizdienst Paderborn
Frau Odilia Wagener
Dessauerstr. 4
33106 Paderborn
Telefon: 05251 3988798
www.paderborn.deutscher-kinderhospizverein.de

Kinderhospizdienst Kassel/Göttingen
Frau Andrea Schink-Werner
Heiligenröder Str. 84
34123 Kassel
Telefon: 0561 5297710

Kinderhospizdienst Gießen
Frau Michaela Fink
Wingert 18
35396 Gießen
Telefon: 0561 5591644
www.giessen.deutscher-kinderhospizverein.de

Kinderhospizdienst Düsseldorf
Frau Harriet Kämper
Nord Carree 1
40477 Düsseldorf
Telefon: 0211 51369180
www.duesseldorf.deutscher-kinderhospizverein.de

Initiative Schmetterling Neuss e.V.
Frau Susi Vock
Am Fließ 14
41363 Jüchen
Telefon: 0700 35103510 (0,12 €/Min.)
www.schmetterling-neuss.de

Hospizbewegung Kaarst e.V.
Frau Andrea Lißke
Am Jägerhof 4a
41564 Kaarst
Telefon: 02131 605806
www.hospiz-bewegung.de

Ökumenische Hospizgruppe am Reformierten Gemeindestift
Blankstr. 5
42119 Wuppertal
Telefon: 0202 4305124
www.hospizdienst-wuppertal.de

Malteser Hospizdienste St. Christophorus
Frau Monika Nick
Amalienstr. 21
44137 Dortmund
Telefon: 0231 8632902
www.malteser-hospizdienste-dortmund.de

Kinder- und Jugendhospizdienst Malteser Hilfsdienst e.V.
Herr Thorsten Hillmann
Amalienstr. 21
44137 Dortmund
Telefon: 0231 8632902
www.kinderhospizdienst-dortmund.de

Kinderhospizdienst Kreis Recklinghausen
Frau Annelie Grunenberg
Königswall 28
45657 Recklinghausen
Telefon: 02361 9383080
http://recklinghausen.deutscher-kinderhospizverein.de

Bunter Kreis Duisburg e.V.
Frau Aggi Ferber-Jacobs
Heckenstr. 22
47058 Duisburg
Telefon: 0203 2894824
www.bunter-kreis-duisburg.de

Kinderhospizdienst Köln
Frau Sandra Schopen
Subbelrather Str. 15b
50823 Köln
Telefon: 0221 5691985
www.deutscher-kinderhospizverein.de

Bunter Kreis in der Region Aachen
Frau Monika Janssen
Pauwelsstr. 19
52074 Aachen
Telefon: 0241 9632350
www.bunterkreis-aachen.de

Kinderhospizdienst
Sonnenblume
Frau Marie-Theres Reichert
Germanusstr. 5
52074 Aachen-Haaren
Telefon: 0241 9161669
www.aachen.deutscher-kinderhospizverein.de

Kinderhospizdienst Bonn
Rhein-Sieg
Frau Lissy Wedding
Markt 19-20
53721 Siegburg
Telefon: 02241 1275304
www.rhein-sieg.deutscher-kinderhospizverein.de

Kinderhospizdienst Siegen
Frau Regina Wagner
Wellersbergstr. 60
57072 Siegen
Telefon: 0271 2330757
www.siegen.deutscher-kinderhospizverein.de

Leben bis zuletzt - Caritas
Frau Bock
Finkenkampstr. 5
58089 Hagen
Telefon: 02331 171680
www.caritas-hagen.de

Kinderhospizdienst
Ruhrgebiet e.V.
Frau Birgit Schyboll
Meesmannstraße 32
58456 Witten
Telefon: 02302 277719
www.kinderhospizdienst-ruhrgebiet.de

Kinderhospizdienst Kreis
Unna und Hamm
Frau Heike Gründken
Käthe-Kollwitz-Ring 32
59423 Unna
Telefon: 02303 942490

Kinderhospizdienst Frankfurt
Frau Eileen Kappeler
Fellnerstr. 11
60322 Frankfurt
Telefon: 069 90553779
www.frankfurt.deutscher-kinderhospizverein.de

Malteser Hilfsdienst
Offenbach e.V.
Frau Maria Kleinhens
Bieberer Str. 131
63179 Obertshausen
Telefon: 06104 4067930
www.malteser-offenbach.de

Kinder-Hospizdienst-Saar
Herr Paul Herrlein
Eisenbahnstr. 18
66117 Saarbrücken
Telefon: 0681 927000
www.stjakobushospiz.de

Ambulantes Hospiz St.
Michael
Herr Paul Herrlein
Kühlweinstr. 103
66333 Völklingen
Telefon: 06898 172620
www.marienhaus-gmbh.de

Kinderhospizdienst Rhein-Neckar
Frau Sabine Knezevic
Zollhofstr. 4
67061 Ludwigshafen
Telefon: 0621 5723600
www.rhein-neckar.deutscher-kinderhospizverein.de

Hospiz Stuttgart
Herr Dr. med. Dietmar Beck
Stafflenbergstr. 22
70184 Stuttgart
Telefon: 0711 2374153
www.hospiz-stuttgart.de

Kinderhospizdienst Landkreis
Esslingen
Herr Bernhard Bayer
Ulmer Str. 231
70327 Stuttgart
Telefon: 0711 9258227
www.kinderhospizdienst.de

Häuslicher Kinderhospizdienst
Herr Hug
Lindachallee 29
73230 Kirchheim/Teck
Telefon: 07021 9214120
www.kinderhospizdienst.de

Malteser Kinderdienste
Herr Markus Zobel
Schlachthausstr. 5
73525 Schwäbisch-Gmünd
Telefon: 07171 9265515
www.malteser-kinderdienste.de

Kinderhospizdienst Karlsruhe
Frau Flora Asseyer
Uhlandstraße 45
76135 Karlsruhe
Telefon: 0721 509660

Hospiz Konstanz e.V.
Talgartenstr. 4
78462 Konstanz
Telefon: 07531 691380
www.hospiz-konstanz.de

Kinderhospizverein Konstanz
Rehbergstraße 6a
78464 Konstanz
Telefon: 07531 50798

Ambulantes Kinderhospiz
Frau Christine Bronner
Blutenburgstr. 64
80636 München
Telefon: 089 21896719
www.kinderhospiz-muenchen.net

buss-Kinder e. V. Familienkreis
behinderter und sterbender
Kinder
Planeggerstr. 9
82110 Germering
Telefon: 089 84936218
www.buss-kinder.de

Bunter Kreis Allgäu e.V.
Frau Gabriele Keßler
Robert-Weixler-Str. 50
87439 Kempten
Telefon: 0831 9601520
www.bunter-kreis-allgaeu.de

Kinderhospiz Allgäu e.V.
Frau Marlies Breher
Königsgraben 21
87700 Memmingen
Telefon: 08331 985030
www.kinderhospiz-allgaeu.de

Hospiz Ulm e.V.
Frau Claudia Schumann
Zeitblomstr. 27
89073 Ulm
Telefon: 0731 66622
www.hospiz-ulm.de

Klabautermann e.V. Verein zur Betreuung chronisch kranker Kinder
Herr Groß
Breslauer Straße 201
90471 Nürnberg
Telefon: 0911 8000117
www.klabautermann-ev.de

Hospiz Verein Erlangen e.V.
Palmstr. 6
91054 Erlangen
Telefon: 09131 203121
www.hospiz-erlangen.de

Kinderhospize

Ausführliche Informationen zu Kinderhospizen finden Sie ab Seite 92.

Kinderhospiz Bärenherz Leipzig e.V.
Herr Sandor Höhn
Kees'scher Park 3
04416 Markkleeberg
Telefon: 0341 3501630
www.baerenherz-leipzig.de

Björn Schulz Stiftung
Wilhelm-Wolff-Str. 38
13156 Berlin
Telefon: 030 39899850
www.sonnenhofberlin.de

Kinder-Hospiz Sternenbrücke
Sandmoorweg 62
22559 Hamburg
Telefon: 040 8199120
www.sternenbruecke.de

Kinderhospiz Löwenherz
Siebenhäuser 77
288575 Syke
Telefon: 04242 57890
www.kinderhospiz-loewenherz.de

Kinderhospiz Regenbogenland
Herr Gunther Philipps M.A.
Torfbruchstr. 25
40625 Düsseldorf
Telefon: 0211 1678700
www.kinderhospiz-regenbogenland.de

Arche Noah - Kurzzeiteinrichtung und Hospiz für Kinder
Frau Dr. Höhmann
Virchowstr. 120
45886 Gelsenkirchen
Telefon: 0209 1722000
www.arche-ge.de

Kinderhospiz- und Jugendhospiz Balthasar
Herr Rüdiger Barth
Maria-Theresia-Str. 30a
57462 Olpe
Telefon: 02761 926540
www.kinderhospiz-balthasar.de

Kinderhospiz Bärenherz der WHG
Frau Annette Huwe
Bahnstr. 9c
65205 Wiesbaden
Telefon: 0611 9762099
www.baerenherz.de

Kinderhospiz Sterntaler
Frau Ursula Demmer
A3, 2
68159 Mannheim
Telefon: 0621 1567209
www.kinderhospiz-sterntaler.de

Kinderhospiz Allgäu e.V.
Frau Marlies Breher
Königsgraben 21
87700 Memmingen
Telefon: 08331 985030
www.kinderhospiz-allgaeu.de

Kinderhospiz St. Nikolaus
Frau Anita Grimm
Gerberstr. 28
87730 Bad Grönenbach
Telefon: 08334 989110
www.kinderhospiz-nikolaus.de

Kinderkranken-pflegedienste

Ausführliche Informationen zur ambulanten Kinderkrankenpflege finden Sie ab Seite 32.

MARICURA Ambulante Kranken- und Kinderkrankenpflege
Frau Müller
Dufourstr. 6-8
04107 Leipzig
Telefon: 0341 4626981
www.maricura.de

Kinderkrankenpflege Brandenburg e.V.
Frau Bandekow
Pablo-Neruda-Block 1
15230 Frankfurt
Telefon: 0335 4015570
www.kinderkrankenpflege-brandenburg.de

Verein Rosenhospiz e.V.
Frau Margit Rosenthal
Voßstraße 15a
19053 Schwerin
Telefon: 0385 7788681
www.rosenhospiz.de

filius - Ihre häusliche Kinderkrankenpflege GmbH
Frau Elke Frye
An den Voßbergen 94
26133 Oldenburg
Telefon: 0441 4860741
www.filius-home.de

Ambulante
Kinderkrankenpflege "Krank und klein - bleib daheim"
Frau Heike Witte
Kampstr. 11
27232 Sulingen
Telefon: 04271 71676
www.krank-und-klein.de

Landdienste GmbH
Im großen Ort 4
27801 Dötlingen
Telefon: 04432 94030
www.landdienste.com

Ambulante
Kinderkrankenpflege
Frau Regina Sugint
Groß-Buchholzer-Str. 30b
30655 Hannover
Telefon: 0511 8250524
www.ambulantekinder
krankenpflege.de

Häusliche
Kinderkrankenpflege e.V.
Frau Petra Opitz
Alte Kasseler Str. 43
35039 Marburg
Telefon: 06421 681606
www.Kinderkrankenpflege-
marburg.de

ars curandi - Häusliche
Kinderkrankenpflege
Erlenstr. 1
35463 Fernwald
Telefon: 0641 943110
www.kinderkrankenpflege-
giessen.de

KIMBU "Häusliche
Kinderkrankenpflege
Göttingen e.V."
Frau Schischkoff
Am Papenberg 9
37075 Göttingen
Telefon: 0551 374493
www.kimbu-goettingen.de

Jakim Pflege für Kids
Marbodstr. 17
42389 Wuppertal
Telefon: 0202 2653464
www.pflege-fuer-Kids.de

mobile Kinderkrankenpflege
Axmann-Jäger
Borkhorster Weg 4a
42549 Velbert
Telefon: 02051 6049909
www.kinderkrankenpflege.net

NAK Häusliche Pflege
Herr Peter Hill
Willem-van-Vloten-Str.
13 -15
44263 Dortmund
Telefon: 0231 24488
www.nak-kiddycare.de

Kinderkrankenpflege zu
Hause - Vestische Kinder-und
Jugendklinik
Frau Heide Boyé
Dr.-Friedrich-Steiner-Str. 5
45704 Datteln
Telefon: 02363 975370

Ambulanter Pflegedienst -
Lebenshilfe Gelderland
gGmbH
Mühlenweg 16 a
47608 Geldern
Telefon: 02831 932520
www.lebenshilfe-
gelderland.de

Sozialstation Mathildenstift
Frau Gabriele Hillmer
Münzstr. 38
48143 Münster
Telefon: 0251 4902981
www.sozialstation-
mathildenstift.de

Wir für Pänz e.V.
Hansaring 84-86
50670 Köln
Telefon: 0221 35658496
www.wir-fuer-paenz.de

fips e.V. Hilfen für Kinder und
Familien
Herr Henn
Subbelrather Strasse 15c
50823 Köln
Telefon: 0221 1680600
www.fipskoeln.de

BHK-Bundesverband
häusliche
Kinderkrankenpflege e.V.
Mechthild Böll
Konradstr. 15
50937 Köln
Telefon: 01805 245380
(0,14 €/Min.)
www.bhkev.de

Kid Care Mobile
Kinderkrankenpflege
Schillerstr. 2
52249 Eschweiler
Telefon: 02403 785130
www.mobilekinder
krankenpflege.de

Ambulante
Kinderkrankenpflege
Johanniter-Unfall-Hilfe e.V.
Frau Hildegard Mengel
Hans-Böckler-Str. 109
55128 Mainz
Telefon: 06131 9355533
www.juh-mainz.de

Häusliche
Kinderkrankenpflege DRK
Kinderklinik Siegen gGmbH
Frau Heide Weber
Wellersbergstraße 60
57072 Siegen
Telefon: 0271 2345378
www.drk-kinderklinik.de

Regenbogen Ambulante
Kinderkrankenpflege
Frau Annelore Eickhoff
Christine-Koch-Str. 1
57368 Lennestadt
Telefon: 02721 84390
www.regenbogen-kinder.de

Das mobile Pflegeteam
Frau Trispel-Becker
Königstr. 57
58300 Wetter
Telefon: 02335 1355
www.das-mobile-
pflegeteam.de

Das Wichtelteam Häusliche Intensivpflege für Kinder
Dilsheimerstr. 8a
63739 Aschaffenburg
Telefon: 06021 441984
www.wichtelteam.de

Häusliche Kinderkrankenpflege
Frau Gertrud Wild
Mittlethalstr. 60
63857 Waldaschaff
Telefon: 06095 2945
www.kleinerbaer.de

Serviceteam Odenwald mobil
Christoph Wilde
Nibelungenstr. 14
64625 Bensheim
Telefon: 06251 5826380
www.serviceteam-odenwald.de

Häusliche Kinderkrankenpflege e.V.
Haußmannstr. 6
70188 Stuttgart
Telefon: 0711 486153
www.hkp-stgt.de

DRK Zollernalb Pflegedienst und Kinderkrankenpflege
Henry-Dunant-Str. 5
72336 Balingen
Telefon: 07433 909922
www.drk-zollernalb.de

Malteser Kinderdienste
Herr Markus Zobel
Schlachthausstr. 5
73525 Schwäbisch-Gmünd
Telefon: 07171 9265515
www.malteser-kinderdienste.de

Kinderkrankenpflege Hotzenplotz
Karlsruherstr. 91
75179 Pforzheim
Telefon: 07231 582640
www.hotzenplo.de

Sanitas - Mobiler Pflegedienst für Kinder bis Senioren
Weberstr. 9
76133 Karlsruhe
Telefon: 0721 751157
www.sanitas-pflege.de

Ambulante Kinderkrankenpflege Münchner Kindl
Frau Stephanie Müller (GF)
Franz-Schrank-Straße 2
80638 München
Telefon: 089 13928390
www.mobile-ambulante-pflegepartner.de

Häusliche Kindenkrankenpflege GmbH
Manuela Götz
Jakob-Klar-Str. 4
80796 München
Telefon: 089 325311
www.kinderkrankenpflege-goetz.de

Heimbeatmungsservice Brambring Jaschke GmbH
Herr Christoph Jaschke
Von- Stauffenberg-Str. 25
82008 Unterhaching
Telefon: 089 61500671
www.heimbeatmung.com

BAMBUKI GmbH
Ilzweg 9
82140 Olching
Telefon: 08142 41297
www.bambuki.de

Pflegedienst Deschler GmbH
Frau Christine Deschler
Holzweg 61
86156 Augsburg
Telefon: 0821 466117
www.pflege-augsburg.de

HeiLoMed Kinderkrankenpflege GmbH
Anton Huber
Zangmeisterstraße 20
87700 Memmingen
Telefon: 08331 929999
www.heilomed.de

Pflegedienst Paula
Frau Sandra Heinrich
Söflinger Str. 248
89077 Ulm
Telefon: 0731 84084
www.paula-pflegedienst.de

Ambulante Kinderkrankenpflege Regensburger Kindl
Frau Stephanie Müller (GF)
Ludwig-Eckert-Str. 10
93049 Regensburg
Telefon: 0941 4024488
www.mobile-ambulante-pflegepartner.de

Pflegedienst Lifeline
Herr Hans Lautenschlager
Marktplatz 40a
94436 Simbach
Telefon: 09954 700800
www.pflegedienst-lifeline.de

Kiwi zu Hause - Kinderkrankenpflege
Frau Hofmann
Sebastian-Merkle-Str. 13
97074 Würzburg
Telefon: 0931 887982
www.kiwizuhause.de

Kopfschmerzen

☞ Cluster-Kopfschmerz
☞ Migräne

Krebserkrankungen

Deutsche Hirntumorhilfe e.V.
Karl-Heine-Str. 27
04229 Leipzig
Telefon: 0341 5909396
www.hirntumorhilfe.de

Deutsche Krebsgesellschaft e.V.
Straße des 17. Juni 106-108
10623 Berlin
Telefon: 030 32293290
www.krebsgesellschaft.de

Carcinoid call-point gGmbH
Frau Petra König
Schluchseestr. 49
13469 Berlin
Telefon: 030 4021323
www.carcinoid-call-point.de

VulvaKarzinom-Selbsthilfegruppe e.V.
Frau Enzia Selka
Kniprodestr. 94
26388 Wilhelmshaven
Telefon: 04421 972281
www.vulvakarzinom-shg.de

Bundesverband Prostatakrebs Selbsthilfe (BPS) e.V.
Frau Marlene Kühlechner
Alte Straße 4
30989 Gehrden
Telefon: 05108 926646
www.prostatakrebs-bps.de

Selbsthilfe-Bund Blasenkrebs e.V.
Herr Peter Schröder
Siepmanns Hof 9
45479 Mülheim/Ruhr
Telefon: 0208 62196041
www.selbsthilfe-bund-blasenkrebs.de

Arbeitskreis der Pankreatektomierten e.V.
Frau Schwittay
Thomas-Mann-Str. 40
53111 Bonn
Telefon: 0228 33889251
www.adp-bonn.de

Bundesverband Frauenselbsthilfe nach Krebs e.V. (auch Männer)
Frau Claudia Jasper
Thomas-Mann-Str. 40
53111 Bonn
Telefon: 0228 33889 400
www.frauenselbsthilfe.de

Deutsche Leukämie- & Lymphom-Hilfe e.V.
Thomas-Mann-Str. 40
53111 Bonn
Telefon: 0228 33 88 9 200
www.leukaemie-hilfe.de

Bundesverband der Kehlkopflosen und Kehlkopfoperierten e.V.
Thomas-Mann-Str. 40-44
53111 Bonn
Telefon: 0228 33889300
www.kehlkopfoperiert-bv.de

Deutsche Kinderkrebsstiftung
Adenauerallee 134
53113 Bonn
Telefon: 0228 688460
www.kinderkrebsstiftung.de

Das Lebenshaus e.V. - Selbsthilfe GIST/Sarkome/Nierenkrebs
Herr Markus Wartenberg
Usa-Strasse 1
61231 Bad Nauheim
Telefon: 0700 48840700
(0,12 €/Min.)
www.daslebenshaus.org

Krebsinformationsdienst und Informationsdienst Krebsschmerz
Herr Dr. Hans-Joachim Gebest
Im Neuenheimer Feld 280
69120 Heidelberg
Telefon: 0800 4203040
www.krebsinformationsdienst.de

mammaNetz Orientierungs- und Begleitstelle für Frauen mit Brustkrebs
Stenglinstraße 2
86156 Augsburg
Telefon: 0821 4506565
www.mammanetz.de

Migräne

MigräneLiga e.V. Deutschland
Westerwaldstraße 1
65462 Ginsheim
Telefon: 06144 2211
www.migraeneliga.com

Morbus Bechterew

Deutsche Vereinigung Morbus Bechterew e.V. BV
Geschäftsstelle
Herr Ludwig Hammel
Metzgergasse 16
97421 Schweinfurt
Telefon: 09721 22033
www.bechterew.de

Morbus Crohn

☞ Chronisch entzündliche Darmerkrankungen

Muskelkrankheiten

Deutsche Gesellschaft für Muskelkranke e.V. (DGM)
Im Moos 4
79112 Freiburg
Telefon: 07665 94470
www.dgm.org

Nachsorge

☞ Sozialmedizinische Nachsorge

Palliativarbeit

☞ Hospiz- und Palliativarbeit

Palliativstationen

Ausführliche Informationen zu Palliativstationen finden Sie ab Seite 121.

Palliativstation Helios Klinik
Herr OA Dr. med.
Adam Magacz
Malerstr. 31
01326 Dresden
Telefon: 0351 2636472
www.helios-kliniken.de/dresden

Palliativstation - Evangelische Kliniken Lehnin
Dr. Jürgen Pfitzner
Klosterkirchplatz 1-19
14797 Kloster Lehnin
Telefon: 03382 768295
www.edbtl.de

Dietrich-Bonhoeffer-Klinikum
Abt. Palliativmedizin
Herr Dr. med. A. Goepel OA
S.-Allende-Str. 30
17022 Neubrandenburg
Telefon: 0395 7754052
www.dbk-nb.de

Palliativeinheit Klinikum Südstadt
Herr Dr. med. U. Thierbach OA
Südring 81
18059 Rostock
Telefon: 0381 44016100
www.kliniksued-rostock.de

Palliativstation Helios Kliniken
Wismarsche Str. 397
19049 Schwerin
Telefon: 0385 5202312
www.helios-kliniken.de

Palliativbereich im Krankenhaus Winsen
Friedrich-Lichtenauer-Allee 1
21423 Winsen (Luhe)
Telefon: 04171 134333
www.krankenhaus-winsen.de

Schmerz- und Palliativstation am Marienkrankenhaus
Alfredstr. 9
22087 Hamburg
Telefon: 040 25462641
www.marienkrankenhaus.org

Palliativstation - ASKLEPIOS WESTKLINIKUM
Herr Dr. med. Hans-Joachim Lehmann
Suurheid 20
22559 Hamburg
Telefon: 040 81912440
www.asklepios.com/HamburgRissen

Katharinen Hospiz am Park gGmbH
Frau Ingwersen
Mühlenstr. 1
24937 Flensburg
Telefon: 0461 5032313
www.katharinen-hospiz.de

Interdisziplinäres Palliativteam am Pius-Hospital
Herr Dr. H. Holzinger
Georgstr. 12
26121 Oldenburg
Telefon: 0441 2292110
www.pius-hospital.de

Palliativzentrum Oldenburg
Steinweg 13-17
26122 Oldenburg
Telefon: 0441 236767
www.palliativstation-ol.de

Schmerz-Therapie-Zentrum Unterweser
Herr J. Ulma OA
Wiener Str. 1
27658 Bremerhaven
Telefon: 0471 4805670
www.josephhospital.de

Palliativstation Klinikum "Links der Weser"
Senator-Weßling-Str. 1
28277 Bremen
Telefon: 0421 8791650
www.klinikum-bremen-ldw.de

Palliativbereich am Krankenhaus St. Josef-Stift
Herr Jansen
Kanonenstr. 8
29221 Celle
Telefon: 05141 751218
www.celler-netz.de

Palliativstation Friederikenstift
Frau Anke Reichwald
Humboldtstraße 5
30169 Hannover
Telefon: 0511 1292448
www.friederikenstift.de

Palliativstation Tumorzentrum Med. Hochschule
Frau Dr. Thela Wernstedt
Carl-Neuberg-Str. 1
30625 Hannover
Telefon: 0511 5324463
www.mh-hannover.de

Palliativstation Lukas-Krankenhaus
Frau Dr. Petra Küppner-Weyland
Hindenburgstr. 56
32257 Bünde
Telefon: 05223 167360
www.lukas-krankenhaus.de

Palliativstation Karl-Hansen-Klinik
Herr Prof. Dr. Dr. Andreas Lübbe
Antoniusstr. 19
33175 Bad Lippspringe
Telefon: 05252 954067
www.medizinisches-zentrum.de

Palliativstation Städt. Klinikum
Herr Dr. med. Herbert Kaiser
Reckenberger Str. 19
33332 Gütersloh
Telefon: 05241 8321600
www.hospiz-und-palliativmedizin.de

Schmerz&PalliativZentrum Osthessen
Frau Manuela Straub
Gerloser Weg 23a
36039 Fulda
Telefon: 0700 72556389
www.palliativnetz-osthessen.de

Palliativeinheit Sana-Klinikum
Burger Str. 211
42859 Remscheid
Telefon: 02191 135100
www.sana-klinikum-remscheid.de

Palliativstation St. Marien-Hospital
Kaiserstr. 50
45468 Mülheim
Telefon: 0208 3052039
www.marien-hospital-mh.de

Palliativstation Evangelisches Krankenhaus Wesel
Schermbecker Landstr. 88
46485 Wesel
Telefon: 0281 1062350
www.evkwesel.de

Zentrum für Palliativmedizin Uni Köln
Kerpener Str. 62
50937 Köln-Lindenthal
Telefon: 0221 4783355
www.kppk.de

Palliativstation Kreiskrankenhaus Waldbröl GmbH
Herr Dr. Stefan Brettner
Dr.-Goldenbogen-Str. 10
51545 Waldbröl
Telefon: 02291 821470
www.kkh-waldbroel.de

Klinik für Schmerz- und Palliativmedizin - Medizinisches Zentrum Kreis Aachen
Herr Dr. med. Till Wagner
Mauerfeldchen 25
52146 Würselen
Telefon: 02405 623333
www.mz-ac.de

Zentrum für Palliativmedizin
Frau Jutta Kalisch
Von-Hompesch-Str. 1
53123 Bonn
Telefon: 0228 6481539
www.malteser-krankenhaus-bonn.de

Palliativstation St. Josef-Hospital
Hospitalstr. 45
53840 Troisdorf
Telefon: 02241 801980
www.josef-hospital.de

Palliativstation - Mutterhaus der Borromäerinnen
Feldstr. 169
54290 Trier
Telefon: 0651 9473323
www.mutterhaus.de

Krankenhaus St. Marienwörth Palliativstation und Palliativambulanz
Herr Robert Gosenheimer
Mühlenstr. 39
55543 Bad Kreuznach
Telefon: 0671 372222
www.st-marienwoerth.de

Palliativstation Marienhaus Klinikum St. Elisabeth
Friedrich-Ebert-Str. 59
56564 Neuwied
Telefon: 02631 821201
www.elisabeth-krankenhaus-neuwied.de

Palliativstation Gemeinschaftsklinikum St. Elisabeth
Siegfriedstr. 20-22
56727 Mayen
Telefon: 02651 830
www.gemeinschafts klinikum.de

Netzwerk Hospizarbeit
Wichernstr. 48
57074 Siegen
Telefon: 0271 3336681
www.diakonie-siegen.de

Palliativstation Katharinen-Hospital
Obere Husemannstr. 2
59423 Unna
Telefon: 02303 1003800
www.Katharinen-Hospital.de

Klinik für Palliativmedizin Caritasklinik St. Theresia
Frau Dr. med. Maria Blatt-Boderig
Rheinstr. 2
66113 Saarbrücken
Telefon: 0681 4061152
www.caritasklinik.de

Sektion für Palliativmedizin St. Michael-Krankenhaus
Herr Dr. Andreas Geilen-Meerbach
Kühlweinstr. 103
66333 Völklingen
Telefon: 06898 172280
www.st-michael-kh.de

Palliativstation Diakonissen-Stiftungs-Krankenhaus
Herr Dr. med. Klaus Lander
Spitalgasse 1
67346 Speyer
Telefon: 06232 18322
www.diakonissen.de

Palliativstationen Marienhospital
Frau Dr. med. E. Bürger OA
Böheimstr. 37
70199 Stuttgart
Telefon: 0711 64892674
www.palliativ-stuttgart.de

Palliativstation Städtisches Klinikum
Frau Dr. Regine Erhardt
Moltkestr. 90
76133 Karlsruhe
Telefon: 0721 9743021
www.klinikum-karlsruhe.de

Palliativstation Klinik Annweiler
Herr Dr. Wiegering
Georg-Staab-Str. 3
76855 Annweiler
Telefon: 06346 9700
www.klinikum-ld-suew.de

Palliativstation St. Johannes v. Gott
Romanstr. 93
80639 München
Telefon: 089 17972030
www.barmherzige-muenchen.de/palliativ.htm

Palliativmedizinischer Konsiliardienst am Krankenhaus Agatharied
St.-Agatha-Str. 1
83734 Hausham/Obb.
Telefon: 08026 3932666
www.khagatharied.de

Palliativstation Landshut-Achdorf
Herr Dr. Martin Anetseder PD
Achdorfer Weg 3
84036 Landshut
Telefon: 0871 4042370
www.kh-landshut-achdorf.de

Palliativeinheit Kreiskrankenhaus
Herr Dr. Georg Dregely
Simonsöder Allee 20
84307 Eggenfelden
Telefon: 08721 983431
www.kreiskrankenhaeuser-rottal-inn.de

Palliativ-Team Klinik Mühldorf a. Inn
Herr Josef Hell
Krankenhausstraße 1
84453 Mühldorf a. Inn
Telefon: 08631 6134779
www.kliniken-muehldorf.de

Palliativstation Kreisklinik Altötting
Herr Dr. J. Spies OA
Vinzenz-von-Paul-Str. 10
84503 Altötting
Telefon: 08671 1569
www.krankenhaus-altoetting.de

Palliativstation 86 Klinikum Ingolstadt GmbH
Krumenauerstr. 25
85049 Ingolstadt
Telefon: 0841 8804860
www.klinikum-ingolstadt.de

Palliativstation Krankenhaus Freising
Frau Eva Pröscholdt-Graupner OÄ
Mainburger Str. 29
85356 Freising
Telefon: 08161 244100
www.klinikum-freising.de

Palliativstation Klinikum Kempten-Oberallgäu
Herr Dr. Otto Prümmer PD
Memminger Str. 50-52
87439 Kempten
Telefon: 0831 5302226
www.klinikum-kempten.de

Hospiz-Team-Nürnberg e.V.
Bleichstr. 18a
90429 Nürnberg
Telefon: 0911 2877349
www.hospiz-team.de

Palliativstation Klinikum Bayreuth
Herr Dr. Wolfgang Schulze
Preuschwitzer Str. 101
95445 Bayreuth
Telefon: 0921 4001550
www.klinikum-bayreuth.de

Palliativstation Stiftung Juliusspital
Juliuspromenade 19
97070 Würzburg
Telefon: 0931 3932231
www.juliusspital.de

Palliativstation - Krankenhaus St. Josef
Frau Dr. Susanne Röder OÄ
Neutorstr. 9/11
97421 Schweinfurt
Telefon: 09721 575000
www.krankenhaus-st-josef-sw.de

Palliativstation Südharz-Krankenhaus
Dr.-Robert-Koch-Str. 39
99734 Nordhausen
Telefon: 03631 411720
www.palliativstation-nordhausen.de

Querschnittslähmung

Bundesverband für Körper- und Mehrfachbehinderte e.V.
Herr Norbert Müller-Fehling
Brehmstraße 5-7
40239 Düsseldorf
Telefon: 0211 640040
www.bvkm.de

Rheumatische Erkrankungen

Deutsche Rheuma-Liga Bundesverband e.V.
Frau Susanne Walia
Maximilianstr. 14
53111 Bonn
Telefon: 0228 766060
www.rheuma-liga.de

Schmerzen

Ausführliche Informationen zu chronischen Schmerzen finden Sie ab Seite 61.

Deutsche Gesellschaft für Palliativmedizin e.V.
Herr Dr. Thomas Schindler
Aachener Str. 5
10713 Berlin
Telefon: 030 81826885
www.dgpalliativmedizin.de

Deutsche Schmerzhilfe e.V.
Bundesverband
Sietwende 20
21720 Grünendeich
Telefon: 04142 810434
www.schmerzhilfe.de

Forum Schmerz im Deutschen Grünen Kreuz e. V.
Herr Dr. Dietmar Krause
Schuhmarkt 4
35037 Marburg
Telefon: 06421 2930
www.forum-schmerz.de

Eigenes Leben e.V. Hilfen für Kinder mit Schmerzen und lebensverkürzenden Erkrankungen e.V. c/o Vestische Kinderklinik
Frau Wilma Henk
Dr.-Friedrich-Steiner-Str. 5
45711 Datteln
Telefon: 02363 975179
www.eigenes-leben-ev.de

Deutsche Gesellschaft zum Studium des Schmerzes e.V.
DGSS-Geschäftsstelle
Obere Rheingasse 3
56154 Boppard
Telefon: 06742 800121
www.dgss.org

Deutsche SCHMERZLIGA e.V.
Adenaueralle 18
61440 Oberursel
Telefon: 0700 375375375
(0,12 €/Min.)
www.schmerzliga.de

Sjoegren Syndrom

Sjögren-Syndrom-Selbsthilfe c/o Rheuma-Liga Hessen e.V.
Frau Dorothea Maxin
Gervinusstr. 47
64287 Darmstadt
www.sjoegren-syndrom.de

Skoliose

Bundesverband Skoliose Selbsthilfe e.V.
Herr Walter Gellner
Mühlweg 12
74838 Limbach-Heidersbach
Telefon: 06287 737
www.bundesverband-skoliose.de

Sozialmedizinische Nachsorge

Qualitätsverbund Bunte Kreis c/o beta Institut gemeinnützige GmbH
Frau Jacqueline Gräubig
Kobelweg 95
86156 Augsburg
Telefon: 0821 45054213
www.bunte-kreise-deutschland.de

Trauerbegleitung

Ausführliche Informationen zum Thema Trauer finden Sie ab Seite 180.

TABEA e.V. Trauerbegleitung für Kinder und Erwachsene
Frau Annette Dobroschke-Bornemann
Rehrweg 6, 213
10789 Berlin
Telefon: 030 4955747
www.TABEA-eV.de

Verwitwet de. c/o Selbsthilfetreffpunkt
Herr Stefan Ehlich
12161 Berlin
Telefon: 030 859951
www.verwitwet.de

Beratung & Lebenshilfe e.V. Caritasverband Marzahn-Hellersdorf
Neufahrwasserweg 8
12685 Berlin
Telefon: 030 5220816
www.beratung-lebenshilfe.de

TelefonSeelsorge - 24 Stunden täglich - anonym, vertraulich, gebührenfrei
Reichensteiner Weg 24
14195 Berlin
Telefon: 0800 1110111
www.telefonseelsorge.de

Am Rand der Zeit-Trauerbegleitung
Frau Annette -Susanne Hecker
Ballindamm 9
20095 Hamburg
Telefon: 040 29881032
www.am-rand-der-zeit.de

Beratungsstelle CHARON
Frau Raili Koivisto
Winterhuder Weg 29
22085 Hamburg
Telefon: 040 22630300
www.hamburger-gesundheitshilfe.de

Care und Sail (Segeltörn für Trauernde) - Care and Art (Kreativurlaub für Trauernde)
Herr Piet Morgenbrodt
Nerzweg 24
22159 Hamburg
Telefon: 040 6438847
www.care-and-sail.de

TABEA Hospiz-Dienste im Diakoniewerk TABEA
Am Isfeld 19
22598 Hamburg
Telefon: 040 80921242
www.tabea.de

Leben Begleiten - Seelsorge, Beratung, Trauerbegleitung
Pastorin Elke Hoffmann
Hindenburgstraße 4
23795 Bad Segeberg
www.leben-begleiten.de

Trauerarbeit im Kirchenkreis Pinneberg
Pastor Christoph Stegmann
Bahnhofstr. 24
25421 Pinneberg
Telefon: 04101 8450-515

Hospizbewegung Varel e.V.
Herr Dr. Ernst-Berthold Ahlhorn
Oldenburger Str. 30
26316 Varel
Telefon: 04451 804733
www.hospiz-varel.de

Gesprächsgruppe für
Trauernde
Burgstr. 10
30159 Hannover
Telefon: 0511 3687119
www.evlka.de

Katholische Lebensberatung
im ka:punkt
Grupenstr. 8
30159 Hannover
Telefon: 0511 270739-40
www.ka-punkt.de/
lebensberatung.html

Gesprächskreis für Trauernde
Herr Ulrich Treude
Fischerallee 3a
32423 Minden
Telefon: 0571 88804280

Trauerarbeit Paderborn e.V.
Herr Dieter Sauerbier
Brenkener Str. 13
33142 Büren
Telefon: 02951 98240
www.Trauerarbeit-
Paderborn.de

Bildungswerk Hospiz- und
Palliativmedizin c/o
Städtisches Klinikum
Frau Dipl.Psych. Elisabeth
Schultheis-Kaiser
Reckenbergerstr. 19
33332 Gütersloh
Telefon: 05421 905984
www.hospiz-und-
palliativmedizin.de/
trauer.html

Verwitwet de.
Frau Waltraut Weiß
Buchsbaumweg 78
36251 Bad Hersfeld
Telefon: 0170 6006968

Trauerbeistand e.V.
Lincolnstraße 46
38114 Braunschweig
Telefon: 0531 124340
www.trauerbeistand-ev.de

Diakonisches Werk Gifhorn
Kiirchenkreissozialarbeit
Steinweg 4
38518 Gifhorn
Telefon: 05371 9426-26
www.kirche-gifhorn.de/
diakonie/index.html

Initiative Schmetterling
Neuss e.V.
Frau Susi Vock
Am Fließ 14
41363 Jüchen
Telefon: 0700 35103510
(0,12 €/Min.)
www.schmetterling-neuss.de

T.A.B.U & TRAUART
Herr Dirk Matzik
Goethestr.1
45128 Essen
Telefon: 0201 328777
www.tabu-team.de

LACRIMA - Trauerbegleitung
Frau Mechthild Schroeter-
Rupieper
Weidekamp 16
45886 Gelsenkirchen
Telefon: 0209 1702777
www.lacrima-
trauerbegleitung.de

Bundesarbeitsgemeinschaft
"Qualifizierung zur
Trauerbegleitung"
Herr Prof. Dr. Joachim
Windolph
Wörthstr. 10
50668 Köln
Telefon: 0221 7757181
www.bag-trauerbegleitung.de

Brief-Begleit-Dienst für
Trauernde
Die Heilsarmee Deutschland
Salierring 23-27
50677 Köln
Telefon: 0221 208190
www.heilsarmee.de

verwitwet.de e.V. verwitwete
Mütter und Väter
Herr Oliver Scheithe
Baesweilerhof 20
50933 Köln
Telefon: 0221 4062182
www.verwitwet.de

Zentrum für Palliativmedizin
Frau Jutta Kalisch
Von-Hompesch-Str. 1
53123 Bonn
Telefon: 0228 6481539
www.malteser-krankenhaus-
bonn.de

Trauerinstitut Deutschland e.V.
im Zentrum für
Palliativmedizin
Servatiusstr. 8
53129 Bonn
Telefon: 0228 24331660
www.trauerinstitut.de

Beratungsstelle der
Telefonseelsorge
Schusterstr. 54
55116 Mainz
Telefon: 06131 220511
www.telefonseelsorge-mz-
wi.de

Trauer Wege - Beratung und
Begleitung für Menschen in
Verlust und Krisensituationen
Frau Petra Theumer
Goethestr.7
(Neustadtzentrum)
55118 Mainz
Telefon: 06131 231100

DIE BRÜCKE Sterbe-und
Trauerbegleitung
Schwerte e.V.
Frau Sigrun Haagen
Bonhoefferstraße 26
58511 Lüdenscheid
Telefon: 02351 38544
www.diebruecke.net

verwitwet.org
Herr Wolfgang Staar
Ewaldstr. 11
59075 Hamm
Telefon: 02381 370944
www.verwitwet.org

AKuT- Anlaufstelle
Kind und Tod
Herr Diakon Georg Hug
Lindachallee 29
73230 Kirchheim/Teck
Telefon: 07021 921410
www.kinderhospizdienst.de/akut/kinderhospiz_akut.htm

Martina Nicolaidis Stiftung GmbH zur Unterstützung junger Witwen und Witwer mit Kindern
Frau Martina Nicolaidis
Adi-Maislinger-Str. 6-8
81373 München
Telefon: 089 74363202
www.nicolaidis-stiftung.de

buss-Kinder e. V. Familienkreis behinderter und sterbender Kinder
Planeggerstr. 9
82110 Germering
Telefon: 089 84936218
www.buss-kinder.de

Caritas-Zentrum
Heisererplatz 7
83512 Wasserburg a Inn
Telefon: 08071 90630

Verwitwet de. c/o Zentrum der Familie
Frau Ursula Weigert
Kammergasse 16
85354 Freising
Telefon: 08165 939549

Trauer Telefon Augsburg - Rund um die Uhr
86000 Augsburg
Telefon: 0821 3497349

Ehe- und Familienseelsorge der Diözese Augsburg Haus St. Ulrich
Kappelberg 1
86150 Augsburg
Telefon: 0821 3152281
www.eheundfamilie.bistum-augsburg.de

Trauerbegleitung im Haus Tobias
Stenglinstr. 7
86156 Augsburg
Telefon: 0821 440960

ELISA - Verein zur Familiennachsorge e.V.
Frau Renate Fabritius-Glaßner
Bahnhofstr. 103 b
86633 Neuburg/Donau
Telefon: 08431 647472
www.elisa-familiennachsorge.de

Verwitwet de.
Herr Reinhard Mittrach
Buchenweg 1
89264 Weißenhorn
Telefon: 07309 7196
www.verwitwet.de

Trägerwerk Soziale Dienste in Thüringen e.V. Integrierte Familienberatungsstelle
Frau Hammer
Franz-Mehring-Str. 10
99610 Sömmerda
Telefon: 03634 614488

Trauernde Eltern

TABEA e.V. Trauerbegleitung für Kinder und Erwachsene
Frau Annette Dobroschke-Bornemann
Rehrweg 6, 213
10789 Berlin
Telefon: 030 4955747
www.TABEA-eV.de

Verwaiste Eltern Dresden
Frau Heike Schiffner, Evang. Erwachsenenbildung
Barlachstraße 3
01219 Dresden
Telefon: 0351 4717295
www.eeb-sachsen.de

Verwaiste Eltern in der Region Spreewald
Frau Kathrin Schreier
Am Burjauer 16
03222 Lübbenau
Telefon: 03542 42018

Verwaiste Eltern in Deutschland e.V.
Bundesgeschäftsstelle
Frau Petra Hohn
Dieskausstr. 43
04229 Leipzig
Telefon: 0341 9468884
www.veid.de

Beratungs- und Begegnungszentrum Falkensee e.V.
Am Gutspark (Stadthalle)
14612 Falkensee
Telefon: 03322 3265
www.paritaet.org/brb/bbzfsee

Verwaiste Eltern Berlin und Umland
Frau Beate Muth
Hubertusstr. 29c
15537 Grünheide
Telefon: 03362 26770

Selbsthilfegruppe verwaiste Eltern Mecklenburg-Vorpommern e.V.
Herr Helmut Sanne
Rathenauweg 3
19395 Plau
Telefon: 038735 41311
www.verwaiste-eltern-mv.de

Verwaiste Eltern und Geschwister Hamburg e.V.
Frau Anja Wiese
Bogenstr. 26
20144 Hamburg
Telefon: 040 45000915
www.verwaiste-eltern.de

Verwaiste Eltern in Deutschland e.V.
Frau Gabriele Knöll
Fuhrenweg 3
21391 Reppenstedt
Telefon: 04131 6803232
www.veid.de

Verwaiste Eltern Schleswig e.V.
Frau Elke Heinen
Wiesenstr. 8
24894 Tolk
Telefon: 04622 2891
www.verwaiste-eltern-schleswig.de

Verwaiste Eltern und Geschwister Bremen e.V.
Herr Heiner Melching
Münchener Str. 146
28215 Bremen
Telefon: 0421 2070465
www.verwaiste-eltern-bremen.de

Verwaiste Eltern Hannover und Umgebung e.V.
Herr Wolfgang Stolte
Kollenrodstr. 10
30163 Hannover
Telefon: 0511 8486511
www.veihu.de

Gesprächskreis für Trauernde
Herr Ulrich Treude
Fischerallee 3a
32423 Minden
Telefon: 0571 88804280

Verwaiste Eltern NRW e.V. Landesverband
Herr Gerrit Gerriets
Aprikosenstr. 4
33803 Steinhagen
Telefon: 05204 870273
www.verwaiste-eltern.com

Trauernde Eltern Fulda
Frau Margit Weiser
Langobardenstr. 5
36039 Fulda
Telefon: 0661 96221246
www.trauernde-eltern-fulda.de

Trauerbeistand e.V.
Lincolnstraße 46
38114 Braunschweig
Telefon: 0531 124340
www.trauerbeistand-ev.de

Verwaiste Eltern in Sachsen-Anhalt
Frau Katrin Hartig
Schwalbenweg 15
39114 Magdeburg
Telefon: 0391 8116857

Verwaiste Eltern Nordrhein-Westfalen
Herr Pfarrer Olaf Schaper
Bastionstr. 6
40213 Düsseldorf
Telefon: 0211 89850

Seiltanz - Trauerarbeit mit Kindern und Jugendlichen sowie SHG verwaiste Eltern
Frau Christa Cholewinski
Schulstr. 44
40721 Hilden
Telefon: 02103 54853
www.sternschnuppen kinder.de

Initiative Schmetterling Neuss e.V.
Frau Susi Vock
Am Fließ 14
41363 Jüchen
Telefon: 0700 35103510
(0,12 €/Min.)
www.schmetterling-neuss.de

Leben ohne Dich e.V. Verein und Forum für Eltern die ein Kind verloren haben
Frau Martina Haucke-Fritsche
Westkapeller Ring 21
45481 Mülheim
Telefon: 0208 428809
www.leben-ohne-dich.de

Verwaiste Eltern Münster - Haus der Familie
Frau Edith Thier
Krummer Timpen 42
48143 Münster
Telefon: 0251 4186613
www.haus-der-familie-ms.de

Caritasverband für den oberbergischen Kreis e. V.
Talstr. 1
51643 Gummersbach
Telefon: 02261 3060

Trauernde Eltern Rhein-Main e.V.
Herr Dieter Steuer
Carl-Zeiss-Str. 32
55129 Mainz-Hechtsheim
Telefon: 06131 6172658
www.trauernde-eltern.org

Verwaiste Eltern Unna
Herr Helmut Schwalbe
Pappelweg 46
59423 Unna
Telefon: 02303 83490

Verwaiste Eltern Sundern
Frau Anne Gallus
Röhrenspring 28
59896 Sundern
Telefon: 02724 288380

Lebens-Wege e.V. Trauernde Eltern Rhein-Neckar-Odenwald
Frau Helga Franz-Flößer
Breitgasse 6
69493 Hirschberg
Telefon: 06201 55413
www.lebens-wege.de

AK Trauernde Eltern und Geschwister Baden-Württemberg beim Förderverein für krebskranke Kinder Tübingen e.V.
Herr Thomas Bäumer
Justinus-Kerner-Str. 5
72070 Tübingen
Telefon: 07071 946815
www.krebskranke-kinder-tuebingen.de

SHG Verwaiste Eltern
Frau Rosemarie Vogt
Viertelsteige 17
74235 Erlenbach
Telefon: 07132 17488
www.verwaiste-eltern-heilbronn.de

Mehr Informationen: www.betanet.de
T

Verwaiste Eltern München e.V.
St. Wolfgangs-Platz 9
81669 München
Telefon: 089 48088990
www.verwaiste-eltern-muenchen.de

buss-Kinder e. V. Familienkreis behinderter und sterbender Kinder
Planeggerstr. 9
82110 Germering
Telefon: 089 84936218
www.buss-kinder.de

Ehe- und Familienseelsorge der Diözese Augsburg Haus St. Ulrich
Kappelberg 1
86150 Augsburg
Telefon: 0821 3152281
www.eheundfamilie.bistum-augsburg.de

ELISA - Verein zur Familiennachsorge e.V.
Frau Renate Fabritius-Glaßner
Bahnhofstr. 103 b
86633 Neuburg/Donau
Telefon: 08431 647472
www.elisa-familiennachsorge.de

Diakonisches Werk Donau-Ries e.V.
Bgm.-Reiger-Str. 38
86720 Nördlingen
Telefon: 09081 290700
www.diakonie-donauries.de

Elterninitiative leukämie- und tumorkranker Kinder e.V.
Frau Monika Demmich
Wiener Ring 103
97084 Würzburg
Telefon: 0931 92266
www.stationregenbogen.de

Verwaiste Eltern Südthüringen e.V.
Frau Martina Freitag
Weidebrunner Tor 64
98574 Schmalkalden
Telefon: 03683 601065
www.veisth.de

Trauernde Kinder

Ausführliche Informationen zur Kindertrauer finden Sie ab Seite 96.

TABEA e.V. Trauerbegleitung für Kinder und Erwachsene
Frau Annette Dobroschke-Bornemann
Rehrweg 6, 213
10789 Berlin
Telefon: 030 4955747
www.TABEA-eV.de

Verwaiste Eltern und Geschwister Hamburg e.V.
Frau Anja Wiese
Bogenstr. 26
20144 Hamburg
Telefon: 040 45000915
www.verwaiste-eltern.de

Leben Begleiten - Seelsorge, Beratung, Trauerbegleitung
Pastorin Elke Hoffmann
Hindenburgstraße 4
23795 Bad Segeberg
www.leben-begleiten.de

Zentrum für trauernde Kinder und Jugendliche e.V.
Frau Beate Alefeld-Gerges
Doventorscontrescarpe 172 D
28195 Bremen
Telefon: 0421 343668
www.trauernde-kinder.de

Hospiz Horn e.V.
Kinder - Tod und Trauer
Frau Margit Ruzicka
Riekestr. 2
28359 Bremen
Telefon: 0421 235235
www.hospiz-horn.de

Trauerbeistand e.V.
Lincolnstraße 46
38114 Braunschweig
Telefon: 0531 124340
www.trauerbeistand-ev.de

Seiltanz - Trauerarbeit mit Kindern und Jugendlichen sowie SHG verwaiste Eltern
Frau Christa Cholewinski
Schulstr. 44
40721 Hilden
Telefon: 02103 54853
www.sternschnuppen kinder.de

Initiative Schmetterling Neuss e.V.
Frau Susi Vock
Am Fließ 14
41363 Jüchen
Telefon: 0700 35103510
(0,12 €/Min.)
www.schmetterling-neuss.de

Hospizbewegung Kaarst e.V. Begleitung für trauernde Kinder
Frau Andrea Lißke
Am Jägerhof 4a
41564 Kaarst
Telefon: 02131 605806
www.hospiz-bewegung.de

Merlinos - Trauerbegleitung für Kinder
Detlef Bongartz & Susanne Kraft
Rottes 80 a
41564 Kaarst
Telefon: 02131 3862803
www.merlinos.de

Malteser Hospizdienste St. Christophorus
Frau Monika Nick
Amalienstr. 21
44137 Dortmund
Telefon: 0231 8632902
www.malteser-hospizdienste-dortmund.de

LACRIMA - Trauerbegleitung
Frau Mechthild Schroeter-Rupieper
Weidekamp 16
45886 Gelsenkirchen
Telefon: 0209 1702777
www.lacrima-trauerbegleitung.de

DOMINO - Zentrum für
trauernde Kinder e.V.
Frau Christel Gattinger-Kurth
Auf dem Broich 24
51519 Odenthal
Telefon: 02174 4399
www.zentrakin.de

Trauerinstitut Deutschland e.V.
im Zentrum für
Palliativmedizin
Servatiusstr. 8
53129 Bonn
Telefon: 0228 24331660
www.trauerinstitut.de

Kindertrauerzentrum Thalita
Frau Birgit Halbe
Maria-Theresia-Str. 30 a
57462 Olpe
Telefon: 02761 926543
www.kinderhospiz-
balthasar.de

Arbeitskreis Kinder & Trauer
c/o Hospiz St. Martin
Herr Bernhard Bayer
Jahnstr. 44-46
70597 Stuttgart
Telefon: 0711 65290733
www.kindertrauer-ak.de

AK Trauernde Eltern und
Geschwister Baden-
Württemberg beim
Förderverein für krebskranke
Kinder Tübingen e.V.
Herr Thomas Bäumer
Justinus-Kerner-Str. 5
72070 Tübingen
Telefon: 07071 946815
www.krebskranke-kinder-
tuebingen.de

Projekt Kindertrauer der
Hospizgruppe Freiburg e.V.
Frau Dr. Sandra Gehnke
Türkenlouisstr. 22
79102 Freiburg
Telefon: 0761 8814988
www.allesistanders.de

Lacrima - Zentrum für
trauernde Kinder und
Jugendliche
Herr Diakon Tobias Rilling
Schäftlarnstr. 9
81371 München
Telefon: 089 72011190
www.lacrima-muenchen.de

buss-Kinder e. V. Familienkreis
behinderter und sterbender
Kinder
Planeggerstr. 9
82110 Germering
Telefon: 089 84936218
www.buss-kinder.de

Ehe- und Familienseelsorge
der Diözese Augsburg Haus
St. Ulrich
Kappelberg 1
86150 Augsburg
Telefon: 0821 3152281
www.eheundfamilie.bistum-
augsburg.de

Wirbelsäulen-erkrankungen

Aktion Gesunder Rücken
(AGR) e.V.
Postfach 103
27443 Selsingen
Telefon: 04284 9269990
www.agr-ev.de

Wirbelsäulenliga e.V.
Herr Dr. med. Reinhard
Schneiderhan
Widenmayerstraße 29
80538 München
Telefon: 089 21096966
www.wirbelsaeulenliga.de

Stichwortregister

Sozial & Recht und Adressen

Stichwortregister

Das nachfolgende Stichwortregister erschließt beide Teile der betaListe Schmerz & Palliativ in einem Alphabet: Es listet alle Stichworte und Verweisungen aus dem Sozialrechts-Teil und alle Krankheitsbilder und Einrichtungen aus dem Adressteil auf. SR (Sozial & Recht) vor der Seitenzahl weisen darauf hin, dass das Stichwort zum Sozialrecht gehört. Das Briefkuvert ✉ weist auf eine Adresse hin.

Abkürzungen

BGB - Bürgerliches Gesetzbuch
BV - Bundesverband
BVG - Bundesversorgungsgesetz
BtM - Betäubungsmittel
BtMG - Betäubungsmittelgesetz
BtMVV - Betäubungsmittelverschreibungsverordnung
EStG - Einkommensteuergesetz
EU - Europäische Union
GdB - Grad der Behinderung bei Behinderten und Schwerbehinderten
GdS - Grad der Schädigungsfolgen
GKV - Gesetzlichen Krankenversicherung
i.S.v. - im Sinne von
i.V.m. - in Verbindung mit
KostO - Kostenordnung
KraftStG - Kraftfahrzeugsteuergesetz
LV - Landesverband
MdE - Minderung der Erwerbsfähigkeit
MDK - Medizinischer Dienst der Krankenversicherung
PflegeZG - Pflegezeitgesetz
PKV - Private Krankenversicherung
Reha - Rehabilitation
RSA - Risikostrukturausgleich
SGB - Sozialgesetzbuch
SGB II - Zweites Buch - Grundsicherung für Arbeitssuchende
SGB V - Fünftes Buch - Gesetzliche Krankenversicherung
SGB VI - Sechstes Buch - Gesetzliche Rentenversicherung
SGB VII - Siebtes Buch - Gesetzliche Unfallversicherung
SGB IX - Neuntes Buch - Rehabilitation und Teilhabe behinderter Menschen
SGB XI - Elftes Buch - Soziale Pflegeversicherung
SGB XII - Zwölftes Buch - Sozialhilfe
SHG - Selbsthilfegruppe
StGB - Strafgesetzbuch
StPO - Strafprozessordnung
TPG - Transplantationsgesetz

Die Verweisungshand ☞ steht für „siehe".
Das Briefkuvert ✉ im Register kennzeichnet eine Seitenzahl aus dem Adressteil.
SR (Sozial und Recht) im Register kennzeichnet eine Seitenzahl im Sozialrechtsteil